中华脉诊

（《脉诊》修订版）

刘冠军 著

刘 芳 刘 虹 重订

U0250819

中国中医药出版社

·北 京·

图书在版编目(CIP)数据

中华脉诊/刘冠军著；刘芳等重订．—北京：中国中医药出
版社，2002.1（2019.10重印）

ISBN 978-7-80156-113-8

Ⅰ.中… Ⅱ.刘… Ⅲ.脉诊 Ⅳ.R241.2

中国版本图书馆 CIP 数据核字(2000)第 53180 号

中国中医药出版社出版

发行者：中国中医药出版社

北京经济技术开发区科创十三街 31 号院二区 8 号楼

电话：64405750 邮编：100176

印刷者：保定市中画美凯印刷有限公司

经销者：新华书店总店北京发行所

开 本：850×1168毫米 32开

字 数：272 千字

印 张：11

版 次：2002年1月第1版

印 次：2019年10月第17次印刷

书 号：ISBN 978-7-80156-113-8

定 价：34.00元

（如有印装质量问题，我社负责调换）

作 者 简 介

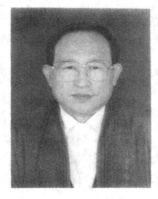

刘冠军教授（1930—），吉林辉南人，是国家名医，终身教授，国务院特殊津贴获得者。曾任长春中医学院附属医院院长、中华全国中医学会理事、中国针灸学会理事、吉林省中医学会理事长、吉林省科委委员、国际针灸考评委员会委员等职。从医50载，擅长针灸，兼精内科，尤对脉诊、经络、流注医学之研究成绩卓越。他主张"继药物之妙，取针灸之巧，综百家之长，走创新之路"，对心、脑、神志、脾胃病的治疗有独到之处，疗效显著，深受患者好评。他曾研制出五种中成药，均已转让，投入生产，特别是他研制的"麝香抗栓丸"，治疗中风、偏瘫疗效确切，获吉林省级科技进步奖。他研制的"人体智能模型"，获卫生部、国家科委重大科技成果奖，曾被选送到日本筑波国际博览会上展出，受到各国人士的欢迎。刘冠军教授著有《脉诊》《子午流注》等20余部著作，《脉诊》一书还被日本、韩国译成日文、韩文，作为教材应用。他曾出国多次，访问日本、美国、韩国，交流中医学术，促进中医学的发展，近年仍竭尽全力，为培养跨世纪中医人才不懈努力。

前　言

　　切脉是中医学四诊(望、闻、问、切)中的重要组成部分,它已成为中医辨证论治不可缺少的客观依据,在临床诊断上具有其独到的特点和作用,因此为历代医家所重视。

　　作者早在 20 年前,参阅《内经》《难经》《伤寒论》《金匮要略》《脉经》诸书有关脉学部分,结合个人心得体会,撰成《脉诊》一书,发行近 20 万册。经过 20 余载临证实践,国内外诸家读者一致认为该书内容简明、实用,可帮助学习者达到心中了了、指下即明的目的。

　　在广大读者的热情鼓舞与支持下,根据各方面的意见,由小女刘芳、刘虹对《脉诊》一书作了较全面的修订。修订本除保留原书的风格特色外,增加一些验证,以及三部主病等等,故名为《中华脉诊》,特别是由老友王志良教授协助,补入一些近代脉诊的研究资料,以供研究、运用脉法之参考。为了方便读者对古代脉法的集中览阅,还增加一些古代脉诊文献,以供参考。

　　本书不仅阐古扬今,同时还纳入前人运用脉诊之精华,也展示作者之心得体会,既可供临床、教学、科研工作者参考,又可供教学师生研读。

　　由于水平所限,内容不当之处,敬请贤达指正。

刘　冠　军

2001 年 6 月

目　录

下篇　现代脉理初探

附篇　古代脉学文献选

上篇 脉诊概要

切脉，是中医诊断疾病的一个重要步骤和方法。这种方法，若与望、闻、问三者密切配合，是非常有利于识别病证和推断病情的，它在中医诊断学上占有极为重要的地位。《素问·五脏生成》中说："五脏相音，可以意识。五色微诊，可以目察。能合色脉，可以万全。"足见古人对切脉评价是很高的。为了掌握脉法，必须要了解它的起源以及它的意义和运用方法，这是因为，学术本身存在着继承性，了解它的渊源与发展，对启发我们的思维，推动学术的进一步发展，都是非常必要的。本篇简要叙述脉诊的意义以及脉学的起源与发展等内容。

第一章 脉诊的意义

脉诊是中医学"四诊"中的重要组成部分，这种诊断方法，是古代劳动人民在长期同疾病斗争过程中，反复实践、总结而积累起来的"以常衡变"、"以变识病"的一种有效诊断方法，它已成为辨证论治不可缺少的主要客观依据，所以脉诊为历代许多医家所广泛重视和运用。正如《王符潜夫论·述赦篇》所说："凡治病者，必先知脉之虚实，气之所结，然后为之方，故疾可愈，而寿可长也。"即说明诊脉的重要性。

脉诊的意义，就在于根据脉搏的常与变来测知人体的健康情况，也就是以常人无病的平脉，来分析患者的病脉，根据病脉来推断、探讨病在何经何脏，属寒属热，在表在里，为虚为实，以及疾病的进退、预后等。正如《素问·平人气象论》所说："人一呼脉再动，一吸脉亦再动，呼吸定息，脉五动，闰以太息，命曰平人。平人者，不病也。常以不病调病人，医不病，故为病人平息以调之为法。"即说明以常衡变，可以了解机体疾病的发生、变化。

这是因为，脉搏是由心脏一张一缩的跳动而形成的，所谓"夫脉者血之府也"①，"诸血者，皆属于心"②，"心者，

---

① 见《素问·脉要精微论》。

② 见《素问·五脏生成》。

生之本，其充在血脉"①，"手少阴气绝则脉不通，脉不通则血不流……"②，指明脉为血脉，源出于心，而脉搏是心功能的具体表现。其次，脉搏与血管的缩张有关，所谓"壅遏营气，令无所避，是为脉"③。这是说血液来时，壅遏血管则脉管必然扩张，血液过后则脉管回缩，其脉管的一张一缩，引起波动，是产生脉动的又一因素。再加上血的流行，以及脉气的推动，所谓"脉乃血脉，气血之先，血之隧道，气息应焉……资始于肾，资生于胃。阳中之阴，本乎营卫。营者阴血，卫者阳气。营行脉中，卫行脉外。脉不自行，随气而至。气动脉应，阴阳之谊。气如橐籥，血如波澜。血脉气息，上下循环"④，明确地阐述了血在脉中，随气运行，以及脉搏的产生是资始于肾间动气、资生于胃中谷气的情况。心脏、血管、血流、脉气四者结合，形成血行往复，脉动不息。

在生理上，五脏六腑之气无不通于血脉，如《灵枢·脉度》指出："阴脉荣其脏，阳脉荣其腑……其流溢之气，内溉脏腑，外濡腠理。"因此，当脏腑生理发生变化，便会影响血液的正常运行，脉动亦必发生变异。也就是说，在机体内脏之间以及与外界环境之间保持相对平衡的时候，脉搏的跳动，就会不浮不沉，不疾不徐，充盈匀整，节律调匀，一息四至，是为常脉，这表示了机体生机活泼，健康无病。假如机体遭受外邪的侵扰，致使相对平衡遭到破坏，就会发生

① 见《素问·六节脏象论》。
② 见《灵枢·经脉》。
③ 见《灵枢·决气》。
④ 见宋·崔嘉彦《脉诀》。

疾病，形成病脉。所以《素问·离合真邪论》指出：人有经脉，犹如地有经水，"天地温和，则经水安静。天寒地冻，则经水凝泣。天暑地热，则经水沸溢。猝风暴起，则经水波涌而陇起……其行于脉中，循循然，其至寸口中手也，时大时小。"这就说明外界环境的改变，可以致使机体气血、阴阳、脏腑功能发生异常。也就是说，从脉搏的变化中，可以了解疾病属寒属热，为风为暑……如风邪为患则脉浮，暑邪为患则脉虚，寒邪为患则脉迟，热邪为患则脉数，都可作为诊断外邪为病的客观依据。

在内因方面，每当人的精神活动发生改变，破坏了体内的正常生理功能，就会产生疾病，形成病脉。如"夫脉者，血之府也，长则气治，短则气病，数则烦心，大则病进"①，"脉之盛衰者，所以候血气之虚实，有余不足"②，以及"人之居处、动静、勇怯，脉亦为之变乎？凡人惊恐恚劳动静，皆为变也"③。这说明内因精神的改变，可以导致机体的阴阳、气血、脏腑生理功能发生异常，产生疾病。也就是说，从脉搏的变化中，可以了解正气的盛衰，气血的盈亏……如过喜则脉缓，暴怒则脉急，大恐则脉沉，悲伤则脉短，血少则脉涩，气盛则脉实，都可作为诊断内伤疾病的客观依据。正如明·汪石山所说："六淫外袭，七情内伤，则脏腑不和，营卫乖谬，而二十四脉之名状，层出而叠见矣。"④

总之，《素问·方盛衰论》有"诊合微之事，追阴阳之

① 见《素问·脉要精微论》。
② 见《灵枢·逆顺》。
③ 见《素问·经脉别论》。
④ 见《脉诀刊误·矫世惑脉论》。

变，章五中之情，其中之论，取虚实之要，定五度之事"一节，具体指出诊法的意义就在于考气血的虚实，参阴阳的盛衰，探内脏的病变，以便了解邪正的虚实，推断五脏功能上有哪些偏差，为诊断指出方向，为治疗找到依据。这就是脉诊意义的重要所在。

第二章　脉诊的起源与发展

一、扁鹊首用脉法诊病

中国切脉法的文字记载首见《内经》。但切脉诊病早在《周礼》上就有"以五气（闻）、五声（问）、五色（望），视其死生，两之以九窍之变，参（切）之以九藏之动"的记载。至于古代脉诊的创始人，一般公认为"至今天下言脉者，由扁鹊也"①。不仅司马迁这样说，战国时期的韩非在他的著作《韩非子》一书中也有类似记载。此后汉初刘安（公元前122年）在《淮南子·泰族训》里也指出："所以贵扁鹊者，非贵其随病而调药，贵其犥息脉血而知病之所从生也。"稍后，桑弘羊（公元前81年）在当时讨论盐铁专卖问题中，也提到"扁鹊抚息脉而知病所由生"②。由此可见，扁鹊是运用脉法诊断疾病的第一位代表人物。正如圭斋欧阳氏所说："切于手之寸口，其法自秦越人始，盖为医者之祖也。"③

扁鹊是秦越人的尊称，他是春秋战国（公元前5世纪）之际的勃海郡（今河北任丘县）人。越人曾取《素问》《灵枢》有关脉法经络脏腑的议论，发挥为《八十一难经》，其中有二十二难论述了脉诊，从脉的产生、主病等均详加阐

---

① 见司马迁《史记》。
② 见桓宽《盐铁论·轻重篇》。
③ 见《难经本义·汇考》。

述，尤倡导"独取寸口"，开脉法之先河。从他路过当时的虢国，为虢太子治疗"尸厥症"一例来看，就说明扁鹊巧妙参用"四诊"，进行观形、察色、切脉，如"入诊太子，当闻其耳鸣（闻——听声）而鼻张（望——望色），循其两股以至于阴，当尚温也（切——切脉）"。扁鹊通过切脉来了解虢太子脉搏仍在跳动，不过由于"阳脉下遂，阴脉上争"而导致脉象已紊乱不整了。这可能就是司马迁说扁鹊是"至今言脉者，由扁鹊也"的根据。

在中国切脉史上运用脉法诊断疾病，还有汉代的民间医生淳于意。他是临淄（今山东临淄）人，大约生于公元前216～前150年，曾作过齐国的太仓长。淳于意虽然没有直接给后世留下医学著作，但从司马迁作的传记[①]中可以看出，他是一位注重脉法的医学家。如《史记》所载淳于意的24例诊籍和一例疾病分析，就记载了浮、沉、数、弦、紧、涩、坚、实、长、大、小、弱、平、鼓、静、躁、代、散等十数种脉象，还提出了内关、番阴、番阳、并阴、并阳等绝脉。这样集中地记载脉象，在公元前2世纪以前的医学文献中是很少见的。正如《史记》中说得那样："意治病人，必先切其脉，乃治之，败逆者不可治，其顺者乃治之，心不精脉，所期死生，视可治，时时失之。"可见他一生治病十分重视脉诊，这在他的《诊籍》中可以显示出来，《诊籍》所记载的25个病例中，就有10个例案是凭脉来判断死生的。他还将脉学精心传授给弟子，为脉学的发展作出了很大的贡献。

---

　① 见《史记·扁鹊仓公列传》。

　　我国古代民间尚有涪翁（东汉初）也善于运用脉诊方法，并著有《诊脉法》等。

　　二、脉法具体记载于《内经》

　　《内经》是我国现存第一部最早的医学专著，它是一部伪托黄帝与臣子岐伯、雷公、鬼臾区等论医之书，是一部以对话形式编写成的中医基础理论著作。成书年代，大致是我国战国至秦汉时期。它包括《素问》《灵枢》两部分，各9卷，共162篇，约14万字。该书内容丰富，从基本理论、疾病描写、诊断治疗，到摄生、针灸等，无所不包。至于诊法，《内经》基本上概括了后世所谓"四诊"的内容，但其具体方法则缺乏统一，内容也显得零乱，这反映了一种新技术的开始发明与发展时尚未定型化的情形。关于《内经》所载脉法大致有以下几方面内容：

　　（一）脉诊的部位

　　1. 动脉诊法　如《素问·方盛衰论》记载："诊有大方……按脉动静。"《灵枢·经脉》记载："脉之猝然动者，皆邪气居之。"由于十二经中皆有动脉，所以最初的诊脉法是十二经都要诊察，以便了解十二经的动静，所以才有"是动则病……"的记载。

　　2. 三部九候法　如《素问·三部九候论》曰："故人有三部，部有三候，以决死生，以处百病，以调虚实，而除邪疾……上部天，两额之动脉，上部地，两颊之动脉，上部人，耳前之动脉；中部天，手太阴也，中部地，手阳明也，中部人，手少阴也；下部天，足厥阴也，下部地，足少阴也，下部人，足太阴也。故下部之天以候肝，地以候肾，人以候胃之气。……中部……天以候肺……地以候口齿之气，人以候耳目之气。"可见这也是一种遍诊法。

3．人迎、气口诊法　如《灵枢·四时气》中指出："人迎候阳，气口候阴。"而《禁服》中认为："寸口主中，人迎主外。"气口即寸口，阴主内，阳主外。这种人迎、气口诊法比之三部九候法重点突出，方法简便。

4．气口诊法　如《素问·五脏别论》曰："五脏六腑之气味，皆出于胃，变见于气口。"这说明单诊气口（即寸口）可以了解五脏六腑的变化。所以《素问·脉要精微论》指出："尺内两旁，则季胁也，尺外以候肾，尺里以候腹。中附上，左外以候肝，内以候膈；右外以候胃，内以候脾。上附上，右外以候肺，内以候胸中；左外以候心，内以候膻中。前以候前，后以候后。上竟上者，胸候中事也；下竟下者，少腹腰股膝胫足中事也。"《灵枢·论疾诊尺》中有"独调其尺"，《素问·徵四失论》有"猝持寸口"，"坐持寸口"，这说明中医学"独取寸口"的渊源所在。据此都可说明气口诊法是后世寸口分诊的由来。由于这种寸口诊法方便易行，概括性强，再加上视色、闻声、问疾的互相配合，就可以测知全身各部疾病，所以是形成中医学脉法的主要内容之一。

（二）脉搏的变化

从《内经》所载来看，古代医者对诊脉法的认识，是基于物质的生产活动，而逐渐了解其规律性的。最初诊脉，可能仅注意到动静和盛衰，以后逐渐注意到脉的"至数"及其微细的变化。如《素问·平人气象论》载："人一呼脉再动，一吸脉亦再动，呼吸定息脉五动，闰以太息，命曰平人。"这是用正常人的呼吸来测定脉的至数。一次呼吸，脉动五次而稍不足，所以要"闰以太息"，此为正常脉数。至于脉象的变化,《内经》曾经提出有大小、长短、滑涩,还有浮、沉、迟、数、坚、紧、缓、急、实、代、细、弱、横、喘、弦、钩、毛、石、营等20余种。此外,还记载有脉分阴阳,以及四时脉法和五脏脉等。如《素问·阴阳别论》载:"所谓阴阳者,去者为阴,至者为阳;静者为阴,动者为阳;迟者为阴,数者为阳。"这是脉分阴阳的记述。四时脉法,即《素问·平人气象论》中所提出的"春胃微弦","夏胃微钩","长夏胃微软弱","秋胃微毛","冬胃微石",这是脉随四时气候的变化而适应的正常脉象。至于五脏之脉的特点,在《素问·宣明五气》里提出"肝脉弦","心脉钩","脾脉代","肺脉毛","肾脉石",这是五脏的平脉,脉学术语叫作胃气。如果脉无胃气,即所谓脉与四时相违,则出现真脏脉。如《素问·玉机真脏论》中载:"真肝脉至,中外急,如循刀刃责责然,如按琴瑟弦,色青白不泽,毛折乃死……"这说明无胃气,就是脉的形态至数失去常度,标志着病情危重了。这些脉搏的变化,在临床上不仅有一定的价值,对后世脉学的发展也有很大的影响。

　　总之,《内经》对脉法的记载,虽然简要,但为后世创立脉学专辑打下了基础,提供了资料。如以息计数,诊脉必须平旦,对脉形的描述用取象比类法,如"如鸡举足",对脉的弹力则用指力触知来测定,如"弹石硬硬",还要求"能合色脉,可以万全"等等,都是符合实际的。

　　由于《内经》文辞古奥,所以到了汉代就出现了以问难形式来解释《内经》的《难经》,以阐发《内经》的深奥至理,剖析疑义,以启迪后学。全书共讨论了81个问题,所以称为"八十一难"。该书述及脉诊部分的内容,不少都是

《内经》中所提到的。书中提倡"独取寸口"，如在第一难中指出"十二经皆有动脉，独取寸口，以决五脏六腑死生吉凶之法"，这是在《素问·五脏别论》"气口脉法，独为五脏主"的基础上发展起来的一个创举，一直沿用至今，足见其临床价值极为可贵。《难经》还确定了关部。《内经》里仅提出尺、寸，而略于关部，在《难经》第二难中则详细指出"从关至尺是尺内，阴之所治也"。《难经》在《内经》的基础上又进一步阐明了"脉有阴阳"，对浮脉、沉脉的叙述都比较具体而确切。该书在十四难中还说明了从脉搏中可以了解到疾病的轻重和病程的长短，特别是尺脉的有无，决定着人体元气的存亡。这些论述都具有一定的实用价值。

总之，《难经》对《内经》中的一些脉学理论进行了深入的讨论，但还存在若干技术问题未能解决。例如，对寸关尺三部分诊，各主何脏腑，以及与临床实践如何结合等，仍然是悬而未解。所以张仲景运用《难经》独取寸口方法，仍未能完全抛弃其他部位的诊法，直到晋·王叔和著《脉经》，独取寸口的诊脉方法才得到普遍推广。

三、脉法实践者张机

张机（约150—219），字仲景，东汉时南阳郡（今河南南阳）人。张氏结合临床实践，著有《伤寒论》和《金匮要略》两部巨著。其著作继承《内经》《难经》的有关基础理论，创造性地总结了汉代三百多年的临床实践经验，确立了中医"辨证论治"的原则，为中医学理、法、方、药的全部临床理论奠定了基础，对我国医药学的发展作出了不可磨灭的贡献。

张氏在诊断学上的论述：第一，确定了脉证并重的原

则，所以他在《伤寒论》和《金匮要略》两书的各篇章都以
"辨某病脉证并治"为标题。仲景既以脉求因，又以脉测证，
既以脉定位，又以脉论治，而更审证以知其外，把脉、证二
者作为辨证的依据、论治的基础，开创了脉证合参、二者并
重的诊断原则。第二，他诊治全身性疾病用独取寸口的方
法。例如对伤寒、中风的诊治就是如此。对杂病，特别是对
脾胃病还参诊"趺阳"脉，对妇人病还参诊"少阴脉"，对
重危、复杂病证大部分都兼诊两处以上的脉来参考判断。仲
景运用三部诊法时，强调"独取寸口"以候五脏六腑、十二
经脉全身疾病的诊断法，从而为后世运用"独取寸口"开辟
了广阔前景，促进了中医脉法的日益发展。第三，他提出了
脉象分阴阳两大类。如《伤寒论·辨脉法》指出："脉有阴阳
者，何谓也？答曰：凡脉大、浮、数、动、滑，此名阳也；
脉沉、涩、弱、弦、微，此名阴也。"纲纪分明，心目了然。
《伤寒论》《金匮要略》两书所创立的辨证论治中，虽然不直
接讲述脉法，但脉法确是诊断的主要依据之一，并多次提到
"观其脉证，知犯何逆，随证治之"。如"脉浮者，病在表，
可发汗，宜麻黄汤"，这是凭脉用药的具体运用。"太阳病，
先发汗不解，而复下之，脉浮者不愈，浮为在表，而反下
之，故令不愈，今脉浮故在外，当须解外则愈，宜桂枝汤"，
这是凭脉阐述发病机制的体现。"伤寒一日，太阳受之，脉
若静者，为不传；颇欲吐，若躁烦，脉数急者，为传也"，
这是凭脉来判断病邪进退传变的法则。"久咳数岁，其脉弱
者可治，实大数者死"，这是凭脉判断预后的具体运用。由
此可见，脉和证两者为辨证的主要客观依据，这是张氏在脉
学上的一大贡献。所以，后世认为张仲景在脉学运用上起到

了承前启后的作用，他的著作是我们学习和研究脉证并用的珍贵资料。

四、脉学专辑创始人王叔和

王叔和（约 201—280），名熙，西晋时高平（今山东邹县）人。他对医学的发展贡献很大，尤其是对历来卓有成效的诊法进行了深刻研究，撰著了《脉经》十卷，从此，在中国医学史上建立了专门脉学的系统理论。《脉经》一书（见《隋书·经籍志》）约十万一千多字，共分十卷九十八篇。这部书一方面总结了晋以前的脉学成就，如王氏在自序中指出："今撰集岐伯以来，逮于华佗，经论要诀，合为十卷，百病根源，各以类例相从，声色证候，靡不该备……"这说明《脉经》的由来是有其继承性的。如《脉经》在卷五上有：①张仲景论脉第一；②扁鹊阴阳脉法第二；③扁鹊脉法第三；④扁鹊华佗察声色要诀第四；⑤扁鹊诊诸反逆死脉要诀第五。另一方面，王氏在总结前人脉法的基础上，结合临床实践，对前人所遗留下来的一些悬而未决的部分加以补充，确立了脉学规范，蔚然成一家之言。其学术成就大致有以下几个方面：

第一，确立了 24 部脉象，并把浮、芤、洪、滑、数、促、弦、紧、沉、伏、革、实、微、涩、细、软、弱、虚、散、缓、迟、结、代、动等 24 种不同脉象指下的感觉、形象，详尽而有区别地加以叙述，使脉象有了明确的标准，使人易于了解、掌握和辨认。另外，还提出了 8 组脉象的相类，以便于区别、对照，不使混淆重复。从王氏所立的 24 种脉象来看，基本上概括了循环生理、病理上所能出现的脉象，同时，24 种脉象也基本上反映了心搏的频率与节律、血液浓度、血流速度、血管紧张度及心搏量等生理、病理变化。在一千六百多年前，我国脉学有这样的科学成就，确是令人称叹的。

第二，确立了"独取寸口"的诊脉部位。如在《脉经·分别三关境界脉候所主第三》中指出："从鱼际至高骨（其骨自高），却行一寸，其中名曰寸口。从寸至尺，名曰尺泽，故曰尺寸。寸后尺前名曰关。阳出阴入，以关为界。阳出三分，阴入三分，故曰三阴三阳。"这就明确规定了寸口脉分寸关尺，其中寸尺各得一寸，而关脉各从其中得三分，关脉占六分，寸尺各占七分。

第三，对两手六脉所主脏腑问题也提出了比较明确的定位诊断。如该书在《两手六脉所主五脏六腑阴阳逆顺第七》中，引《脉法赞》说："肝心出左，脾肺出右，肾与命门，俱出尺部。魂魄谷神，皆见寸口。左主司官，右主司府。左大顺男，右大顺女。关前一分，人命之主。左为人迎，右为气口。神门决断，两在关后……"至于具体分部法，在《两手六脉所主五脏六腑阴阳逆顺第七》一节中指出："心部在左手关前寸口是也，即手少阴经也，与手太阳为表里，以小肠合为腑，合于上焦，名曰神庭，在龟尾下五分。肝部在左手关上是也，足厥阴经也，与足少阳为表里，以胆合为腑，合于中焦，名曰胞门，在大仓左右三寸。肾部在左手关后尺中是也，足少阴经也，与足太阳为表里，以膀胱合为腑，合于下焦，在关元左。肺部在右手关前寸口是也，手太阴经也，与手阳明为表里，以大肠合为腑，合于上焦，名呼吸之府，在云门。脾部在右手关上是也，足太阴经也，与足阳明为表里，以胃合为腑，合于中焦，脾胃之间，名曰章门，在季胁前一寸半。肾部在右手关后尺中是也，足少阴经也，与足太阳为表里，以膀胱合为腑，合于下焦，在关元右，左属肾，右为子户，名曰三焦。"这种寸口三部分配脏腑的法则，后世虽然略有改动，但基本上被历代医家所采用。

第四，脉、证、治统一论。《脉经》一书强调全面观察和分析病情，所述脉理始终结合着人体生理、病理，而不是孤立地论脉。如王氏指出："夫医药为用，性命所系，和鹊至妙，独或加思，仲景明审，亦候形证，一毫有疑，则考校以求验。"在具体运用上，指出"寸口脉浮，中风发热头痛，宜服桂枝汤、葛根汤，针风池风府，向火炙身，摩治风膏，覆令汗出"。又有"关脉浮，腹泻不欲食，浮为虚满，宜服平胃丸、茯苓汤、生姜前胡汤，针胃管，先泻后补之"，"尺脉浮，下热风，小便，宜服瞿麦汤、滑石散，针横骨、关元，泻之"。一般说来，《脉经》是通过"脉"来认"证"，最后则解决"治"，这样不仅逻辑清晰，更便于运用。王氏所立的以脉辨证、脉证兼施的原则是值得我们效法的。

第五，论述了辨别脉的阴阳、逆顺、虚实、生死以及各种杂病的脉证和妇人、小儿脉证等。

总之，《脉经》的出现，使中医学的脉学得到了很大的发展。它不仅总结了前人脉学的成就，更增添了一些新的内容。它不仅推动了我国医学的不断发展，使中医学增添了一门专门学说，并远传至域外。如公元6世纪时，这种切脉法传到朝鲜后又传到日本，而后再传到阿拉伯，对世界医学交流作出了贡献。10世纪阿拉伯名医阿维森纳（公元980—1037）著有《医典》，曾经采用了中国《脉经》上的名称，书中所谈到的切脉部分，基本上是根据王叔和的《脉经》内容而写成。《医典》一直到 18 世纪仍为欧洲习医必读之书。印度古代医学原无切脉方法，直到 13 世纪沙思迦陀罗氏编著的医书才讲到了切脉。公元 14 世纪，波斯有一部百科全书，也引用了《脉经》中的脉法。17 世纪，来中国学习的波兰人卜弥格还把《脉经》译成拉丁文在欧洲出版流传。18 世纪，英国名医芙罗伊尔在《脉经》的影响下，发明了切脉计数脉搏的表，还写出《医生诊脉的表》一书。可见，《脉经》一书对世界医学的发展产生了一定的影响。正如欧斯拉氏所说："中国脉学达到高度的发展，一切诊断皆集中于其变化征象，脉的分类甚多而且细致，可以压倒古代希腊和罗马的复杂方法。其基本观点，似为人体各部各脏都有它的本脉，譬之弦线乐器，每一弦线各有其本身音调，因此，若经脉和谐则表示健康，如不协调则表示疾病。"[①] 这是对中国脉法较恰当的评价。

《脉经》从问世时起，一直受到历代医家重视，隋唐时的"太医署"还把它列为学医必读之书。由于是书若网在纲，有条不紊，且兼首宗黄岐，附以诸贤，参以己见，临床按用，使人见外以知内，视死而别生，因此，明·缪希雍认为是"医门之龟鉴，百世之准绳"。

由于《脉经》一书多半是摘录《内经》《难经》以及扁鹊、华佗、张仲景等人的有关脉学文献，在编写中体例混乱，选材不严，有的内容只言证治，不谈脉法，有些章节系统性不强，常把同类性质的问题先后分置，自相矛盾之处不少，特别是把一些荒诞不经的东西，如所谓王脉、相脉、囚

---

　　① 见"祖国医学文化流传海外考"《医学史与保健组织》1957 年 1 期。

脉以及"假令得王脉，当于县官得之；假令得相脉，当于嫁娶家得之……假令得囚脉，当于囚徒家得之"等等选进《脉经》，这些内容反给《脉经》蒙上了一层灰尘。这是王氏受到历史条件及唯心史观影响的结果，对这部分内容及所谓《太素脉》应有批判地阅读。

正因为《脉经》有这些缺点，加之文理渊深，研习不便，所以后世医家为了推广脉法，就出现了假借王叔和之名的《脉诀》一书。这部书相传是六朝人高阳生所撰。它是用歌诀的形式来论述脉法的，因为文字通俗易懂，切有韵语，便于诵读记忆，加上内容要而不繁，提纲挈领，可弥补《脉经》之缺欠，实为初学入门的较好读物。该书主要内容有：①脉赋；②诊脉候入式歌；③五脏六腑脉歌；④脉类；⑤左右手诊脉歌；⑥诊生死顺逆歌；⑦察色观病候歌；⑧妇人脉歌；⑨小儿脉歌；⑩诸杂病脉歌等。这些长短歌诀凡二百余首，基本上概括了《脉经》的主要内容，亦为《脉经》的通俗读物。由于这部书通俗易懂，便于学习，因而出现了"《脉诀》出而《脉经》隐"的局面，实际上这是一种进步。《脉诀》一书，由于作者水平所限，在内容上有不少缺点，甚至是错误之处。如对"七表、八里"的分类方法，矛盾很大，谬误显然，所以，后世医家为了纠正这些缺点错误，对《脉诀》一书进行了不少注释。如元代戴同父（启宗）的《脉诀刊误》、明代张世贤的《图注脉诀》、清代王邦傅的《脉诀乳海》三书，特别是《脉诀刊误》，多据《内》《难》、仲景、叔和之言为证，或释或辨，既详尽，又明辨，是一部有助于学习《脉诀》的专辑。这些脉书是研究学习脉法有价值的参考文献。

五、脉象图的出现为学习脉法提供了直观教具

自王叔和撰《脉经》以后，中医学切脉断病、病证合参之法已成为医生诊疗例行工作。有些医家为了推广脉法，阐明脉象，曾经绘制了脉象图，来弥补语言、文字的不足。如12世纪许叔微曾著有仲景三十六种脉法图，首先用图画描写脉形，可惜原书佚失。后至1241年，施发著有《察病指南》一书，把自己手指觉察出来的脉搏跳动现象，绘成33个图象（图1）。从所绘的脉象来看，说明施氏精于脉法，颇费苦心地将脉搏跳动描绘成图象。这一创举，虽然不是尽美尽善，然而这个发明实可惊人。后来直到1860年法国人E.J.Marey发明脉波描记器，这种用图说明脉搏形象的愿望才得到实现。这种把脉法从手指的感觉引入直观的做法是可贵的，也是可行的，我们应该珍惜它，发扬它，以帮助我们学习、理解、掌握脉法。

六、推广普及脉法的李时珍

学习、研究脉法，主要有王叔和的《脉经》，便于习诵的高阳生的《脉诀》，文图并举的施发的《察病指南》，以及有参考价值的如元代滑寿的《诊家枢要》，朱丹溪的《脉诀指掌病式图说》，和宋代崔嘉彦的《脉诀》（四言）等等。这些脉书，都是继《难经》《脉经》之后的一些论述脉法的专辑。如崔嘉彦的《脉诀》（1189年），它以《难经》所述的浮、沉、迟、数四脉为纲，将《脉经》的二十四脉及《脉诀》的长脉、短脉等隶属其下，加以论述，使脉学的研究由博而约，便于学习运用，并论述了革、牢二脉。另外，元·滑寿又在此基础上著成《诊家枢要》（1359年）一书，对《难经》《脉经》《脉诀》等所论脉法加以充实。但这些著作

有的文辞古奥，不便习诵，有的不够全面，不利深研，因而明代李时珍为了普及脉法，将其父李言闻根据《四言举要》

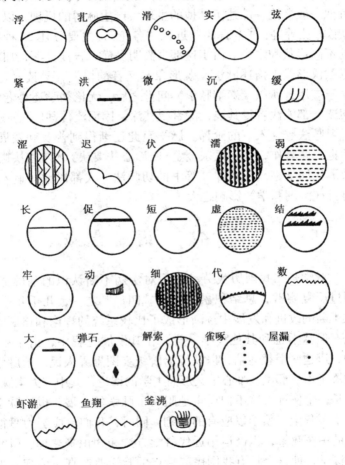

图1 宋·施发绘制脉象图

删改成的《四诊发明》撮其精要，撰成《濒湖脉学》一书。书中共分"四言诀"和"七言诀"两部分，其中"四言诀"近似一般概论，综述了脉搏的生理，产生脉搏的机理，以及切脉方法等等；"七言诀"近似"各论"，主要分述27种脉的不同形状和主病。由于这部书简明易懂，言浅义深，加之以歌诀形式来描述脉法，既形象，又音韵协调，易读易记，易于应用，所以《濒湖脉学》问世之后，无论初学还是老医阅读，都能浅者得其浅，深者得其深，因而流传甚广，成为学习脉法登堂入室的阶梯。脉学至此逐渐得到普及和发展。后世一些著作，如《医宗金鉴·四诊心法要诀》《四诊抉微》及清代周学霆《三指禅》等书的切脉法，大都以此为蓝本，可见《濒湖脉学》影响之大了。

结　　语

脉学是在我国历代劳动人民对疾病不断认识的基础上，通过反复实践，总结积累起来的"四诊"之一，几千年来，在不断的改进和发展中逐渐形成了比较系统的理论和诊断方法。但脉学也和其他科学一样，在其发展过程中，由于巫、神、道这些宗教迷信，以及统治阶级妄图愚弄人民，给脉学增添了不少邪说和唯心主义形而上学的谬论，其中《太素脉》就是一个例证。这不但严重地阻碍了脉学的发展，也给脉学蒙上了灰尘，须予以应有的批判。同时，我们更应努力贯彻党的中医政策，积极运用近代科学方法和知识来整理、研究中医学，使这个具有我国民族特点的脉学遗产真正体现"古为今用"，"推陈出新"，更好地为人民的医疗保健事业服务。

第三章　怎样学习脉学

要想学好脉学，掌握脉法，必须正确对待脉学这份宝贵遗产，并应长期认真进行实践，不断总结提高，这样才能获得知识。如有条件向有经验的老中医请教，则进步更快。现将怎样学习脉学分述如下，以供参考：

一、掌握两纲脉，明辨六要脉

脉学内容繁杂，有单脉，有复脉，形状又有些相似，但不管脉形千变万化，其中必有它的规律性，因此在学习脉学的过程中，首先要掌握两纲脉，明辨六要脉，否则就会说之于口，而难应于指，造成印象模糊，隔雾观景，结果是圆囵不清，无所适从。

什么是两纲脉、六要脉呢？《内经》提示："察色按脉，先别阴阳。"张景岳说："万病之本，只此表、里、寒、热、虚、实六者而已。知此六者，则表有表症，里有里症，寒热虚实无不皆然。"意思是说凡能区别阴阳的脉象，就是两纲脉，如浮、数、滑、大是阳盛之脉，反之沉、迟、涩、小是阴衰之脉。凡能概括表、里、寒、热、虚、实之脉，就是六要脉。如表脉浮、里脉沉、寒脉迟、热脉数、虚脉小、实脉大等。因此，首先搞清二纲脉、六要脉，即浮、沉、迟、数、大、小、滑、涩八大脉象的形状、诊法及主病等，做到心中有数，才能指下分明。这样就能抓住脉学的本质，然后再博而广之，反复比类，以探求合并脉象的形状、诊法、主病等。正如滑伯仁所说："凡取脉之道，理各不同；脉之形状，又各非一。凡脉之类，必不单至，必曰浮而弦、浮而数、沉而紧、沉而细之类，将何以别之？大抵提纲之要，不出浮、沉、迟、数、滑、涩之六脉也。浮沉之脉，轻手重手而得之也；迟数之脉，以己之呼吸而取；滑涩之脉，则察往来之形也。浮为阳，轻手而得之也，而芤、洪、散、大、长、濡、弦，皆轻手而得之之类也；沉为阴，重手而得之也，而伏、石、短、细、牢、实，皆重手而得之之类也。迟者一息脉三至，而缓、微、弱皆迟之类也；数者一息脉六至，而疾、促皆数之类也。或曰滑类乎数，涩类乎迟，何也？然脉虽是，而理则殊也。彼迟数之脉，以呼吸察其至数之疏数；此滑涩之脉，则以往来察其形状也。"可见只有抓关键，识要领，才能纲举目张，执简驭繁，循序渐进，久而即明，达到得心应手，运用自如，才能有效地应用于临床。

二、要独立思考，重反复实践

学习脉学要提倡独立思考，充分发挥自己的主观能动作用，培养独立思考和独立分析的能力，才能破除迷信，解放思想，不被诸说所迷惑。在这一基础上，更要反复实践、验证，才能触类旁通，了解掌握其规律，运用其规律，这样就能在医疗实践中有所发现，有所发明，有所创造，有所前进。

三、先掌握常脉，后区别病脉

学习脉学，除了必须掌握各种脉象的形状、诊法、主病等有关理论外，更要注意多实践，多验证，正所谓"熟读王叔和，不如临证多"。而临证辨脉，首先要掌握常脉，据常识变，这是历代医者反复实践所总结出来的学习脉学的有效方法，即"欲知病脉，必先知常脉"。这样，有了比较，才能鉴别出不同的脉象来。所以，初学者先在自己或健康人身上反复诊查两手六脉的轻重、强弱、形状，做到心中有数，然后再据常以比较、辨别病脉与常脉有哪些不同。这样经过在健康人和病人身上不断地反复体验，深刻钻研，就会逐步积累比较丰富的经验了。

　　四、从证辨脉象，从脉定病证

　　从证辨脉，是通过归纳、分析的方法，把疾病分成如上所述之两纲六要脉，在临床上反复验证，观察阴证易见何脉，阳证易见何脉，从脉的"形、位、势、数"上来分析各有哪些特点，从中找出它的规律性。比如，阳证多见浮、数、滑、大，阴证多见沉、迟、涩、小，表证多见浮脉，里证多见沉脉，寒证多见迟脉，热证多见数脉，虚证多见小脉，实证多见大脉，这是一般的从证辨脉的规律。其次还要观察汗、吐、泻，以及汗、吐、泻、出血前后出现什么脉象，有何不同，疾病的初中末期脉象有何变化，把临床实践同书本知识进行对照分析，这样就为从脉辨证提供了一些依据。

　　辨明了脉象之后，结合望、闻、问三诊来客观地分析病在何经何脏，属热属寒，在表在里，为虚为实。如以治疗感冒为例，有辛温解表的麻黄汤类，有辛凉解表的银翘散类，有滋阴解表的葱豉汤类，有助阳解表的人参败毒散等等，依据什么来选用这些不同方剂呢？从脉辨证就是重要依据之一。如脉浮紧有力，症见恶寒无汗者，是表实证，当以麻黄汤发其汗；浮数有力，症见恶热自汗者，是表热证，当以银翘散清热解表；若脉浮虚无力，素体衰弱者，就必须用人参败毒散来助阳解表……这些都是据脉辨证的实例。从证辨脉、从脉辨证二者是有机联系、相互为用的。临证时还必须四诊合参，了解病史，互相参证，综合分析，才能相得益彰，作出比较正确的诊断，为治疗提供依据。

第四章　怎样进行诊脉

　　诊脉的方法，是医者进行切脉诊断必须正确掌握的。滑伯仁在《诊家枢要》一书中指出："凡诊脉之道，先须调平自己气息……先以中指定得关位，却齐下前后二指。初轻按以消息之……然后自寸关至尺，逐步寻究……"这是强调调息、布指的诊脉方法。而更重要的是"理神"，也就是要认真、细致、严肃地进行诊脉。正如清·喻嘉言所说："有志于切脉者，必先凝神不分。"元·齐德之说："……不可轻言谈笑，乱说是非，左右瞻望，举止忽略。"只有意志从容，布指安稳，呼吸定息，至数分明，才能见微知著，使诊无错。现将怎样进行诊脉分述如下：

一、诊脉的分部

　　诊脉的分部，历来相传有三：

　　1.《素问·三部九候论》所说的遍诊法，即头、手、足三部，每部又分天地人，三而三之，合而为九，故称为三部九候法。如《素问·三部九候论》中指出："人有三部，部有三候，以决死生，以处百病，以调虚实，而除邪疾。何谓三部？有下部，有中部，有上部。部各有三候，三候者，有天，有地，有人也。"三部九候的具体部位详见表1及图2。

　　由于这种遍诊法繁琐不便，麻烦费时，加上封建礼教的束缚，男女不授手，故少有应用。

　　2.汉·张仲景在《伤寒论》中所提出的三部诊法，即人迎、寸口、趺阳三脉。其中以寸口候十二经的变化，以人迎、趺阳分候胃气，故人迎、趺阳二脉多用于寸口无脉及病人危急之时，一般情况下少有应用。三部诊法详见表2。

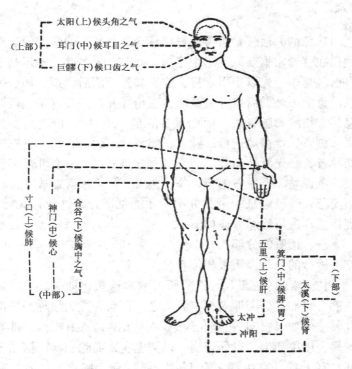

图2　三部九候切脉部位示意图

表1　　　　　　　　　遍诊三部脉诊部位表

头	上 部	上部上	两额之动脉（如太阳穴）以候头角之气
		上部中	耳前之动脉（如耳门穴）以候耳目之气
		上部下	两颊之动脉（如巨髎穴）以候口齿之气
手	中 部	中部上	手太阴（如寸口部）以候肺
		中部中	手少阴（如神门穴）以候心
		中部下	手阳明（如合谷穴）以候胸中之气
足	下 部	下部上	足厥阴（如五里穴或太冲穴）以候肝
		下部中	足太阴（如箕门穴或冲阳穴）以候脾（胃）
		下部下	足少阴（如太溪穴）以候肾

表2　　　　　　　　　仲景三部诊法表

上	人迎（颈侧动脉）以候胃气
中	寸口（桡动脉）以候脏腑
下	趺阳（足背动脉）以候胃气

3.《难经》根据《素问·五脏别论》所提出的"气口亦太阴也，是以五脏六腑之气味皆出于胃，变见于气口"，倡导"独取寸口"的诊脉方法。后来晋·王叔和著《脉经》，把"独取寸口"推广其义，并将寸口分作寸关尺三部，每部分浮中沉三按，三而三之，合为九候。由于寸口诊法方便，不受条件的限制，反映脉象准确，因此已成为诊脉的常用部位。

寸口脉，又名气口、脉口，即今之桡动脉。该处皮薄脉浅，便于按取，名之寸口，是因脉动在鱼际穴后约一寸而得名。寸口又分三部，即寸关尺（图3）。

寸口分寸关尺三个部位，其意义在《脉经·分别三关境界脉候所主第三》一节中指出："从鱼际至高骨（桡骨茎突）

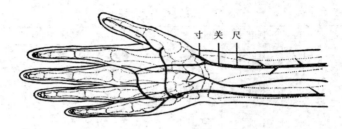

图3　寸关尺部位图

却行一寸，其中名曰寸口。从寸至尺，名曰尺泽，故曰尺
寸。寸后尺前，名曰关。"后来明·李时珍为方便记忆，编成
歌诀"掌后高骨（即桡骨茎突处），是谓关上，关前为阳
（寸），关后为阴（尺）"，这是对寸口分寸关尺三部诊脉部位
的记载。至于每部又分有浮中沉三候，在《难经·十八难》
里指明："三部者，寸、关、尺也。九候者，浮、中、沉
也。"三三为九，故名九候，其中浮取候表，中取候中，重
取候里，合为三部九候。

　　实际上，寸口分寸、关、尺是以腕关节和肘关节来计算
的。"尺"是距肘横纹约一尺，尺上一寸便是"寸"，"关"
是介于"寸"和"尺"之间，在腕后高骨处（即桡骨茎突）。
至于寸、关、尺三部的长度，《难经·三难》中曾经指出：
"关之前者，阳之动也，脉当见九分而浮……关以后者，阴
之动也，脉当见一寸而沉。"如下表：

寸
关　三部长度 { 寸——寸内九分 } ——浮 } 可诊之脉为 一寸九分 } 脉象
尺　　　　　 { 关——尺寸之间 }
　　　　　　 { 尺——尺内一寸 } ——沉

　　至于为什么独取寸口而废除遍诊法，这在《内经》《难经》中都有较清楚的阐述，归纳起来主要有以下几点：

　　（1）寸口是脉的大会所，为脏腑诸气的通路。如《难经·一难》中说："十二经皆有动脉，独取寸口，以决五脏六腑死生吉凶之法，何谓也？然：寸口者，脉之大会，手太阴之动脉也……五脏六腑之所终始，故法取于寸口也。"《素问·五脏别论》指出："气口（即寸口）何以独为五脏主？岐伯曰：胃者，水谷之海，六腑之大源也，五味入口，藏于胃以养五脏气，气口亦太阴也，是以五脏六腑之气味皆出于胃，变见于气口。"《素问·经脉别论》说："食气入胃，浊气（即谷气）归心，淫精于脉，脉气流经（指十二经），经气归于肺，肺朝百脉，输精于皮毛，毛脉（肺脏）合精，行气于腑（指六腑），腑精神明（指六腑的精气神明），留于四脏，气归于权衡，权衡以平（肺主治节，分布气化，以得其平），气口成寸，以决死生。"《灵枢·营卫生会》载："人受气于谷，谷入于胃，以传与肺，五脏六腑皆以受气。其清者为营，浊者为卫，营在脉中，卫在脉外，营周不休，五十而复大会。"综上所述，独取寸口的论述是：①因寸口是肺脏经脉的道路，由于肺位最高，又朝百脉，且受五脏六腑之气所熏蒸，故寸口亦为五脏六腑的道路；②血脉赖气推动，而气血来源于水谷的精微，胃纳水谷，化生精微，上传于肺，通过肺的治节、输布，五脏六腑皆受其气，因而百脉皆朝于肺，寸口为肺经脉气的道路，所以取寸口可察脏腑的病变；③因营卫之气遍布周身，循行五十次复会于气口，可见诸经之脉皆汇于肺，所以诊寸口能够了解营卫气血的盛亏，脏腑的虚实，这就是独取寸口的理论渊源之一。

　　(2) 寸口诊法沿用已久，积累和创造了大量经验，且简便易行，便于诊按，动脉浅在，易于触知，脉搏强弱，易于分辨，因而寸口已成为诊脉的有效部位。古代先民受封建礼教的束缚，男女不授手，所谓"妇女足趾亦不可取"，"以手扪妇女喉颈，亦属不便"①，这便是三部诊法中人迎、跗阳脉废弃不用的原因之一。近人朱必真说："在三部脉管中，所显露于近表皮者，人迎和冲阳者比寸口长，因此所摸到的部位也长，故就不致显沉了。又因邻近组织的关系，人迎后颈外动脉所在都是软结缔组织，没有硬骨，冲阳所在下方是硬骨（跗骨）旁筋腱，唯寸口之桡骨动脉在桡骨之旁，像一座大山靠着，对拱卫脉气起到有利作用。"又说："我在临床上曾多次做过检查颈人迎、手寸口、足冲阳三部，发现三处脉搏在细致的举按寻之下，有很多是不相同的：手寸口沉，颈足不一定沉；手寸口细，二部并不细。"②朱氏的实践进一步证明寸口桡动脉皮薄脉显，比之人迎、跗阳便于诊取，反映疾病的准确性高，加之桡动脉解剖部位较浅，毗邻组织分明，上面仅一层表皮，而下面是骨骼，构成了按脉的有利部位，为"独取寸口，以决五脏六腑之疾"提供了一些根据。因此崔玉田在《中医脉学研究》一书中指出："独取寸口来作为代表是行之有效的一种方法。从理论上讲，因为它是'脉之大会'，从实际上讲，它检查便利。脉管在正常情况下，既不太沉又不太浮，大小亦较为适中，在病理情况下，受机体内外环境的影响所产生的变化亦较为灵敏。又兼

---

① 见廖平《人寸诊补正》。
② 见《广东中医》1962 年 10 期。

之几千年来对寸口脉的诊法积累了大量的文献资料和临床经验，所以它是最有实际意义的一种诊脉方法，值得我们首先对它进行整理研究。"

二、脉与脏腑

脉与脏腑是指寸口分三部（即寸关尺）、三部分候脏腑而言，首见于《内经》。按照《素问·脉要精微论》一书叙述寸关尺分配脏腑法是：左寸，外以候心，内以候膻中；右寸，外以候肺，内以候胸中；左关，外以候肝，内以候膈；右关，外以候胃，内以候脾；左尺，外以候肾，内以候腹中；右尺，外以候肾，内以候腹中。后世对寸口分配脏腑大致均以《内经》为依据而略有变更，如《脉经》以三焦配右尺；李濒湖以左尺配小肠，右尺配大肠；《医宗金鉴》则以右寸候肺、胸，左寸候心、膻中，右关候脾、胃，右关候肝、膈、胆，两尺候两肾，左尺配小肠、膀胱，右尺配大肠，又以三部分候三焦。各家三部配合脏腑异同见表3。

诸家所说寸口分配脏腑的原则，都是以《内经》为依据。其中分歧最大者，主要是大小肠和三焦，但根据《内经》上竟上、下竟下的道理，则大肠当候于右尺，小肠当候于左尺，而三焦应分候于上中下三部为好。目前一般多以李濒湖和《医宗金鉴》记载的配合法为常用。为了便于记忆，可牢记歌诀"右寸肺胸，左寸心膻；右关脾胃，左肝膈胆；三部三焦，两尺两肾；左小膀胱，右大肠认"[1]。至于内外之说，有的主张为左右两侧，有的认为是上下两方，一般以近于指端的为外、近于肘端的为内较为恰当。

---

① 见《医宗金鉴·四诊心法要诀》。

表3　　　　　　寸口分配脏腑几种主张比较表

脏腑\寸口		内经	难经	王叔和	张景岳	李濒湖	医宗金鉴
左 寸	外	心	心	心	心	心	膻中
	内	膻中	小肠	小肠	心包络	膻中	心
左 关	外	肝	肝	肝	肝	肝	肝
	内	膈	胆	胆	胆	胆	胆
左 尺	外	肾	肾	肾	肾	肾	膀胱、小肠
	内	腹	膀胱	膀胱	膀胱、大肠	小肠	肾
右 寸	外	肺	肺	肺	肺	肺	胸中
	内	胸中	大肠	大肠	膻中	胸中	肺
右 关	外	胃	脾	脾	脾	胃	胃
	内	脾	胃	胃	胃	脾	脾
右 尺	外	肾	肾	肾	肾	肾	大肠
	内	腹	命门	三焦	三焦、命门、小肠	大肠	肾

这里要说明的是，寸口分寸关尺三部，一般认为创于扁鹊的《难经》，至西晋王叔和著《脉经》才把五脏六腑分属于两手的寸关尺上。本节根据《素问·脉要精微论》及《中医诊断学讲义》（中医学院试用教材）中所述"《内经》又有寸口诊法"的主张，提出寸、关、尺三部诊法首见于《内经》。

关于寸口分配脏腑的根据，诸说不一，但主要不外以下几方面：

1. 是根据气为阳、血为阴的原则确定的。一般认为右手偏旺于气，左手偏旺于血。肺主气，气旺于右，气为肺所统，故以右寸配肺，胸中为肺的宫城，为宗气之所出，故亦候于右寸。心主血，气旺于左，血为心之所主，故以左寸配心，膻中（心包络）为心的外围，故亦候于左寸。脾居中州，体偏左而气行于右，故以脾候于右关，由于脾与胃互为表里，故胃亦附于右关。肝主藏血，其体虽在右，而气化作用实行于左，故以肝候于左关，由于肝胆为表里，故胆附于左关。肾在腰旁，位居最下，故亦候于尺，小腹属下，为大肠、小肠、膀胱所居之处，而膀胱、小肠从肾阳以配于左尺，大肠从命门以配右尺。由此可见，六脉分配脏腑是根据腑腑之气，而不是脏腑之脉出于何部。所以李时珍指出："两手六部皆肺经之脉，特取此以候五脏六腑之气耳，非五脏六腑所居之处也。"吴草庐在《吴草庐文集》中指出："……此手太阴肺经之动脉，分其部以候他脏之气耳。"都说明寸口为太阴肺经之脉，其所候为五脏六腑之气，而非其体。

2. 是根据脏腑的部位来确定的。例如《难经·十八难》指出："脉有三部九候，各何主之？然：三部者，寸关尺也；九候者，浮、中、沉也。上部法天，主胸以上至头之有疾也；中部法人，主膈以下至脐之有疾也；下部法地，主脐以下至足之有疾也。"说明了寸口分配脏腑的又一根据，是把躯体划分成胸、膈、腹三部，即三焦，由于心肺居于胸部，故应于两寸，肝脾居于膈下，应于两关，两肾居于脐下两侧，应于两尺，可见寸口分候脏腑是以脏腑定位而来的。临床实践证明，胸以上至头部的疾病，可以在寸脉上反映出来；脐以上至膈部的疾病，可以在关脉上反映出来；脐以下至足部的疾病，可以在尺脉上反映出来。这种客观事实，说明脏腑所属的部位有上下不同，就自然也可以同时在寸口脉法上测知出来。

考寸关尺分候脏腑，前人主张不一，议论纷繁，同时又互相争执，加之拟议无凭，使人难以置信，因而晚近医界，亦有存废争议。

这里应当指出，寸口分配脏腑是根据中医阴阳、脏腑功能的理论来安排的。假若以桡动脉仅是一条脉管的解剖观点来对待寸口三部分候脏腑，其结果必然横加非难，所以对待寸口分配脏腑这一学说，要从中医学术观点出发，才能正确地对待它。当然，对其所以然，我们更须在今后加强中西医结合予以进一步探讨。

寸口分配脏腑，其实用价值如何，这是决定存与废必须考虑的问题，因为检验真理的标准是实践。中医尽管有些道理目前还缺乏足够的理论根据，说得不明白，但行之有效，这就值得研究，不应轻易否定。事实证明，历代医者以寸口分配脏腑来分析病情具有较高的准确性是不乏实例的。如张仲景、李濒湖等在平脉辨证上，就极重视部位的分诊。例如《金匮要略》载有："胸痹之为病，喘息咳唾，胸背痛，短气，寸口脉沉而迟，关上小紧，瓜蒌薤白白酒汤主之。"这是寸口分诊的具体体现。再如《濒湖脉学》论实脉是寸实头面热风，咽痛舌强，气郁胸满，主膈以上诸疾，关实中宫胀满，尺实腰痛腹痛，二便不通。

又据清·费伯雄《医醇剩义·晋卿脉法》所说："右寸为肺，所以主气，百脉上通，呼吸所系。"凡感冒、风火咳嗽、肺热喘促，多见右寸弦滑或浮大滑数，肺痈胸痛发烧，常见右脉滑数，阴虚阳亢高血压头痛，寸脉常盛于尺部，这表明了上盛下虚的证候，可见右寸候肺、胸诸疾。

"左寸为心，生血之经。"凡热犯心包，左寸脉多细数，如心肌炎、心瓣膜炎，症见身发冷热时，脉左寸必滑数，这表明左寸候心脏疾患。

右关候脾胃，脾胃为后天之本，只要右关脉来和缓，则是脾胃不败，正气犹存，是有胃气；若右关脉气损伤，见弦紧为胃痛，兼滑为有饮邪，兼数为胃中有热，兼迟为寒，细弱无力常因脾虚胃弱所致，必症见脘胀便溏。

左关候肝胆，肝胆应春，肝主疏泄，易动风阳，亢则为害，故左关脉来和缓，是肝气调和，若左关弦大常见肝胆气滞，兼紧必痛，兼滑有痰，兼数则热，兼细则虚，风阳不潜。总之，弦见左关，肝胆受邪，弦甚则病重，弦弱则病缓，故从弦脉气势的轻重，可判断病势发展或缓解。

两尺属肾，男子尺脉常弱，女子常盛。尺脉沉滑或弦大，可由膀胱湿热、淋浊便血所致。如见沉伏无力，常由命门火衰，不能温养脾气，必见溏泻、飧泄之疾，治当善为温养，以助命火。若两尺败坏，则病危，预后多不良。

近代《蒲辅周医案》亦极重视部位的分诊。如蒲老在治疗"类中风"一案中指出："其人体丰面赤，脉两寸关微，至数不明，有散乱之象，两尺沉迟，舌质暗红，苔白腻，由操劳过度，肝肾真阴虚，真阳浮越，肝风将动之象。"临床消化性溃疡之脉，多见右关脉气损伤，表明胃的实质缺损，这是消化性溃疡的习见脉。另如肺痨多见右寸急数，心痛常见左脉沉伏，阴虚阳亢可见细数而尺部尤甚，肝胆有热多左关弦数，性机能减退多见左尺沉迟无力等等。可见寸口分配脏腑，验之临床，结合症候，值得重视。

近年国内不少热心于中医学的同志，对寸口分配脏腑进行了研究。如冯新为等曾发表《对中医脉象的初步研究》①一文，文中指出"肾炎脉波描记中，左尺特别弱，似乎符合'左尺候肾'"，又说"早期妊娠时的脉波曲线出现比较明显的变化，即各波都比正常波大，尺脉旺，寸脉亦盛，与中医对妊娠脉象的描写有一定程度的符合"。他们还建议"改良仪器后，考虑脉波描记成为诊断早期妊娠的方法之一"。冯氏的研究，从仪器应用上初步证明了寸口分配脏腑有一定的科学根据，这也说明古人在这方面的论述不是臆想虚构的。

寸口分配脏腑不仅国内中西医学者对它进行了研究，国外的一些医学家对它也很重视。早在1935年，拉凡里曾经在《巴黎医学》上以"中国的脉学在针术治疗中的作用"为题发表文章，认为："我们西医在桡动脉上只能觉察到经过动脉管的血液的冲击，而中医们根据诊脉的部位与按脉的轻重，却可以觉察到各种器官的机能状态。"他还认为寸口分配脏腑"与我们的医学学说是完全抵触的，但是假使因为我们不能理解而就认为它是荒诞不经亦是不合乎科学的"。基于这种观点，拉凡里曾经深入学习、研究中国脉法，认为"中医切脉法能够给予诊断极大的帮助"。他说："事实上，诊查了一些病人以后，很快地可以觉察到结核病患者的'肺脉'、低血压患者的'肾脉'及肝功能不全患者的'肝脉'都是比较微弱的。"拉凡里曾经运用针术的补泻方法来纠正某些脏器的偏盛偏衰，进而验证了寸口分配脏腑这一事实。例如他对"肝脉"细弱的病人针刺肝经的强壮穴位，一般经过1~3分钟，可以感觉到肝脉开始怯弱地恢复跳动，逐渐

---

① 见《武汉医学院学报》1959年1期。

增强而达于稳定。肾脉的增强一般指示着动脉压力的增高，针术可使血压降低，但疗效并不恒定。肾脉微弱表示低血压，有时针治后血压可升高，患者疲乏症状得到改善，感到无比舒适。通过对肠脉的诊查可以区别便秘是无张力性的还是痉挛性的，因而可用针术治疗。诊查胃脉可以诊断出胃消化机能的强弱，针术很容易调节这种不正常的状况。如果切脉时觉察到脾脉很细微，可以用补脾的方法来消除这些病证。三焦脉的强弱可以反映神经系统的旺盛或无力，针术可以使不正常者趋于正常。拉凡里在他的文章最后强调指出："我们不应该被研究中医切脉法的困难所压倒，我们能够而且应该从这个方法中去寻获最主要的和最容易被吸取的部分，从而收到我们所期待的效果，即在瞬息间可以诊断出一种病痛的原因。"又如巴拉都发表在《巴黎医学杂志》"关于针术"一文中指出："强的脉表示气（能）的过度，弱的脉表示气的不足。""'硬'的大肠脉与阑尾炎或盲肠部的发炎有关"，"强的肺脉表示上呼吸道的疾患"。佛郎丹等在"似乎能证实'气沿着经络运行'的中医理论的一例针术病例"中记述："一位妇女来请我们治病，主诉是系列的迷走－交感神经病症：神经衰弱，忧闷感，阵发心悸，食欲不振，呕吐，失眠，全身疲乏。经各种治疗均不见效。用远东的切脉法检查患者后知道这些病症是由于肝、肾及脾的失调，而位于胫骨后缘内踝上方数厘米处的一点适应着这三个脏器的病痛，因此我们就在这一点上施行针术。"以上这些实践，有力地证实了寸口分诊在诊断上有一定的价值。正如许密德所说："中国的脉诊法亦很有价值，由 14 种不同的脉象中可以察知各器官内功能的微小变化。"①

　　当然，脏腑病变并不一定都反映于寸口三部，因此临床
应用寸口分诊，又不可过于拘泥，而是可从则从，可舍则
舍，不能千篇一律，一成不变，否则将必然陷入机械死板的
境地，其结果是自己的思维被框框所束缚。应依据清·周学
霆所主张的"分而不分，不分而分"的原则，当以临床体会
与实际经验为准，可从则从，不可从不必强从，要活法圆
机，灵活运用，才能运用自如，恰到好处。

　　三、诊脉方法

　　有规矩才能成方圆，所以历代医者对诊脉的方法有很多
研究，主要的诊脉方法有以下几方面：

　　1. 时间　诊脉的时间，以清晨（所谓平旦）为佳。因
为脉的搏动与气血的动静有着密切的关系，且随饮食、动
作、情感的变化而发生改变。清晨病人体内环境比较安定，
气血平静，脉象最为标准，且容易反映气血、脏腑的病脉。
所以《素问·脉要精微论》中指出："诊法常以平旦，阴气未
动，阳气未散，饮食未进，经脉未盛，络脉调匀，气血未
乱，故乃可诊有过之脉。"又据人体营卫运行规律是昼夜循
行五十度，并于平旦时大会于此，且兼肺朝百脉，独会于太
渊，故于平旦按持寸口，可了解五脏六腑之异常。因而张景
岳说："平旦者，阴阳之交也，凡人身营卫之气，一昼一夜，
五十周于身，昼则行于阳分，夜则行于阴分，迨至平旦，气
皆会于寸口……故诊法当于平旦初寤之时。"平旦诊脉，限
于条件，不易做到，其实不必过于死板，正如汪机所说：

————————
① 见《针灸疗法国外文献集锦》，上海卫生出版社，1956年版。

"若遇有病，则随时皆可以诊，不必以平旦为拘也。"① 只要诊脉之前注意安静，调匀呼吸，则气血均匀平静，脉律才能反映出真正脉象来。而在医者，又应平心静气，聚精全神，贯注指下，比类奇恒，明察微妙，善于分析，才能诊得准确。所以说，"持脉之道，虚静为保"②，"善为脉者，必以比类奇恒，从容知之"③。只有这样，才能掌握脉法，运用自如。

2. 平臂　这是诊脉时对病人体位的要求。一般宜正坐，将前臂向前展平，在腕下放一松软的布枕，这样可以保证血脉流行无阻，以反映机体的真正脉象。若病人不能起坐，应仰卧平掌，不宜侧卧。所以王汉皋在《医存》中指出："病者侧卧，则在下之臂被压，而脉不能行；若复其手，则腕扭而脉行不利；若低其手，则血下注而脉滞；若举其手，则气上窜而脉驰；若身复则气压而脉困；若身动则气扰而脉忙。故病者宜正坐或正卧，直腕仰掌，乃可诊脉。"

总之，医生按脉时，不论病人取坐位或仰卧位，其手臂与心脏必须置于同一水平，手掌向上，前臂放平，可使血流通畅，则脉象就能如实反映机体状况了（图4、图5）。

3. 指法　由于病人体格不一，所以寸口三部长短不同，加之医者三指参差不齐，感觉各异，所察脉象亦各不同，这就必须研究脉诊的指法，练好下指的基本功，才能使诊脉无错，收到成效。指法的运用有如下几点：

（1）下指：诊脉先让病人正坐或仰卧，平臂仰掌后，医

---

① 见《脉学刊误·诊脉早晏法》。
② 见《素问·脉要精微论》。
③ 见《素问·疏五过论》。

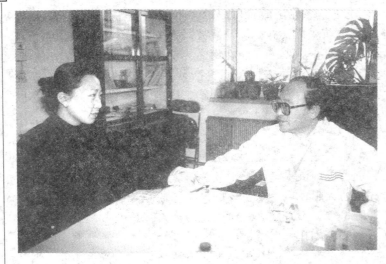

图 4 正坐诊脉图

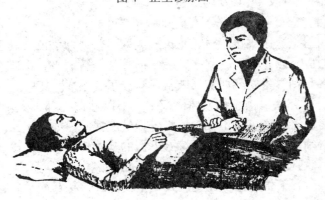

图 5 正卧诊脉图

者正坐患者的侧面，用左手诊病人右手，用右手诊病人左手，先以中指按高骨内侧，以定关位，然后分用食指按于关前以取寸部，用无名指按于关后察尺部。正如朱肱《活人书》所说："凡初下指，先以中指按得关位，乃齐下前后二指为三部脉，前指，寸部也，后指，尺部也。"下指完毕，即可排指。

（2）排指：由于病人上臂长短不同，故寸口三部亦有长短之分，这就要求医者下指之后，根据病人上臂的长短，来运用排指，以分候寸关尺三部。凡病人上臂长，则三部亦阔，医者的三指亦应随之而略疏；凡病人上臂短，则三部亦密，医者的三指亦应随之而略密；中等身材，则排指应不疏不密，适乎其中即可。所以滑寿在《诊家枢要》中指出："人臂长则疏下指，臂短则密下指。"排指即定，三部得见于指下，即可进行调指。

（3）调指：在寻得寸口，定好三部之后，就要调指。这是因为人的食指、中指、无名指是参差不齐的，其中中指较长，食指和无名指稍短，诊脉时，必须将中指略为屈弯，使三指平齐，节节相对。正如卢子由在《学古诊则》上说的："人之三指，参差不齐，必使指头齐平，节节相对，方可按脉。"说明了既不宜平按，又不宜垂直下按，应用指腹，三指平齐，诊察三部脉象。

（4）用指：由于食、中、无名三指指端的皮肉不同，感觉各异，其中食指较灵，中指稍厚，无名指迟钝，故一般用指腹候脉，取其感觉敏锐。所以卢子由在《学古诊则》上说："……但三个指头皮肉不同，食指最灵，中指则厚，无名指更木厚，故必用指端棱起如线者名曰指目，以按脉之脊。"

（5）运指：所谓运指，就是指医者布指之后，必须运用三指的灵活活动和指腹的感觉，进行寻、按，以探测脉位的浮沉、脉数的迟数等，以求指下了解脏腑的病变、气血的虚实。运指大体不外举、按、寻、推、竟五者。举是轻下指而循之，适用于诊取浮脉之类。按是重下指而取之，适用于诊取沉脉之类。寻是下指不轻不重，委曲求之，适用于诊取缓脉之类。推是挪移指位，内外推测，适用于诊取芤、革等脉。竟为上下揣摩，适用于诊取长、短等脉。正如《诊家枢要》所载："轻手循之曰举，重手取之曰按，不轻不重委曲求之曰寻。初持脉，轻手候之，脉见皮肤之间者，阳也，腑也，亦心肺之应也。重手得之，脉伏于肉下者，阴也，脏也，亦肝肾之应也。不轻不重而中取之，其脉应于血肉之间者，阴阳相适，冲和之应，亦脾胃之候也。若浮中沉之不见，则委曲求之，若隐若现则阴阳伏匿之脉也，三部皆然。"考举、按、寻、推、竟五者之中，又各有浅深程度上的不同。如举有轻举轻按之分，盖浮脉轻取便得，虚脉必须轻按始知。另外按法又分总、单、轻、重之异。据《诊家直诀》所说："一指单独加压为单按，三指同时加压为总按。单按以分候寸口三部（即寸关尺），以视病为何经何脏；总按以审五脏六腑的全体，轻按重按，以别沉伏。四者分合并用，才能找出线索，洞悉病所。

4.平息 一呼一吸，是为一息。平息，一是平静地调整医者的呼吸，二是用医者的一息时间去数病人脉动的次数（至数）。以"息"计数，就必须平心静气，鼻息调和，宁神细辨，才能"息"、"指"、"心"三者合一，始得脉动的准确数。根据《素问·平人气象论》的记载："一呼脉再动，一吸脉亦再动，呼吸定息脉五动，闰以太息，命曰平人。"正常人每分钟18次呼吸，每次呼吸脉动4次，每分钟计72次，可见以"息"计数确有一定价值。

以息计数，必须诊满脉动五十，有时须两到三个五十次，始诊清楚，大约需5～10分钟为宜。正如张仲景在《伤寒论》序中所说："动数发息，不满五十，短期未知决诊，九候曾无仿佛……夫欲视死别生，实为难矣。"因为三举两按，草率从事，就不能辨其迟数，尤不知有无促结代等歇止脉象，故持寸口，必满五十为宜。诊脉必满五十，是根据《灵枢·根结》所载："一日一夜五十营，以营五脏之精。"所谓"营"就是运行的意思，因为五脏之精，皆因胃气而至于脉，若一脏无气则必然会没有精气以营运于脉，这样在营卫五十周身的生理正常发展规律上，就会发生障碍，反映于脉，就可出现四十动止、三十动止。所以《灵枢·根结》中指出："五十动而不一代者，五脏皆受气，四十动一代者，一脏无气……"可见只有诊满脉动五十，才能掌握营卫运行有无障碍，才能达到"视死别生"的目的。

四、诊脉的步骤

由于脉搏有位、数、形、势上的区别，因此下指之后，就要有步骤地从位、数、形、势上区别不同的脉象。一般顺序是先定位，以分浮沉；次数"息"，以定迟数；又次辨形，以定大小长短；再次审势，以别虚实散弱。正如近人何廉臣在《通俗伤寒论》按语中指出："每临一证，六脉皆动，须先明其何部之脉无病，然后一一比较。"周学海也说："求明脉理者，须先将位、数、形、势讲得真切，各种脉象了然，不必拘泥脉名。"只有下指之后，按照这个步骤反复进行，诊满两个五十动，以察有无促结代等，细心体会，才能见微知著，收到成效。

第五章 诊脉注意事项

诊脉是一项复杂细致的工作，既要求平息辨形，审思明辨，还须注意体内外环境的变化，以及脉来有无胃、神、根等。因为脉息的变动，不仅由于气血不调、脏腑变异而发生改变，而且在并非疾病的情况下，如气候、年龄、体质、精神等因素有所变异，也会影响血行，随时都可发生一时性脉象的改变，这在临床上常常造成一时性的假脉，模糊我们的视线。另外脉有无胃、神、根，对了解疾病的正邪进退和判断预后良恶方面，又有着实际意义。至于脉象主病，或"从"或"舍"是辨别疾病的重要关键，又应四诊合参。正如李时珍所说："脉乃四诊之末……欲会其全，非备四诊不可。"只有这样，才能取舍得宜，始诊无错。这些在诊脉中，都必须加以重视，才能识真伪、知病机。为此，本章着重讨论脉象与环境、体质、年龄的关系，以及辨胃、神、根三气和脉证的从舍。

一、脉搏与体内外环境的关系

（一）脉搏与季节

人的生理活动与自然环境有着密切关系。自然界一切变化，包括温度、湿度以及四时更递，都直接影响人的生理功能，所以《素问·脉要精微论》中指出："万物之外，六合之内，天地之变，阴阳之应，彼春之暖，为夏之暑，彼秋之忿，为冬之怒，四变之动，脉与之上下，以春应中规，夏应

中矩，秋应中衡，冬应中权。"这就充分说明自然环境影响
人体的生理活动包括脉搏在内，因此才有四时平脉。什么是
四时平脉呢？这在《素问·脉要精微论》中有过论述："春日
浮，如鱼之游在波；夏日在肤，泛泛乎万物有余；秋日下
肤，蛰虫将去；冬日在骨，蛰虫周密。"《四言举要》根据上
述原则，又明确指出："春弦夏洪，秋毛冬石。四季和缓，
是谓平脉。"

1．春日 气候温暖，大地苏醒，植物萌芽，昆虫复活，
形成一个生机勃发的季节。人应生发之气，所以腠理亦疏
松，血流亦舒畅，人体阳气向外泛越，所谓"天温日明，则
人血淖液而卫气浮，故血乃泻，气乃行，所以脉来如鱼之游
在波，轻虚而滑，端直而长，且有冲和之象，此为春日的平
脉"。因而《素问·玉机真脏论》曰："春脉者肝也，东方木
也，万物之所以始生也，故其气来，软弱轻虚而滑，端直以
长，故曰弦。"

2．夏日 天气炎热，植物繁盛，万物畅发，形成了一
个阳气极盛的季节。人应成长之气，所以腠理疏松，汗孔开
畅，血流加速，脉道充盈，机体代谢旺盛，故脉来在肤，来
盛去衰，且有冲和之象，此为夏日的平脉。因而《素问·玉
机真脏论》曰："夏脉者心也，南方火也，万物之所以盛长
也，故其气来盛去衰，故曰钩。"

3．秋日 阳气渐衰，凉意渐深，草木凋尽，昆虫收藏，
形成了一个收成的季节。人应收成之气，所以腠理致密，汗
孔收缩，故脉来在肤下，轻虚以浮，来急去浮，且有冲和之
象，此为秋日的平脉。因而《素问·玉机真脏论》曰："秋脉
者肺也，西方金也，万物之所以收成也，故其气来，轻虚以

浮，来急去散，故曰浮。"

4.冬日　气候严寒，冰封地冻，万物潜藏，形成了一个潜藏的季节。人应闭藏之气，所以腠理致密，阳气内潜，所谓"天寒日阴，则人血凝泣而卫气流"。故脉来在骨，沉而搏坚，且有冲和之象，此为冬日的平脉。因而《素问·玉机真脏论》曰："冬脉者肾也，北方水也，万物之所含藏也，故其气来，沉以搏，故曰营。"

以上是脉搏与季节的关系，其所以称为四季平脉（常脉），因其不论春弦、夏洪、秋毛、冬石，均须见和缓，还要微显而不露，即所谓冲和之象。反之，失去和缓、冲和，以及春应弦反洪，夏应洪反沉，都是脉与四时不相宜，就是病脉。所谓"顺四时则生，逆四时则死"，就是指此而言。不过地域有南北，气候有寒暖，因而春弦、夏洪、秋毛、冬石乃言其常。所以吴鹤皋说："中原之地，四时异气，居民之脉，亦因时异。春弦、夏洪、秋毛、冬石，脉与时违，皆名曰病。东夷之地，四时皆春，其气暄和，民脉多缓；南夷之地，终年皆夏，其气炎热，民脉多大；西夷之地，终年皆秋，其气清肃，民脉多劲；北夷之地，终年皆冬，其气凛冽，民脉多石。东南卑湿，其脉软缓；居于高巅，亦西北也，西北高燥，其脉刚劲；居于污泽，亦东南也。南人北脉，所禀必刚，北人南脉，所禀必柔，东南不同，亦可类剖。《内经》曰：'至高之地，冬气常在，至下之地，春气常在。'此为医者不可不知耳。"

（二）脉搏与人体

人有男女老幼、高矮肥瘦之分，而脉搏亦必随着体质的不同而有所差异。所以唐·孙思邈在《千金方》中指出："妇女之脉常濡弱于男子。"《脉经》载："小儿脉呼吸八至者平，九至者伤，十至者困。"《灵枢·天年》说："人生十岁，五脏始定，血气已通，其气在下，故好走；二十岁，血气始盛，肌肉方长，故好趋；三十岁，五脏大定，肌肉坚固，血脉盛满，故好步；四十岁，五脏六腑十二经脉皆大盛以平定，腠理始疏，荣华颓落，发颇斑白，平盛不摇，故好坐……"《素问·三部九候论》说："必先度其形之肥瘦……"张景岳说："持脉之道，须明常变，凡众人之脉，有素大素小，素阴素阳者，此其赋自先天，各成一局也。"清代董西园在《医级》中也说："瘦者肌肉薄，其脉轻手可得，应如浮状；肥者肌肉丰，其脉重按乃见，当如沉类。"张三锡认为："人肥白，脉多沉弱而濡，或滑，以形盛气虚，多湿痰故耳。人黑瘦，脉多数疾，或弦，以阴水不足，火常盛故耳。"此为医者当知之理。综上说明：①从性别上看，妇女脉势较男子濡弱些，脉至较男子稍快些；②从年龄上看，少壮者脉多实大，老年人脉多濡弱，婴儿脉多急数；③从体格上看，身躯高大则脉位较长，矮小则脉位较短，瘦人脉常微浮，肥人脉常微沉。这些都是正常生理脉象，反之则为病脉。所以《素问·方盛衰论》指出："是以形弱气虚，死；形气有余，脉气不足，死；脉气有余，形气不足，生。"《素问·玉机真脏论》曰："形气相得，谓之可治……形气相失，谓之难治。"因此持脉必须对不同性别、年龄等给予重视，处处揆度，处处权衡，全面考虑，才能诊得正确。

持脉还须注意"反关"、"斜飞"两种因腕后脉管位置特殊所致的脉象。如清·黄宫绣《脉理求真》载有："脉有反关，动在臂后，别由列缺，不干症候。"别有一种，名曰斜飞（又名倒关），尺则犹是，寸关相违，这是因脉管生理畸形所致，亦不作病论。正如清·周学霆在《三指禅》中所说："寸口为脉之大会，诊家于此候吉凶死生。间有脉不行于寸口，由肺列缺穴斜刺臂侧，入大肠阳溪穴，而上食指者，名曰反关。"这种反关脉，张璐认为是因"经脉阻结"所致，实际上是桡动脉的畸形，所谓"脉反其关者，得天地之偏者也，然偏也，非病也"。[①] 说明斜飞脉亦不作病脉论。据大坂北递信健康管理科报道，在9000人的健康检查中，发现桡动脉走行异常者有24例，仅占0.3%。可见反关脉少见，但亦应注意。

（三）脉搏与情志

人的精神活动与血液循环有着密切关系，因此，凡人过于惊恐悲劳动静，脉息亦必然发生变动。如《素问·经脉别论》中指出："人之居处动静、勇怯，脉亦为之变乎？……凡人之惊恐恚劳动静，皆为变也。"喜怒忧思悲恐惊内伤七情之脉，一般是喜则伤心而脉缓，怒则伤肝而脉急，恐则伤肾而脉沉，悲则伤肺而脉短，惊则气乱而脉动，这是内伤情志为病的脉象变化。可见情志上的恐惧、兴奋、忧虑、紧张等变化都会引起脉搏发生变异。同时前人还认为上述脉搏的表现是情与脉相应为顺，反之为逆。正如李梴在《医学入门》中所说："喜伤心脉虚，甚则心脉反沉；思伤脾脉结，甚则脾脉反弦；忧伤肺脉涩，甚则肺脉反洪；怒伤肝脉濡，甚则肝脉反涩；恐伤肾脉沉，甚则肾脉反濡。"这是反常脉象，表示病甚难治，进而说明脉象有常有变，决非刻板的公

---

① 见《三指禅》。

式。因此要求医者知常达变，才能了然于心，明确诊断。

另外还要注意劳逸、饮食等因素对脉搏的影响。如速行者脉必急，剧动者脉必洪，久逸者脉必沉，脑力劳动之人，脉必弱于体力劳动之人，酒后脉必多数，食后脉必洪缓有力，久饥脉必弱而无力，这些都是暂时的变化，均不作病脉论。

二、脉搏与胃神根的关系

中医诊脉，历来重视胃、神、根的有无，因此才有"有胃气则生，无胃气则死"[①]，"得神者昌，失神者亡"[②]，"脉有根本，人有元气，故知不死"[③]，都说明查胃、神、根的意义。这是因为，正常人的脉搏之中是包涵有胃、神、根的。同时中医切脉，历来首要了解脉来有无胃、神、根，这对审病机、断预后都有一定的价值。临床实践证明，一个危重病人，只要脉来还有胃、神、根，通过精心调治，是可以转危为安的，即所谓"病甚，有胃气而和者，虽病无碍"，反之，预后就不良了。为便于掌握脉搏与胃、神、根的关系，现分述如下：

（一）胃气

1. 胃脉的形象　脉有胃气的形象，在《三指禅》一书中称为"缓即为有胃气"，《素问·玉机真脏论》载"脉弱以滑，是有胃气"，朱改之认为"脉健旺者，按之柔和，微弱者，按之应指，便是胃气"。而在李梴所著的《医学入门》中比较详尽地指出，脉来"不大不细，不长不短，不浮不

① 见《素问·平人气象论》。
② 见《素问·移精变气论》。
③ 见《难经·十四难》。

沉，不滑不涩，应手中和，意思欣欣"，即为有胃气的脉象。因为胃为水谷之海，为后天之本，是人体营卫气血的源泉，《灵枢·终始》说："谷气来也，徐而和。"从"徐而和"来看，就进一步指明胃脉是在脉搏中反映出一种不浮不沉、不急不徐、从容和缓、节律调匀的脉象，就是胃脉。人的生存是赖后天饮食水谷来维持的，故机体离开营养的摄取就不能维持生命的延续。脉无胃气是指脉搏之中没有从容和缓的脉象，不管是肝脉春弦，还是肾脉冬沉，如果缺乏从容和缓的征象，就是没有胃气的真脏脉象，病情就重危了。

由于机体与外界环境既对立，又统一，所以结合脉搏，有四时五脏平脉（有胃气）、病脉（少胃气）、死脉（无胃气）之分。其中死脉又名真脏脉。如《素问·平人气象论》中指出："人以水谷为本，故人绝水谷则死，脉无胃气亦死。所谓无胃气者，但得真脏脉，不得胃气也。"脉不得胃气，就是《素问·玉机真脏论》里说的，只有真脏脉，而不见胃脉。当然在审断预后良恶时，又应脉证合参为宜。至于平、病、死三者的脉象，在《素问·平人气象论》里有较详细的载述，为便于参考，列表4于后，并附七绝脉（又名七怪脉），以资参考。

"雀啄"：如雀啄食，连连搏指，三五至忽然止绝，少顷复来，说明脉来急而且数，脉律不齐，止而复跳，所谓"雀啄连来三五啄"。

"屋漏"：如屋残漏下，半时一滴，溅起无力，说明脉来很久一跳，间歇不匀，来去极慢，所谓"屋漏半日一点落"。

"弹石"：如沉于筋间，劈劈急硬，如指弹石，说明脉来沉实坚硬，且兼促象，所谓"弹石硬来寻即散"。

"解索"：如指下散乱，乍数乍疏，如索之解，说明脉来忽疏忽密，脉律紊乱，所谓"搭指散乱真解索"。

"鱼翔"：如脉本不动，而未强摇，似有似无，如鱼之翔，说明脉来在皮表，跳动极其微弱，所谓"鱼翔似有亦似无"。

"虾游"：如浮于指下，始则冉冉不动，少焉而去，久而忽然一跃，进退难寻，说明脉动微弱，隐约指下，所谓"虾游静中跳一跃"。

"釜沸"：如浮于指下，有出无入，无复止数，如釜汤沸，说明脉动极其浮数，息数俱无，所谓"釜沸汤沸息数无"。①

从这七种怪脉来看，大体分为两类：一类是脉率极快，节律不齐，故脉动急促零乱，如雀啄，如弹石，如解索；一类是脉跳极慢，节律不齐，故脉动似有似无，隐隐约约，如屋之漏，如鱼之翔，如虾之游。这七种怪脉，都是没有胃、神、根的脉象，是脏腑的真气（即正气或元气）已衰败的表现。实际上这些脉象的出现，可以证明是心脏有严重的器质性改变。如雀啄常由多源性室性期外收缩、心房纤颤所致；屋漏常由房室完全传导阻滞所致；釜沸常由心动过速、心房纤颤、心率快所致；其他如虾游、解索亦为不整脉的一种；弹石是脉管失去弹力，脉管粗硬所致。这些怪脉多见于各种心脏病如心力衰竭、心律紊乱，以及严重的肝肾损害、失血脱水、电解质紊乱、中毒或感染等，病情危急，须中西医结合治疗，采取综合措施，积极抢救。

---

① 见《脉诀刊误》。

表4 五脏四时平病死脉比较表

脏腑	脉名	脉象	注释
肝（春）	春胃微弦曰平	平肝脉来，软弱招招，如揭长竿末梢，曰肝平，春以胃气为本	招招，犹迢迢也；揭，高举也。高揭长竿，梢必柔软，即微缓弦长之义
	弦多胃少曰肝病	病肝脉来，盈实而滑，如循长竿，曰肝病	盈实而滑，弦之甚过也，如循长竿，无末梢之和软也，亦弦多胃少之义
	但弦无胃曰死	死肝脉来，急益劲，如新张弓弦，曰肝死	劲，弦急也。如新张弓弦，弦之甚也，亦但弦无胃之义
心（夏）	夏胃微钩曰平	平心脉来，累累如连珠，如循琅玕曰心平，夏以脾气为本	脉来中手如连珠，如循琅玕者，言其甚满滑利，即微钩之义也。琅玕，玉而有光者，似珠
	钩多胃少曰心病	病心脉来，喘喘连属，其中微曲，曰心病	喘喘连属，急促相似也，其中微曲，即钩多胃少之义
	但钩无胃曰死	死心脉来，前曲后居，如操带钩，曰心死	操，持也；前曲者，谓轻取则坚强而不柔；后居者，谓重取则牢实而不动。如持革带之钩，而全失冲和之气，是但钩无胃也
脾（长夏）	长夏胃微软弱曰平	平脾脉来，和柔相离，如鸡践地，曰脾平，长夏以脾气为本	和柔，雍容不迫也；相离，匀净分明也；如鸡践地，从容轻缓也。此即冲和之气，亦微软弱之义
	弱多胃少曰脾病	病脾脉来，实而盈数，如鸡举足曰脾病	实而盈数，弦急不和也；如鸡举足，轻疾不缓也。言弱多胃少，言实而盈数，皆失冲和之气
	但代无胃曰死	死脾脉来，锐坚如鸟之啄，如鸟之距，如屋之漏，如水之流，曰脾死	如鸟之啄，如鸟之距，言坚锐不柔也；如屋之漏，点滴无伦也；如水之流，去而不返也。是皆脾气绝而怪脉见，亦但代无胃之义

（续表）

脏腑	脉名	脉 象	注 释
肺（秋）	秋胃微毛曰平	平肺脉来，厌厌聂聂，如落榆荚，曰肺平，秋以胃气为本	厌厌聂聂，众苗齐秀貌；如落榆荚，轻浮和缓貌，即微毛之义
	毛多胃少肺病	病肺脉来，不上不下，如循鸡羽，曰肺病	不上不下，往来涩滞也；如循鸡羽，轻浮而虚也。亦毛多胃少之义
	但毛无胃曰死	死肺脉来，如物之浮，如风吹毛，曰肺死	如物之浮，空虚无根也；如风吹毛，散乱无绪也。亦但毛无胃之义
肾（冬）	冬胃微石曰平	平肾脉来，喘喘累累，如钩，按之而坚，曰肾平，冬以胃气为本	冬脉沉石，故按之而坚，若过于石，则沉伏不振矣，故必喘喘累累，如心之钩，阴中藏阳，而得微石之义
	石多胃少肾病	病肾脉来，如引葛，按之益坚，曰肾病	脉如引葛，坚搏牵连也；按之益坚，石甚不和也。亦石多胃少之义也
	但石无胃曰死	死肾脉来，发如夺索，辟辟如弹石，曰肾死	弹索如相夺，其劲必甚，辟辟如石，其坚必甚，即但石无胃之义

2.胃脉的形成 胃脉的形成，是来源于谷气的。如《内经》有"谷气入胃，五脏六腑皆以受气"的论述。《素问·玉机真脏论》载："五脏者，皆禀气于胃，胃者五脏之本也。脏气者，不能自致于手太阴，必因于胃气，乃至于手太阴也。"故平人之常气禀于胃，胃者，平人之常气也。张景岳认为："五味入口藏于胃，以养五脏气，是以五脏六腑之气味，皆出于胃，而变见于气口，可见谷气即胃气，胃气即元气也。"着重说明，人之出生既赖后天以养先天，而脾胃为后天之本，五脏六腑的功能活动，皆靠谷气的补充供养，

才能各司其职，保持其生理正常状态。而脉搏之来，多资生于胃，故生理之脉有胃气，其形状必见有从容和缓、不疾不徐的脉象。

3.临床应用价值　察脉有无胃气，对判断预后、了解邪正进退有一定的实际意义。正如《景岳全书》所说："欲察病之进退吉凶者，但当以胃气为主。察之之法，如今日尚和缓，明日更弦急，知邪之愈进，邪愈进，则病愈甚矣。今日甚弦急，明日稍和缓，知胃气之渐至，胃气至，则病渐轻矣。即如顷刻之间，初急后缓者，胃气之来也；初缓后急者，胃气之去也。此察邪正进退之法也。"

张琪在《脉学刍议》中指出："诊察胃气之多寡有无，实是医生诊候疾病顺逆进退的唯一要诀，验之于临床，确实有实用价值。如诊察肺原性心脏病，有的脉象搏击如麻，失去胃气，预后皆死。伤寒病，在热势渐退期，脉搏出现缓和，是为胃气来复现象，乃将愈之候。若躁烦，脉数急，则邪热方炽，病势正在进行。我曾经诊察过重笃病毒型肺炎多例，其中有2例脉如釜沸，息数全无，结果皆死亡。……皆是通过脉中的胃气多寡以候邪气盛衰的例子。"又据吕郁哉《谈脉》① 一文所载："脉的难懂，不在常规，而在变局。……治吴筱泉之弟的伤寒（肠热病）时，至战汗阶段，汗后突然呼吸微弱，体温下降到35℃以下，全身冰冷。全家恐惧，认为将死，半夜来请我，我诊其脉，沉细微弱，似有似无，经细寻之，则隐隐约约如有韵律。此刻我的心情稍安，继俯向病人鼻端，听其呼吸，虽声响微弱，但深长均匀，我

①　见《甘肃中医论文医案选》第一集。

知心肺既然正常，确信毫无危险，即告家人安心睡觉，不要惊动。我与吴筱泉坐守病人床旁，至东方已白，病人才呻吟一声，睁眼望了我们一下，仍然闭目安睡。我手摸其头额，渐觉温暖。从此再未用药，日进稀粥，以至大愈。经这次经验，领会了缓脉的真实意义。古人云'缓而和匀，不浮不沉，不大不小，不疾不徐，此真胃气脉也'。这里指出久病见缓脉是向愈之兆，不可误认为微迟，妄用姜附，或误认弱脉，误补气血，造成逆证。"总之，诊脉辨别有无胃气是有一定价值的。

（二）神气

1. 神脉的形象 脉贵有神，实际指的是心脉，因为心藏神，它是人体生命活动的总称，占居统帅地位。它不仅是心主神明之神，而且包括着脏腑生理活动的表现，所以神是对人体生理现象的高度概括，神健是形体充实，代谢旺盛，疾病不侵，神消是形体衰弱，代谢减退，易于致病，甚则生命告终。所以中医历来对察神给予了足够的重视。所谓"神存则健，神消则亡"。辨神气的存亡多寡，应以声、色、形、脉四者结合进行判断为宜。综合各家的主张，脉之有神是形体柔和，来去从容，应指有力，不大不小，井然有序，是为有神。如清·陈士铎《脉诀阐微》中载："无论浮、沉、迟、数、滑、涩、大、小之各脉，按指之下若有条理，先后秩然不乱者，此有神之至也；若按指而充实有力者，有神之次也；其余按指而微微鼓动者，亦谓有神。"从这里可以体会到，"有神"之脉，就是不论浮沉迟数，滑涩大小，各脉之有力无力，必兼有一种"柔和"之象，也就是在弦实之中，仍带柔和，微弱之中，不失有力，且脉位中部，应指圆润，从容活泼，若有条理，秩然不乱的境象，是为有神。正如李东垣所说："脉之不病，其神不言，当自有也。脉既病，当求其中神之有与无。如六数七极，热也，脉中有力，即有神矣；三迟二败，寒也，脉中有力，即有神也。热而有神，当泄其热，则神在矣；寒而有神，当去其寒，则神在矣。寒热之脉，无力无神，将何持而泄热去寒乎？苟不知此，而遽泄之去之，将何依以生，所以十亡八九。故经曰：脉者血气之先，血气者人之神，可以不谨养乎，可不察其有无乎？"反之，脉来散乱，时大时小，时急时徐，时断时续，或弦实过硬，搏指有力，如弹石，如循刃，或洪大飘渺，或微弱欲无，如虾浮，如鱼翔，都是无神的脉象。正如《脉诀阐微》所载："倘按之而散乱者，或有或无者，或来有力而去无力者，或轻按有而重按绝无者，或时而续时而断者，或欲按而不能，或欲按而不得，或沉细之中忽有依稀之状，或洪大之内忽有缥渺之形，皆是无神之脉。"其次，所谓"真脏脉"亦属无神无胃的脉象。

2. 神脉的形成　如前所述，神存是标志着脏腑功能、新陈代谢机能旺盛的表现，所以，神脉的形成，亦不外心脏功能正常，主宰血脉，使气血畅旺，灌溉脏腑百骸，则一切组织器官自然调和，反映于脉则脉动从容和缓，生机勃勃。正如李延是（古夏字）在《脉诀汇辨》中指出："盖人之身，惟是精与气与神三者，精气即血气，气血之先，非神而何？人非是神，无从主宰血气，保合太和，流行三焦，灌溉百骸，故脉非他，即神之别名也。"说明了神不但有其物质基础，同时又能促进气血的运行，百骸得以灌溉，脏腑各司其职，血脉调匀，精气旺盛，故脉来有神。

3．临床应用价值　神的旺盛或衰退，与疾病的预后和进退有着密切的关系。临证时，尤须声、色、形、脉四者结合。正如《景岳全书》所载："目光精采，言语清亮，神思不乱，肌肉不削，气息如常，大小便不脱，为形之神在，虽然脉有可疑，亦无足虑。若目暗睛迷，形羸色败，喘急异常，泄泻不止，或通身大肉已脱……或病胀满而补泻皆不可施，或病寒热而温凉皆不可用，或忽然暴病，即沉迷烦躁，昏不知人，或一时猝倒，即眼闭口开，手撒遗尿，若此者，虽脉无凶候，必死无疑，以其形之神去也。"这里指出，察神，不但从脉来分析其存亡，还要结合声、色、形三者，就能从神的充沛与衰退中，对疾病作出正确判断，测知预后，为治疗提供依据。

（三）根柢

1．根脉的形象　根脉实际指的是肾脉，因为肾是先天之本，为生命的源泉，只有肾气不绝，则生机尚存，故称之为根柢。在脉搏由于尺以候肾和沉以候肾，故根脉的形象，不论病情如何危重，他处脉搏不显，惟尺脉沉而和缓，六脉重按和缓，则为有根，病犹可救；反之，浮大散乱，重按则无，所谓"脉瞥瞥如羹上肥"、"脉萦萦如蜘蛛丝"等，皆为无根枯绝之象。常由肾败，心力衰竭，无力鼓动于脉，以致虚甚无根。

2．根脉的形成　根据根脉即是肾脉的原则，可知根脉的形成是来源于肾气。肾为先天之本，是人体生命活动的源泉，内储阴阳二气——肾阴、肾阳，其中肾阴是维持人体生命的重要物质，肾阳，也就是肾气，是促进人体成长发育的动力，又是脏腑功能活动的动力。各脏腑都在肾阳的推动下进行着生理活动，反映于脉搏上，则是尺候虽沉而和缓，六脉沉而和缓皆是肾气充实、生机尚旺的表现。

3. 临床应用价值　人之有尺，犹树之有根，枝叶虽枯，根本未伤，病虽重笃，尚有生机，说明了临床每遇危重病人，寸关脉不见，惟独尺脉不绝，则不致殒灭，尚可挽救。正如王叔和在《脉经》中所说："寸关虽无，尺犹不绝，如此之流，何忧殒灭。"这说明脉之有根，虽危无害，假如尺脉全无，则说明肾气已败，犹如树根腐烂，枝叶虽存亦危在旦夕了。

然而有些疾病，常因邪实壅阻下焦，或寒气闭结胞宫，皆可发生尺脉不出，此非根源枯绝的危候。正如张琪所说："尺部无脉，有的是脉绝欲无，有的是脉不出，不可误认脉不出为脉绝。如下焦邪实壅阻之证，多尺脉不见，不能骤然认为无根，迨邪气去则脉自出。在妇科中亦有寒气闭结胞宫，而尺部无脉者，寒邪得温化则脉自出。如曾经治疗不孕症，凡脉沉而尺部不见者，予温经汤温化寒湿，多能怀孕，而尺脉亦随之而出。"所以对尺部无脉，应进行脉证合参，详察本源，才能始诊无错。

总之，脉贵有神有胃有根，是三位一体的，有胃必然有神有根，不论脉搏怎样变化，只要节律不乱，有力中不失缓和，柔软中不失其有力，尺部沉取应指，匀静有力，就是有胃、神、根的表现，这表明心、脾（胃）、肾三脏机能尚存，不论病情怎样危重，生机仍在，疗养适当，就可以恢复健康。

三、脉搏与病候的关系

脉与证都是疾病反映于外的客观现象，所谓"病生于内，则脉色必见于外"。而二者在一般情况下，又是相适应的，也就是有是证，即有是脉。虽然持脉可作为洞悉症结、决疑辨危的依据，但因机体发生疾病是千变万化的，因此临床上每有证脉不一的特殊情况，就必须脉证合参，方能起到"问病以知其外，察脉以知其内"，以求客观全面地了解病情，否则易于误诊。所以，必须学会全面综合、归纳和分析，才能得出正确的结论，准确而有效地解决矛盾。任何夸大持脉的作用，或离开持脉，认为持脉不足为凭，都是片面的、有害的。正如明·徐春甫在《古今医统》中所说："脉为医之关键，医不察脉，则无以别证，证不别则无以措治，医惟明脉，则诚良医，诊候不明，则为庸妄。"《医门法律》载有："古人以切居望闻问之后，则于望闻问之间，已得其病情矣，不过再诊其脉，看病应与不应也。若病与脉应，则吉而易医，脉与病反，则凶而难治。夫《脉经》一书，拳拳示人以诊法，而开卷入首，便言观形察色，彼此参伍，以决死生，可见望闻问切，医之不可缺一也……故专以切脉言病，必不能不致于误也。"这就是告诫医者，必须脉证合参，四诊结合，先进行望闻问，找出初步线索，再持脉，进行综合、分析，才能得出正确结论。正如《素问·阴阳应象大论》所说："善诊者，察色按脉，先别阴阳，审清浊而知部分，视喘息、听声音而知所苦，观权衡规矩而知病所主，按尺寸、观浮沉滑涩而知病所生以治，无过以诊则不失矣。"所以，绝不要主观片面地从脉否证，或从证否脉，只看局部，忽略全体，那都是形而上学的观点。

由于病变复杂，脉象有限，加之有的形病而脉不病，有的脉病而形不病，因此临床上又有脉证从舍、脉证顺逆之分。而在脉证不相符的情况下，其中必有真伪，或证真而脉伪，或脉真而证伪。如清·何西池在《医碥》中指出："凡脉证不相合，必有一真一假，须细辨之。如外虽烦热，而脉见微弱者，必虚火也；腹虽胀满，而脉见微弱者，必胃虚也。虚火、虚胀，其堪攻乎？此宜从脉之真虚，不从证之假实也。其有本无烦热，而脉见洪数者，非火邪也；本无胀滞，而脉见弦强者，非内实也。无热无胀，其堪泻乎？此宜从证之真虚，不从脉之假实也。如寒邪内伤，或食停气滞，而心腹忽痛，以致脉道沉伏，或促或结，此以邪闭经络而然。既有痛胀等实证可据，则脉之虚乃假虚，当从证不从脉。又若伤寒四肢厥逆、寒战，而脉见数滑，此由内热格阴。何以知之？以病由传经渐致，并非直中阴经，从无热证转寒之理，既有数滑之脉可据，则外证之虚为假虚，亦从脉不从证也。"这种论述对识别脉证真伪是很有参考价值的。

（一）脉证从舍

1. **舍脉从证**　在证真脉伪、证显脉变的情况下，就要舍脉从证。如明·李中梓在《医宗必读》中指出："脉浮为表，治宜汗之，此其常也，而亦有宜下者焉。仲景云，若脉浮大，心下硬，有热，属脏者，攻之，不令发汗是也。脉沉为里，治宜下之，此其常也。而亦有宜汗者焉。少阴病始得之，反发热而脉沉者，麻黄附子细辛汤微汗之是也。脉促为阳，常用葛根芩连清之矣。若脉促厥冷为虚脱，非灸非温不可，此又非促为阳盛之脉也。脉迟为寒，常用干姜、附子温之矣。若阳明脉迟，不恶寒，身体濈濈汗出，则用大承气，此又非迟为阴寒之脉矣。"这四者皆是证真脉伪，故从证不从脉。如脉浮当解表，但其人症见心下痞硬，有热，这是里实的表现，故从证以下之；又如热邪传入阳明胃腑，有痞、满、燥、实、坚的症候，反见迟脉，是证真脉伪，故从证而用大承气汤通便泻热。

作者曾会诊某 30 余岁患者，夏日患吐泻症，发热，大渴，全身不得近衣，需凉风吹之而烦躁似减。诊得脉来洪大，诸医有谓热证，亦有表示怀疑者。余细心体察，适患者大渴索水，家人倒了开水，而患者水将到口时却怒视家人说："水不热！"吾遂试饮，其水实在很烫。根据大饮喜热，乃舍脉从证，断定是寒盛于中、热反于外之真寒假热证，故投四逆汤 2 剂而愈。

2. 舍证从脉　在证伪脉真的情况下，就必须舍证从脉。如《医宗必读》中指出："表证汗之，此其常也，仲景云，病发热头痛，脉反沉，身体疼痛，当救其里，用四逆汤，此从脉之沉也。里证下之，此其常也。日晡发热者，属阳明，脉浮虚者宜发汗，用桂枝汤，此从脉之浮也。结胸证俱常以大小陷胸下之矣，脉浮大者不可下，下之则死，是宜从脉而治其表也。身疼痛者，常以桂枝、麻黄解之矣，然尺中迟者不可汗，以营血不足故也，是宜从脉而调其营。"这四者皆是证伪脉真，故从脉不从证。如患发热恶寒、头痛的表证，法当解表，以驱其邪，但脉沉，这是正气不足，里虚之故，若再发汗则里更虚，故从脉而舍证。如曾岳庵[①] 治某患者，头痛甚剧，初时脉浮数，曾服清风散、白虎汤，无效，改用清震汤，也不见好，细察脉微细，便不从症候，仅凭他是虚脉，用桂附八味治疗，附子加量。此病是真火上潜头顶，服

---

① 见《广东中医》1959 年 10 期。

后头痛止。这是"病在上，求之下"的治疗方法，壮命门之火，即所谓求之下。这是舍证从脉的例证。

总之，证情多变化，诊脉当灵活，既要知常情，又要达其变，这就要求医者临床之时，权衡审辨，识别真伪，从证从脉，恰中病情，才能明察毫厘，起危症，挽沉疴。

（二）脉证宜忌

在一般情况下，脉与证是相应的，如表证见浮脉，里证见沉脉，这是脉证相宜；反之，表证见沉脉，里证见浮脉，这是脉证相失。前者为顺脉，后者为逆脉。如《景岳全书》说："凡内出不足之证，忌见阳脉，如浮、洪、紧、数之类是也；外入有余之证，忌见阴脉，如沉、细、微、弱之类是也。如此之脉，最不易治。""凡暴病脉来浮洪数实者为顺，久病脉来微缓软弱者为顺。若新病而脉沉微细弱，久病而脉浮洪数实者，皆为逆也。凡脉证贵乎相合，设若证有余而脉不足，脉有余而证不足，轻者亦必延绵，重者即危亡之兆。"

脉证宜忌，对测知预后有着重要的意义，因人的机体是一个整体，可通过阴阳的盛衰、邪正的消长来推断疾病预后顺逆。这种诊断方法，验之临床，确有实用价值，所以《四言举要》详有论述，如："汗后脉静，身凉则安；汗后脉躁，热必甚难；阳病见阴，病必危殆；阴病见阳，虽困无害……"又如脱血后，脉宜静细，而反洪大，则是元气外脱；寒热之证，脉宜洪数，而反细弱，则是真元将陷。都是通过正邪阴阳的消长、进退来测知的，从此可以推测疾病预后的顺逆。为便于参考，现根据《医宗金鉴·四诊心法要诀》所述的脉证宜忌，列表5如下：

表 5　　　　　　　　　　　　　　**脉证顺逆表**

病证	顺（脉）	逆（脉）	备　注
中风	浮迟	坚大、急疾	
伤寒热病	浮紧、洪数	沉微、涩小	脉静为顺，脉躁为逆
咳嗽	浮濡	沉伏	
哮喘	浮滑	沉涩	
劳瘵	缓滑	细数	
失血	芤、缓小	数大	
癫狂	浮洪	沉急	
风痛	浮缓	沉小、弦	
呕吐	浮滑	沉数、细涩	
霍乱	代	代伏	
泄泻	沉小、滑弱	实大、浮数	
火热	洪数	微弱	
淋证	实大	涩小	
疝气	弦急、牢急	弱急	
黄疸	洪数、浮大	微涩	
肿胀	浮大、洪实	细沉微	
积聚	实	沉细	
心腹痛	紧细	浮大	
痈疽	洪大（未溃）	洪大（已溃）	痈疽未溃，洪大脉宜；及其已溃，洪大最忌
肠痈	滑数	沉细	

第六章　脉诊与辨证

一、脉诊与八纲辨证

八纲，即阴、阳、表、里、寒、热、虚、实，是中医学辨证的基本方法，是历代医者从实践中总结出来的理论，指导着临床实践。

八纲的内容，在《内经》中就有论述，汉代张仲景著述《伤寒论》与《金匮要略》二书则具体运用了八纲辨证法则。其后《景岳全书》中的《阴阳篇》《六变辨》对八纲更有进一步的阐发，清代程钟龄尤加提倡，于是，八纲辨证便成为诊断学中的重要组成部分。

虽然疾病证候表现相当复杂，变化多端，其中仍然有它的规律性，这就要求有一个简明的归纳方法，能够执简驭繁地把错综复杂的证候概括出来，以便掌握其要领，确定其类型，预决其趋势，为治疗指出方向。要想达到这个目的，就必须通过"四诊合参"，从中获得资料，而脉诊就是其中的重要依据。如脉见浮，主症见发热恶寒，这是病位浅，其病在表；脉见沉，主症见发热，不恶寒，心烦口渴，这是病位深，其病在里。这里说明了脉象在八纲辨证中占有重要地位。通过脉象的诊察，再结合临床症候及望、问、闻所得的资料，进行综合分析，就能做到细致、具体、明确地找出疾病的关键所在，推断其发展趋势，从而给治疗指出方向。

（一）脉诊与阴阳

阴阳是八纲的总纲，它代表事物的两种不同属性。在诊断上，临床证候所表现的病理性质，都可用阴阳来概括之。正如《素问·阴阳应象大论》说："善诊者，察色按脉，先别阴阳。"至于从脉搏变化区别阴阳，张景岳曾经指出："以脉而言，则浮、大、滑、数之类皆阳也，沉、微、细、涩之类皆阴也。"由于机体所表现的阴证和阳证不是绝对不变、不可调和的，而是在一定条件下互相转化、互相依附、互相影响、互相消长的。以脉象论之，诊得脉来洪大，主症见口渴、壮热、舌红唇燥，这是阳盛阴衰，法当抑阳滋阴；诊得脉象沉迟，主症见腹痛、下痢、舌白苔润，这是阴盛阳衰，法当温阳摄阴；诊得脉来细数无力，主症见午后潮热、颧赤唇红、五心烦热、咳嗽盗汗、舌红少津无苔者，这是阴虚潮热，法当滋阴潜阳；诊得脉沉而有力，主症见烦躁喘满、大便秘结、谵语狂乱者，这是阳盛里热，法当抑阳存阴。可见阴阳是错综复杂、千变万化的。这些病理的改变，必然影响于脉搏，所以脉象随之亦有不同表现。现将阴阳两纲在诊断学上的具体运用分述如下：

1. 阴证　脉多见沉、微、细、涩或迟弱无力。主症必见身寒喜温，倦怠无力，蜷卧神疲，面色暗淡，舌胖苔滑，声低息怯，纳少便溏，小便清长，四肢不温等。

2. 阳证　脉多见浮、数、滑、大，或洪实有力。主症必见身热喜凉，举动轻快，狂躁不安，面色潮红，舌绛苔黄，烦而多言，大便秘结，小便短赤，腹痛拒按等。

3. 真阳不足　脉象多见大而无力，主症必见面色㿠白，喘满身肿，肢冷便溏，唇淡口和，两足痿弱，阳痿精冷等，可用甘温益火之品，补阳以配阴，则阴怯阳复。正如沈金鳌所指出的："阳虚者，肾中真阳虚也，真阳即真火也。审是火虚，右尺必弱，只宜大补真元，亦不可伤阴气。"

4．真阴不足　脉象多见细数无力，主症必见面白颧赤，咽干心烦，手足心热，骨蒸盗汗，舌干无苔等，可用甘寒壮水之品，补阴以配阳，则虚火自降。正如沈金鳌所指出的："阴虚者，肾中真阴虚也，真阴即肾水也。审是水虚，脉必细微，只宜大补真阴，亦不可伐阳气。"

5．亡阴　脉多见细数无力。主症必见多汗，味咸，口渴，喜冷饮，身烦热，手足温，呼吸粗，多因津液受损所致，治当益气敛阴，大补元气，以生阴液，纠正津液的不足，以免导致亡阳。

6．亡阳　脉多见沉伏。主症必见多汗，味淡，口不渴，喜热饮，身恶寒，手足冷，呼吸弱，多因阳衰于里所致，治当回阳益气，兼以敛阴而护阴液，以免导致亡阴。

总之，阴阳在一定条件下是可以转化的。正如程钟龄在《医学心悟·论汗法》中指出，见"寸脉弱（阳虚）者，不可发汗，汗则亡阳；尺脉弱（阴虚）者，不可发汗，汗多亡阴"。这其中发汗就是阴阳转化的条件。同时，阴阳本身又可以互相消长。亡阴可因阴虚而阳亢，出现一系列热象，但究属虚证，故脉来似洪实而躁疾，必按之无力；反之，亡阳可因阳衰而阴盛，出现一系列寒象，由于虚阳外越，故脉来浮数而空，甚则微弱欲绝。通过脉象可以了解阴阳的消长、转化，为治疗找到依据，提供方向。

（二）脉诊与表里

表与里是用来辨别病位浅深的两个纲领，是用来概括、表示病邪侵犯人体的部位与病情浅深的一种辨证方法。正如张景岳所说，"凡邪气之客于形也，先舍于皮毛"，"里证者，病在内在脏也"。一般说来，表证是外邪侵犯，客于皮毛、肌表，病位较浅，病势较轻；里证是病变在脏腑，病位较深，病势较重。由于机体受邪深浅不同，脏腑禀赋各异，所以两者因其性质不同，有兼寒、兼热、兼虚、兼实之别。更可根据它的传变趋势，以察病情的顺逆，如由表入里，标志疾病向前发展，由里出表，标志疾病向愈。具体到脉象来说，浮为在表，兼数说明表热；沉为在里，兼迟说明里寒。可见辨别表里两纲还须与虚实寒热联系起来。表里等证的具体辨证见表6。

表6 表里辨证表

类别		脉象	舌苔	主要症状	治疗法则
表证		浮	薄白	发热，恶寒，头痛，身痛，四肢倦怠，鼻塞	解表
里证		沉	黄或灰黑	壮热潮热，神昏烦躁，口渴，便秘或下痢，胸疼腹痛，溲赤	清里
半表半里		弦	淡黄或苔腻	往来寒热，胸胁苦闷，心烦喜呕，默默不欲饮食，口苦咽干，目眩	和解表里
表	寒	浮紧	薄白润	发热，恶寒，无汗	辛温解表
	热	浮数	舌尖红苔薄白	发热，恶寒，骨节烦疼，有汗或无汗	辛凉解表
	虚	浮缓无力	质淡	汗出恶风，或汗出不止	调和营卫
	实	浮而有力或浮紧	薄白	发热，恶寒，无汗，身痛	辛温发散

（续表）

类别		脉象	舌苔	主要症状	治疗法则
里	寒	沉迟	质淡苔白	畏寒，肢冷，不渴，恶心，呕吐，腹痛，大便稀溏，或腹泻，小便清长	温中祛寒
	热	沉数	质红苔黄	发热，口干渴，烦热扰乱，小便深黄	清热泻火
	虚	沉弱或无力	舌胖嫩苔白	气弱懒言，食减，倦怠，泄泻，遗精或二便失禁	温里补虚
	实	沉实或有力	质苍老苔黄	烦躁，谵语，发狂，腹胀满，大便秘结	攻下清里

（三）脉诊与寒热

寒与热是辨别疾病性质的两个纲领，是用来概括机体阴阳偏盛偏衰的两组证候。正如《素问·阴阳应象大论》中所说："阳胜则热，阴胜则寒。"这说明寒热证候是由阴阳偏盛偏衰所引起的具体表现之一。所以张景岳更加明确地指出："寒热者，阴阳之化也。"一般地说，寒证是感受寒邪或机体的机能活动衰减（阳气不足）所表现的证候；热证是感受热邪或机体的机能活动亢盛的反映。辨别寒热多从证、脉、舌等方面进行综合分析，才能得出正确的结论。至于从脉搏来区别寒热，则迟则为寒，数则为热。这是因为阳盛则热故脉见数，阴盛则寒故脉见迟，正如《中藏经》所载："气血热，则脉数；气血寒，则脉迟。"不过证候的出现既有单纯的，也有复杂的，更有寒热真假的不同，这就必须根据辨证的原则，对寒热证不能孤立地单纯依脉来作判断，应对脉、证、舌等进行全面观察、分析，才能始诊无错。一般说来，寒证是脉多见迟，或见沉、紧、弱、无力等，主症必见面色苍白，身寒肢冷，精神萎靡，蜷卧喜静，舌苔白滑，口不渴或喜热饮，小便清长，大便溏薄，这是阳虚阴盛所致，治当"寒者热之"；而热证则脉多见数，或见洪、滑、实、有力等，主症必见面色潮红，身热肢温，烦躁多言，口渴喜冷饮，舌苔黄燥，小便短赤，大便秘结，这是阳盛阴虚所致，治当"热者寒之"。

寒证虽以虚寒为主，但也有"寒实"证，热证虽以"实热"为主，但也有"虚热"证，此外尚有真寒假热、真热假寒等证候。现将实寒、虚寒、实热、虚热之辨证列表7如下，以资参考。

表7　　　　　　　　　　寒热辨证表

类别		病机	脉象	舌苔	主要症状	治疗法则
寒证	实寒	寒邪壅盛	沉伏或弦紧	白腻苔	恶寒，肢冷，腹冷痛	温通寒凝
	虚寒	阳气虚衰	迟细或微弱	舌淡胖苔薄润	恶寒，四肢厥逆面白，下利清谷，小便清长	温阳扶正
热证	实热	热邪炽盛	洪数或滑实	舌红苔黄	壮热，烦渴，神昏谵语，腹胀满，拒按	清热泻火
	虚热	阴液亏耗	细数无力	舌红少苔	潮热，盗汗，消瘦无力，五心烦热，咽干口燥	养阴清热
真寒假热		阴盛于内虚阳浮越所致	微细欲绝或洪大而无力	淡黄而润或灰润	口渴不喜冷饮，饮食不多，身热反欲近衣，手足躁扰而神静，言语谵妄而声微	回阳救逆
真热假寒		热郁于里阳气不能外达所致	洪数有力或滑实有力	舌红苔黄腻	身寒不能近衣，肢冷而身热齿焦，腹泻而矢气极臭	通里泻热

（四）脉诊与虚实

虚与实是辨别人体正气强弱和病邪盛衰的两个纲领。概而言之，虚证是指正气虚弱不足的证候，其脉来必见微、细、弱、涩、濡、短、无力等；实证是指邪气亢盛有余的证候，其脉来必见滑、实、长、洪、有力等。由于虚实是正邪消长的反映，所以虚实两者有单纯的纯虚，亦有单纯的纯实，还有虚实错杂或虚实真假的不同。从脉辨别虚实，正如徐灵胎所说的："虚实之要，莫逃乎脉，如脉之真有力，真有神，方是真实证；脉之假有力，假有神，便是假实证。"虚实证的具体辨证见表8。

表8　　　　　　　　　虚实辨证表

类别		脉象	舌苔	主要症状	治疗法则
虚证		无力	少苔或舌光	面㿠，气短，萎靡少言，腹虚软喜按，倦怠无力	补虚
实证		有力	厚腻	面赤，气粗，烦躁谵语，痞硬胀满不减，拒按	清里
虚证	气虚	濡弱	质淡苔薄	声音低怯，自汗，心悸，怔忡，头晕耳鸣，气弱懒言，疲倦食少	益气
	血虚	细无力或涩	苔少苔薄	心烦少眠，夜热盗汗，肌肤枯涩，唇淡毛萎	养血
实证	气实	沉实有力	黄厚	胸痞满闷，痰多喘满，口臭吞酸，大便秘结	通里
	血实	沉弦	质红或有紫斑	邪在肌肉，必见局部青肿疼痛；邪在里，则生癥瘕积聚，痛处不移；邪在经络，则见身痛筋挛；邪在上焦，症见胸膈刺痛；邪在中焦，症见脘腹窜痛；邪在下焦，症见少腹胀满刺痛，大便自利，色黑如漆	消瘀

总之，八纲辨证是通过"四诊"收集客观存在的病情，

进行分析、归类的，而脉诊在八纲辨证上有着重要的意义，所以说"微妙在脉，不可不察"。掌握四诊合参，无遗巨细，才能识要领，辨真伪，达到明辨表里、寒热、虚实，以定治法。

二、脉诊与六经辨证

六经指太阳、阳明、少阳、太阴、少阴、厥阴等六者而言。六经辨证，始于《素问·热论》的"六经形证"，而确定于仲景的《伤寒论》。它是辨别外感疾病的一种证候分类法。从病位来说，太阳病主表，阳明病主里，少阳病主半表半里，而三阴经证统属于里；从病变的性质与邪正的关系来分，三阳经病多属热，三阴经病多属寒，三阳经病多属实，三阴经病多属虚。具体从脉象来区别，一般是三阳经病，多见浮、数、滑、大之脉；而三阴经病，多见沉、迟、涩、小之脉。从张仲景《伤寒论》中可以看到，有些条文把脉列在证先，有的仅以脉来决定治疗，可见，脉诊在六经辨证中占有一定地位。兹将六经辨证列表9如下：

表9　　　　　　　　　六经辨证表

类别		脉象	舌苔	主要症候	治疗法则
太阳病	经证 表虚	浮缓	薄白	有汗，恶风	调和营卫
	表实	浮紧	薄白	恶寒	发汗解表
	表热	浮数	薄白或淡黄质红	发热，不恶寒或微恶寒，头痛，或口渴	清热解表
	腑证 蓄水	浮数	白滑	头痛，发热，恶寒，烦躁，口渴欲饮，水入则吐，小便不利	化气行水兼解表邪
	蓄血	沉涩有力	舌有紫点	头痛，发热，其人如狂或发狂，少腹急结，小便自利	行瘀破结荡涤邪热

（续表）

类别		脉象	舌苔	主要症候	治疗法则
阳明病	经证	洪大浮滑	舌赤苔黄	大热，大汗，大渴	清热
	腑证	沉实滑数	苔燥或有芒刺	潮热，谵语，腹胀满，拒按，便秘	攻下
少阳病		弦	白滑或淡黄	寒热往来，胸胁苦满，口苦咽干，心烦欲呕，不欲食	和解表里
太阴病		沉弱或濡弱	白滑腻	腹满时痛，呕吐，腹泻，不欲食	温中健脾
少阴病	虚寒证	沉微细	白滑	恶寒身倦，口中和，下利清谷，手足厥冷，欲寐	回阳救逆
	虚热证	细数	红绛	心烦不眠，口燥咽干，一身手足尽热	滋阴清热
厥阴病		弦数或弦紧	淡黄	消渴，气上撞心，心中痛热（上热），饥而不欲食，食则吐蛔（下寒）	温清并用

三、脉诊与卫气营血辨证

卫气营血是中医生理学上的名称，是用来说明机体的正常生理变化功能和通过这些变化对机体起到的作用。另一意义是，卫气营血四者之间有浅深的不同，如营血在内，卫气在外，进而运用于辨证，把温热疾病分成浅轻深重四大证型，及其传变、发展的一般规律。如疾病初起，病势轻浅，多属卫分，若治不得法便可入于气分，再次则传入营分，最后则传入血分，同时这四者之间还有一种相互交错的关系。卫分、气分，病势为轻；营分、血分，病势为重。卫、气、营、血各有不同的症状，具体从脉象来区别，病在卫分常见浮数脉，这显示了机体防御机能与病邪相争的早期表现；若脉见数而实，高热、口渴、汗出、气粗，这显示了邪气嚣张，正气方盛，病入气分；若脉见细数，症见神昏谵语、烦躁不寐，这显示了邪气嚣张，正气欲衰，病入营分；若脉见虚弱或细数而促，症见神昏、瘛疭、吐衄、发斑，这显示了正邪矛盾双方，正气处于危亡，病入血分之征兆。

辨别卫气营血，除运用脉诊外，尤重辨舌、验齿、察斑疹白㾦，才能正确地区别邪之在卫、在气、在营、在血，了解正气的虚实，邪气的浅深，津液的盈亏，以及温热之轻重、传变。因此，在运用脉诊时，要从整体出发，参合症候，才能详察真伪。兹将卫气营血辨证列表10如下：

表10　　　　　　　　　　卫气营血辨证表

类别	层次	病位	病机	鉴别要点		主要症状	治疗法则
				脉象	舌苔		
卫	浅	皮表、呼吸道、头部	温邪袭表，肺卫失宣	浮数	苔白或薄白	发热微恶寒，头痛，身痛，自汗或无汗，口渴或不渴	发表透邪
气	轻	肺、胃、肠、胆、脾	肺卫蕴热，肠道热结	洪大滑数，沉大滑实	苔黄	发热，恶热，不恶寒，汗出，口渴，气粗，谵语，便秘，小便黄	清热保津，撤热存阴
营	深	内脏津液损耗	热灼营阴，心神被扰	数或细而弱	质红绛	神昏谵语，舌謇肢寒，口反不渴，烦躁不寐，或出斑疹	清营透热，清心开窍
血	重	内脏(心肝肾)	热盛逼血，心神扰乱	虚弱数细或促	质深绛、光绛或紫晦	斑疹透露，吐衄便尿出血，或神昏瘛疭	凉血散血，养血定风

四、脉诊与三焦辨证

三焦即上焦、中焦、下焦的总称，是分别证候的又一种方法。三焦辨证是根据疾病发生和发展的一般规律，将人体躯干划分为上、中、下三部，并把这三个区域定名为"三焦"。上焦概括胸中，包括心肺，所以胸中之病，责之上焦；中焦概指脘腹，包括脾胃，所以脘腹之疾，责之中焦；下焦概括少腹与二阴，包括肝肾，所以少腹及二便之疾，责之下焦。另外，三焦还代表疾病发展的轻浅深重，如外感初起，大多始于上焦，病轻而浅，渐次发展，入于中焦，就比较严重，再次继续发展，由邪盛而正伤，由实证转为虚证，这时病入下焦，病情也就更加严重也。这种以三焦分证的方法，与六经意义和作用相同，不过六经是从外至内，三焦是由上而下，虽然纵横不同，而辨证的目的则是一致的。至于从脉象来区别三焦，又应脉证合参，才能更臻完备。兹将三焦辨证列表 11 如下：

表 11　　　　　　　三焦辨证表

类别	病期	所属	病机	鉴别要点		主要症状	治疗法则
				脉象	舌苔		
上焦	初期	肺	邪袭肺卫，肺失清肃，或热邪壅肺，肺气闭郁	浮或浮数	苔白或黄	发热，微恶寒，头痛，微渴，自汗，时咳，或见身热，不恶寒，汗出口渴，咳嗽气喘等	清邪宣透 疏表宣肺，清解肺热，使邪外出
		心包	热陷心包，内闭心包	数	舌质红绛	神昏谵语或昏愦不语，舌謇，肢厥等	芳香开窍，清热解毒

（续表）

类别	病期	所属	病机	鉴别要点		主要症状	治疗法则
				脉象	舌苔		
中焦	极期	胃	胃热亢盛，正邪交争，或热结肠道，腑实不通	洪数或沉实	苔黄燥或黄黑焦燥	发热，不恶寒而恶热，汗出，口渴，气粗，或潮热，便秘，尿涩	泻热保津或咸寒泻下
		脾	湿热蕴结，脾湿不化	濡	苔厚腻	身热不甚，或午后发烧，胸膈痞闷，泛恶欲呕，身重肢倦	清热化湿
下焦	末期	肝	水泛肝盛，虚风内动	弦细数	舌质绛，苔少	热深厥甚，心中憺憺大动，手足瘛动，甚发痉厥	滋肾养肝熄风
		肾	热灼肾阴，阴精欲竭	虚或细数	舌质绛，苔少	身热面赤，手足心热，夜寐不安，唇裂舌燥，神倦	养血滋阴

（中焦"治疗法则"栏：清凉透泄宣化渗透；下焦"治疗法则"栏：潜镇滋养）

结　语

　　"八纲辨证"、"六经辨证"、"卫气营血辨证"及"三焦辨证"，统属证候分类法，是在"四诊"的基础上，把疾病过程中具有常规的一系列症状，系统地分别归纳为若干类型，作为识别疾病并探求病因、病位和疾病发展趋势的一种诊法。由于历代医者在临床实践中认识到机体是一个有机的整体，所以在观察疾病、辨别症状、判断问题、处理疾病时，都是从整体出发的。正如《素问·脉要精微论》所指出的："切脉动静，而视精明，察五色，观五脏有余不足，六腑强弱，形之盛衰，以此参伍，决死生之分。"这就告诉我们，要在详审脉息变动的同时，还要分析症状，观察形态神色，进行综合分析，才能掌握疾病的发展趋势，进而测知其预后的吉凶，辨别疑似，明察异同。而切脉在运用这些证候分类法时，不过是"其望、其问、其闻之三者，先以得其病情之端，而后总切脉于寸口，确乎知始病之源"①。只有这样，脉证结合，四诊合参，则辨证方法就更加完备，而所得之结果也就更加具体明确了。

---

① 见徐春甫《古今医统》。

中篇　脉诊详解

　　本篇分别论述 28 种异常脉象的形状、主病等。病证与脉象有密切关系，不同脉象标志着不同的病变，所以切脉可以探讨病邪的寒热、正气的盛衰，以及摸索病因、病位，和诊断预后。中医的四诊合参，就能比较全面地掌握病情，以提高诊断效果，为治疗提供依据。

　　本篇所述异常脉象，先阐明脉位的浅深、脉数的多寡、脉搏的强弱、脉幅的大小、脉体的长短、脉形的变化、脉律的改变七项内容，而后再归纳合并脉象，以便读者掌握运用。每一脉象，均分有定义、脉象、鉴别、主病、脉机及应用举例等六项，最后根据《濒湖脉学》选录歌诀，以便于初学者背诵领会。其中脉象一节，分形状、诊法两类，并用模示图帮助读者理解和识别脉之形象。

第一章　脉位的浅深

脉位指脉搏的所在部位，它是说明脉的搏动在浅层（浮候）或深层（沉候）的不同，是用来辨别表里的。正常脉搏是不浮不沉而位于中部的。

第一节　浮脉（阳）

【定义】

浮指漂浮，有浮起、上浮之意。浮脉是脉管的搏动在皮下浅表的状态。

【脉象】

形状　浮于皮肤表面，如水漂木。《难经·十八难》载："浮者，脉在肉上行也。"崔氏《脉诀》载："浮脉法天，轻手可得，泛泛在上，如水漂木。"似木浮漂水面，浮而不实。（图6）

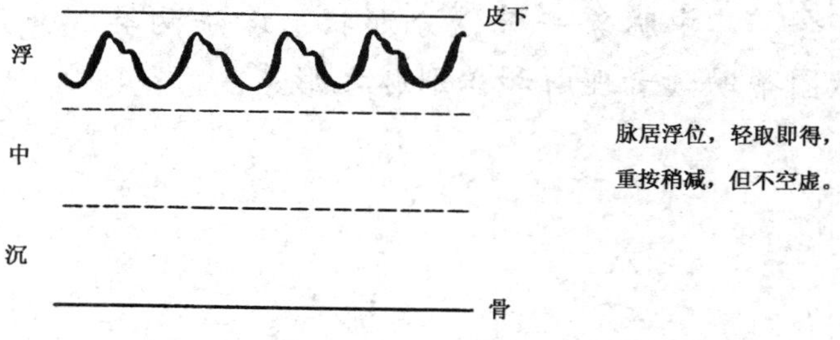
皮下
浮
中
沉
骨
脉居浮位，轻取即得，
重按稍减，但不空虚。

图6　浮脉模示图

诊法 轻取即得，按之稍弱，但不中空。如《脉经》载："举之有余，按之不足。"《诊宗三昧》载："浮脉者，下指即显浮象，按之稍减而不空，举之泛泛而流利。"说明浮于肌肤之上，轻手触之即得，稍重按反觉脉搏减弱者，为浮脉。

【鉴别】

对举 浮与沉相反。浮脉轻取便得，位于上部，主表属阳；沉脉重按始知，位于下部，主里属阴。（图7）

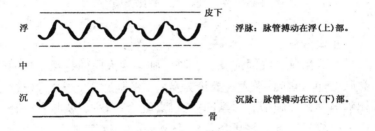

图7 浮脉与沉脉对举模示图

比类 浮脉与芤脉、虚脉三者相类似，因从脉位来说，浮、芤、虚三脉皆居上（浮）部，但三者脉势不同：芤是浮大中空，有边无中；虚是浮大迟软无力，不任重按，而上下一致；浮脉形即不大，亦无中空之象。如《四言举要》载：虚脉"形大力薄，其虚可知"。刘立之说：芤脉"指下成窟，有边无中"。张璐说：浮脉"下指即显浮象，按之稍减而不空，举之泛泛而流利，不似虚脉按之不振，芤脉寻之中空"。（图8）

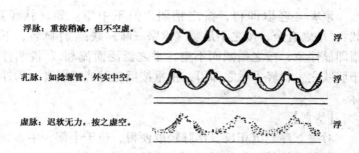

浮脉：重按稍减，但不空虚。　　　　　　　　　　　浮

芤脉：如捻葱管，外实中空。　　　　　　　　　　　浮

虚脉：迟软无力，按之虚空。　　　　　　　　　　　浮

图 8　浮、芤、虚三脉比类图

【主病】

正常脉象

浮为阳脉，在时应秋，在脏应肺，瘦人肌薄见浮，皆属常脉。如《素问·平人气象论》载："平肺脉来，厌厌聂聂，如落榆荚，曰肺平。"《素问·玉机真脏论》载："秋脉者，肺也……故其气来，轻虚以浮，来急去散，故曰浮。"叶子雨在《脉说》一书中指出："瘦人得浮脉，三部相得，曰肌薄，肥人得之未有不病者。"以上说明，生理及生理适应外界气候所显露的浮脉，均属常脉，不作病脉论。

本脉主病

1. 浮主表证　浮而有力为表实，浮而无力为表虚。兼脉常见有浮缓（有汗）为中风，浮紧（无汗）为伤寒，浮虚为伤暑，浮滑为风痰，浮数为风热。如《伤寒论》载："太阳之为病，脉浮，头项强痛而恶寒……脉浮者，病在表，可发汗，宜麻黄汤。"《三指禅》中指出："总被风寒先痛头。"都说明凡见浮脉，而症见发热、恶寒者，为病在表。所以说浮脉主外感表证和上焦病及某些传染病的初期。

这里应说明的是，一般贫血衰弱的病人，虽患外感，由于正虚不能与邪气相争，故多不显浮脉，反见微细，这就要"舍脉从证"，才能施治无错，这是据常有变的实例。正如《四诊抉微·管窥附录》中所说："原夫浮脉主表，沉主里，乃一定之理而不易者，此道其常而未通其变者也，若论其变则有时而主里，往者亦累言人矣，人自不察耳。"

2.浮主里虚 多属兼脉为病。如浮涩为伤血，浮芤为失血，浮短为气亏，浮散为劳极，浮濡为阴虚。正如张景岳所说："若浮而无力空豁者，为阴不足，阴不足则水亏之候，或血不营心，或精不化气，中虚可知也。"《三指禅》认为："里虚而浮精血脱。"都说明脉浮无力，证见气血不足，阴阳微弱者，皆主里虚。如贫血、肾喘、肝硬化腹水，以及肿瘤末期等，皆可出现浮脉，标志预后不良。

另外，由于中气下陷所致胃下垂的病人，脉象不但见微细而弱，且往往出现浮细，浮软无力，尤以关脉无力为甚，服用人参、黄芪、白术、升麻、柴胡、枳壳之品，升发脾阳，使脾健胃强，中气充足，则下陷之气得以升举，则脉由浮软无力转为缓和，这是中气得复的表现。正如《四诊抉微》中所说："悉属内伤，岂可以其脉浮，不审虚实，而浪用发表之剂乎！"这就告诫人们，必须脉证合参，不要见浮而概用发表之品。

三部主病

左寸脉浮，常因伤风感冒，一般多现头痛、目眩、恶寒发热等外感表证。兼虚则主心气不足，可见心悸、气短、恍惚不安之疾；兼散常因心气耗散，精气欲绝，可见虚烦不安危候；兼数则因心火炽盛，常见心烦口渴，甚则狂燥谵语、喜笑不休、口舌生疮等症。

右寸脉浮，常因风寒袭肺，致使肺气不宣，可见咳嗽痰稀、鼻流清涕、头痛恶寒的风寒表证。兼数可因邪久化热，热壅肺气，可见咳喘息粗，痰黄口渴，或咯脓血臭痰；兼细可因肺津被灼，常见干咳气粗，或咳痰带血，口咽干燥，声音嘶哑等。

左关脉浮，常因肝木克土，脾受其邪，可见脾虚腹胀之疾。兼数主肝胆火旺，风火上行，可见头晕目赤、耳鸣等症；兼促常由怒气伤肝，可见胸胁逆满、壅滞不通之疾。

右关脉浮，常由脾胃虚弱所致，可见纳呆、脘闷、大便溏。若见浮大而涩，常由胃阳不足，可见恶心呕吐等症；若兼迟，常因脾阳虚弱，可见纳呆腹胀，脘痛喜按，口淡不渴，甚则四肢不温等。

左尺脉浮，常因下焦湿热，可见小便不利，或淋涩疼痛。兼芤常因热伤阴络，可见血尿，或妇人血崩、带下之疾；兼迟常因下焦积寒，可见寒疝腹痛之疾。

右尺脉浮，常由下焦风热所致，可见便秘不畅。若热伤阴络，肠风便血，脉必兼数；若兼虚象，主元气不足，多为久病伤损，或禀赋不足所致。

【脉机】

浮脉的形成，多因外邪侵袭肌表，体内卫阳之气抵抗外邪则正气外充，阳气浮越，鼓于表而致脉浮。如《诊宗三昧》所载："浮为经络肌表之应，良由邪袭三阳经中，鼓搏脉气于外，所以应指浮满。"这表示了机体对疾病抵抗力的增强表现。若里虚血脱，气浮于外，则脉气不能内潜，有如浮荡精败，浮散神消。正如《诊宗三昧》所载："病久而脉反浮者，此中气亏乏，不能内守。"故脉呈浮大而无力。这表示了机体衰弱，抵抗力低下，心脏极度衰弱，是阳气外脱的先兆。这是浮主虚的实例。

【应用举例】

1. 外感表证　凡外感风寒、卫阳郁闭所致恶寒、发热、头痛等表证见浮脉，是脉证相应。如《伤寒论》所载："太阳之为病，脉浮，头项强痛而恶寒。""脉浮者，病在表，可发汗，宜麻黄汤。""伤寒脉浮，发热无汗，其表不解，不可与白虎汤。"说明外感病凡见浮脉必以解表为先。另外"少阴中风，脉阳微阴浮者，为欲愈"，"厥阴中风，脉微浮为欲愈，不浮为未愈"，这里以脉浮作为疾病向愈的标志。据《谈脉》[①] 一文指出：浮脉是表证的脉象……浮而有力，症现发热、恶寒、咳嗽、体痛，脉若浮紧无汗，该是受了寒，用麻黄、杏仁等药辛温发汗；如果发热、恶风、打喷嚏、流鼻涕，脉兼浮缓自汗，这是受了风，用桂枝、芍药、甘草、生姜等药调和营卫；如果恶寒轻，发热甚，口渴，脉兼浮数，是受了温邪，用桑叶、菊花、连翘等药清温发散。浮而无力，这是感受外邪、正气不足的征象，不管表证怎样厉害，必须以黄芪、白术、芍药等药加强身体抗病力量，配合荆芥、防风、薄荷等发散药，从里以治表。这些都体现了浮脉主表的辨证用药规律性。

又据侯绍平经验[②]："温病口渴、呕恶、面赤，形成足阳明热证，脉象浮洪，白虎汤里的石膏，可以重用至三四

① 见《甘肃中医论文医案选》第一集。
② 见《广东中医》1959 年 10 期。

两。如果脉无力的话，那么白虎汤要加人参。如果脉浮而散，有虚脱的现象，就得用生脉散（人参、麦冬、五味子）……还有，如出汗、口渴、发高热，和白虎汤见症相同，而饮水不多，气色不光泽，带有暗涩，唇淡白，舌苔白润的，脉象浮软无力，这是气血俱虚，给与当归补血汤。"可见同一浮脉，但从有力、无力、浮散、浮软则可区别实热、气虚、虚脱及气血俱虚的不同，这就为治疗用药提供了依据。

2.邪闭喘咳　凡表邪郁闭，肺气不宣所致急慢性支气管炎，症见咳喘、无汗等，多见浮脉。这是表邪闭塞，寒饮迫肺，致使肺气失宣，肺热蒸越所致。治疗常以麻黄散表邪、杏仁止咳喘、石膏宣肺热为主法。如《伤寒论》认为："阳明病，脉浮，无汗而喘，发汗则愈，宜麻黄汤。"《金匮要略》载有："咳而脉浮者，厚朴麻黄汤主之。""肺胀，咳而上气，烦躁而喘，脉浮者，心下有水，小青龙加石膏汤主之。"若浮大有力为风热壅结于肺，尤当疏风清热宣肺为宜。

3.风水皮水　凡急性肾炎浮肿，多因风邪挟有水湿，郁于肌表，症见恶风、骨节烦痛者，多见浮脉。如《金匮要略》有："……风水其脉自浮，外证骨节疼痛，恶风；皮水其脉亦浮，外证胕肿，按之没指，不恶风，其腹如鼓，不渴，当发其汗。""风水恶风，一身悉肿，脉浮而渴，续自汗出，无大热，越婢汤主之。""风水，脉浮身重，汗出恶风者，防己黄芪汤主之。"如《柳选四家医案·爱庐医案》载："旬日内遍体俱肿，肤色鲜明。始也原有身热，不慎风而即止，亦无汗泄。诊脉浮紧，气喘促，小便闭，舌白，不思饮。证系水湿之邪，借风气而鼓行经隧，是以最捷。倘喘甚气塞，亦至危之道。治当以开鬼门、洁净府为要着。"可见风邪外袭，肺气失宣，乃致风水相搏，流溢肌肤所致病，宜用宣肺利水法疗之。

作者在实践中认识到，凡风水、皮水，肿在腰以上，尤以头面明显，兼症有恶寒、发热、无汗、脉浮者，这是风邪外袭，肺气失宣，不能输布津液，通调水道，致使水湿蓄溢肌表所致病，治则投以麻黄、浮萍以发汗，佐以杏仁、桔梗之品以宣肺，则水湿去，肿自消。若浮肿，脉浮，兼有汗出、恶寒者，这是表虚不固，可用防己利湿，黄芪固表。

4.虚劳失血　凡贫血、气喘、心悸之人，由于阴血亏损，阳气外浮，其脉多见浮而无力，或浮大中空。如《金匮要略》有"男子面色薄者，主渴及亡血，猝喘悸，脉浮者，里虚也"，"病人面无血色……浮弱，手按之绝者"，这是阴血亏于内、虚阳浮于外的气虚血脱证，脉必浮大无力，治当理其虚损为要。如《余听鸿医案》载："俞姓，年二十余岁，齿衄如注，血流盈碗，面红目赤，脉来虚浮兼数，重按无力，神静不烦，口不臭秽，言语轻微。余曰：此乃少阴龙火上燔，齿热则龈肉离脱，齿缝血出不止，手足清冷，急用肉桂五分，研末饭丸，先空心服下，食以米粥，使其压之下焦，再进甘凉咸寒滋降，导龙入海，再将生附子、麝香作饼，贴左足心涌泉穴，一剂血止，两剂手足转温，脉渐敛，和平如常矣。"又据《名医类案·内伤》载薛己治一儒者："素勤苦，因饮食失节，大便下血，或赤或黯，半载之后，非便血则盗汗，非恶寒则发热，血汗二药，用之无效。六脉浮大，心脾则涩，此思伤心脾，不能摄血归源。然血即汗，汗即血，其色赤黯，便血盗汗，皆火之升降微甚耳。恶寒发热，气血俱虚也。乃午前用补中益气，以补脾肺之源，举下陷之气，午后用归脾加麦冬、五味，以补心脾之血，收耗散之液，不两月而诸症悉愈。"

肺原性心脏病患者，常见喘息抬肩，上气，浮肿，多脉来浮大，重按无力，这是肾气虚于下，不能上纳肺气的缘故，当急用补肾纳气归原之都气丸、黑锡丹为宜。

另外有些高血压病人，寸脉呈现浮大，尤以右寸为最，这是肾气衰少，形成上实下虚的病情，所以这类病人，常有头晕目花、如踏棉絮的症候，治当益肾，以平肝元。

5.肝积肿瘤 凡肝硬化腹水、肿瘤末期，由于阴血衰少、虚阳外越所致脉浮无力，或浮数无力，多预后不良。如《名医类案·积块》载有："罗谦甫治……病积，脐左连胁如覆杯，腹胀如鼓，多青络脉，喘不能卧，时值暑雨，加之自利完谷，日晡潮热，夜有盗汗，以危急求治，罗视之，脉得浮数，按之无力。"正如王叔和描述得那样："瞥瞥如羹上肥。"说明气血虚极，脉浮已丝毫无力了。对此种浮脉，临床应脉证合参，不可误作表证论治。

〔附〕 歌 诀

一、体状诗

　　浮脉惟从肉上行，如循榆荚似毛轻。

　　三秋得令知无恙，久病逢之却可惊。

二、相类诗

　　浮如木在水中浮，浮大中空乃是芤。

　　拍拍而浮是洪脉，来时虽盛去悠悠。

　　浮脉轻平似捻葱，虚来迟大豁然空。

浮而柔细方为濡，散似杨花无定踪。

三、主病诗

浮脉为阳表病居，迟风数热紧寒拘。

浮而有力多风热，无为而浮是血虚。

四、分部诗

寸浮头痛眩生风，或有风痰聚在胸。

关上脾虚兼木旺，尺中溲便不流通。

第二节 沉脉（阴）

【定义】

深下为沉，具有潜藏于内的意思。沉脉是脉管的搏动在皮下深部靠近筋骨之处的状态。

【脉象】

形状 行于筋骨，如石投水。如《濒湖脉学》载："沉脉……如绵裹砂，内刚外柔。如石投水，必极其底。"《脉诀》载："沉行筋骨，如石沉水。"《脉诀汇辨》载："有深深下沉之势。"说明沉脉是位在下（沉）部，好像投石于水，必极其底。（图9）

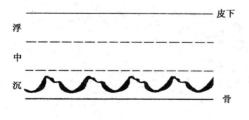

脉位在下，
重按始得，
轻取不应。

图9 沉脉模示图

　　诊法　重按始得，轻取不应。如《诊家枢要》载："轻手不见，重手乃得。"《脉经》载："沉脉，举之不足，按之有余。"《脉诀刊误》指出："轻手于皮肤间不可得，徐按至肌肉中间应指，又按至筋骨下部乃有力，此沉脉也。"说明沉脉是在肌肉的中部应指，至筋骨有力，故从"位"诊，又须重按。

　　【鉴别】

　　对举　见浮脉。

　　比类　沉脉与伏脉二者相似。因二脉脉位皆在下（沉）部，但沉脉只近筋骨，而在肌肉的中部，跳动均匀，重按可得；伏脉必须推筋着骨，始得脉动。正如《诊宗三昧》中指出："轻取不应（知不在浮部），重按乃得（部位深沉），举指减小（不是实脉之举指幅幅），更按益力（不似伏脉之匿于筋下），纵之不即应指（气势下沉）。"崔氏《脉诀》载："沉脉法地，近于筋骨，深深在下，沉极为伏。"说明近于筋骨者为沉脉，附着于筋骨者为伏脉。（图10）

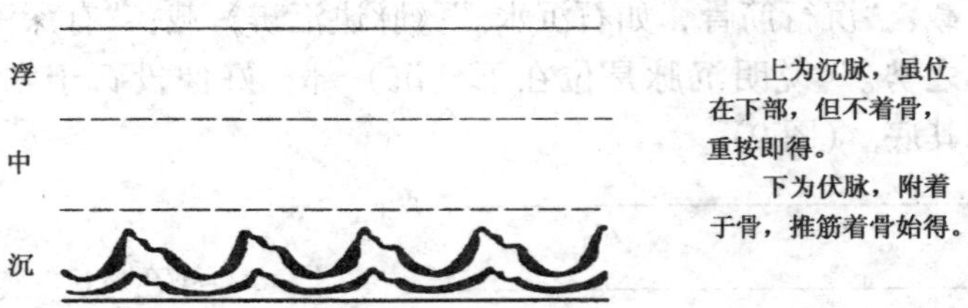

浮

中

沉

　　　　　　　　　　　　　上为沉脉，虽位在下部，但不着骨，重按即得。
　　　　　　　　　　　　　下为伏脉，附着于骨，推筋着骨始得。

图10　沉脉与伏脉比类图

　　【主病】

　　正常脉象

　　沉为阴脉，在时应冬，在脏属肾，肥人脂厚见沉脉，皆属常脉，不作病论。李中梓指出："肾之为脏，配坎应冬，万物蛰藏，阳气下陷，冽风雪霜，故脉主沉阴而居里。"何梦瑶认为："镇静沉潜之士多沉，肥人多沉。"这是因为，冬日寒冷，使机体表面血管收缩而致脉沉，而肥人肉丰，性静之人，气血比较潜藏，故多见沉脉，以上都是正常脉象，正如《三指禅》所说："沉而无病世人多。"此皆不作病脉论。

本脉主病

沉脉主里　常见于下痢、浮肿、呕吐、停食积热、郁结气滞等。凡沉而有力为里实，多因水、寒、积滞所致，乃因寒主收缩、水性沉潜、积滞则气血缓而阳气郁伏之故。凡沉而无力为里虚，多因阳气衰微，无力统运营气于外，故脉来沉而无力。正如张景岳所说："沉虽属里，然必察其有力无力，以辨虚实；沉而实者为滞，为气……沉而虚者因阳气不达，因气不舒。"潘硕甫在《医灯续焰》中指出："无力，里原非实，但气不申。""有力，有物在里，非即食。"崔氏《脉诀》载："有力痰食，无力气郁。"都说明沉而有力是痰食寒邪积滞所致，沉而无力是阳气衰弱或气郁所致。

《谈脉》一文指出：沉脉是里证的脉象。……沉而有力，症现呕吐、嗳气、胃胀、不食，脉兼沉滑，这是食积，用麦芽、山楂、神曲等药消食去积。如症现头晕、腹痛、大便秘，用枳壳、大黄、厚朴等药通利大便。如症现口渴、腹满、小便短赤，用猪苓、泽泻等药渗利小便。沉而无力，症现不食、腹胀、下泻清便，这是吸收、排泄机能均已衰弱，用白术、党参、云苓、炙甘草等药强壮消化机能，旺盛新陈代谢。这是沉而有力主实、沉而无力主虚的例证。

兼脉主病

常见有沉迟为里寒，沉数为里热，沉濡（缓）为水湿，沉弦为内痛，沉牢为冷痛。如《脉诊便读》载："沉数有力则里有实热，沉数无力为内热阴虚。"《四诊抉微》载："沉迟痼冷，沉数内热，沉滑痰食，沉涩气郁，沉弱虚热，沉缓水湿，沉紧冷痛，沉牢冷积，沉伏霍乱，沉细少食，沉弦癖痛。"

三部主病

左寸脉沉，常由心阳不振，寒饮停胸所致，可见胸痛、满闷之疾。

右寸脉沉，常由脉气不宣，停痰蓄饮所致，可见咳喘，上气。兼紧、兼滑多为寒邪郁闭，可见咳喘、痰稀、鼻塞流涕之疾。兼细是肺津不足，可见干咳少痰，甚则骨蒸盗汗。

左关脉沉，常由饮食不节，脾胃受损，或寒痰结聚，可见纳少不食，胀满虚痞，甚发痃癖腹痛之疾。兼弦可见胁肋刺痛之肝郁之疾。

右关脉沉，常由脾胃虚寒所致，可见中满虚胀、纳呆脘闷之疾。

左尺脉沉，常由寒郁少阴，肾经受邪，可见腰背冷痛，尿频，在女子可见痛经、经闭之疾。兼细可见腰膝酸软，小便淋沥不尽。

右尺脉沉，常由命火不足，可见腰酸冷痛，或五更晨泻之疾。

【脉机】

沉脉的形成，多因阳气衰微，无力统运营气于表，或气血汇聚于里，体表气血减少，不能鼓动脉气所致。所以张璐指出："沉为脏腑筋骨之应，盖缘阳气式微，不能统运营气于表，脉显阴象而沉者。"说明阳气衰微是沉脉产生的主要机理。

【应用举例】

1. 主阴主寒　凡里虚寒盛，阳气衰微，症见下利清谷，四肢厥逆，手足寒，骨节痛，多见沉而无力或沉迟无力的脉象，是脉证相应，宜急温之。如《伤寒论》载："少阴病，身体痛，手足寒，骨节疼，脉沉者，附子汤主之。"《素问·脉要精微论》指出："诸细而沉者，皆在阴，则为骨痛。""按之至骨，脉气少者，腰脊痛而身有痹也。"《伤寒论》载："少阴病，脉沉者，急温之，宜四逆汤。"《蒲园医案》载：华某，男，24岁，冬月病头痛如劈，呃逆不已，手足厥冷，腹满而痛，上吐下泻，脉象沉迟，舌苔薄白。诊之素禀中寒，更因隆冬季节，内外合邪，以致寒中太阴。疗以温中逐寒，投理中汤加味，附片、干姜、白术、党参、肉桂、砂仁、丁香、半夏、炙草、吴萸，2剂症减，3剂痊愈。

2. 留饮水肿　凡水肿为病，由于阳虚不能化气，使其脾失健运，水津四布的功能受阻，则水饮停蓄皮肤之间，营卫受遏，多见沉脉。如《金匮要略》载有："脉得诸沉，当责有水，身体肿重。""里水者，身面目黄肿，其脉沉，小便不利，故令病水。""胸中有留饮，其人短气而渴，四肢历节痛，脉沉者，有留饮。""膈留支饮，其人喘满，心下痞坚，面色黧黑，其脉沉紧。"这都是阴邪为患以致伏饮停留，泛溢于肌肤，凝结不散，营气运行不利，阳郁不能浮应卫气于外，以致脉沉。治疗当遵仲景所提示的："病痰饮者，当以温药和之。"温运脾阳，开降气机则水湿去，喘自平，脉乃起。凡饮停于肺，症见咳喘、胸紧、浮肿，脉来沉弦、沉紧者，可用小青龙汤；若饮停心下，症见胸胁支满、目眩、心悸、小便不利，脉见沉弦者，可用苓桂术甘汤；若悬饮胸水，脉来沉弦有力，可用十枣汤逐水；若症见水肿，脉来沉迟者，可用实脾饮；尺脉沉弱无力，是肾阳衰弱，又应以真武汤温肾逐水。温阳化饮利水是治疗脉沉饮邪水邪为患的有效法则。慢性肾炎常见沉脉兼迟脉，肾阳不足，脾虚湿重，不能散精制水，治当守益火之源以消阴翳之法，使肾阳温煦，脾气得复；若兼见数、弦、滑者，多因湿热内结，膀胱气化不利所致，治当遵清热利湿之法，使湿有下行之路，热有清彻之机，则湿退肿消；若脉见弦硬为病进，脉由硬变软则为邪退之兆。《张聿青医案》载："痰喘，劳作感寒触发，呀呷有声，胸膺先觉不舒而病作，其痰阻气坠，已非一日矣。阅苔满白，脉来沉弦，治法当宗小青龙加减，始宗仲景之意，不拘其方，俾得肺气宣通，则痰自下，按麻黄（蜜炙）、苏子、前胡、白芥子、沙参、生草、旋覆花、桂枝、瓜蒌仁、白芍、橘红、枇杷叶。"《临证指南医案》载："某，脉沉弦，饮泛喘咳，乃下虚无以制上，议早服肾气丸摄纳下焦散失，以治水泛之饮；午服《外台》茯苓饮，转旋中焦，使食不致酿痰，茯苓饮去术。"

3. 亡血失精　凡久病亡血、失精致使营气不足，不能鼓动阳气于外，多见沉弦而大、按之豁然中空的脉象。主症必见面色白不华，唇、舌、指甲淡白，兼发心悸、头晕、遗精滑泄、腰酸膝软、妇女经少色淡等症。例如《金匮要略》中述："病人面无血色，无寒热，脉沉弦者，衄。"《脉义简摩》载："若沉而芤、沉而弱、沉而涩、沉而结，主亡血伤精……。"这是"内伤血虚"所致病。治疗该病，初期贫血宜补心肝为主，重期贫血宜补脾肾为主，总以养心安神、填阴益气、健脾滋肾、气血双补为主法。不过失血日久，脉宜濡弱，今见弦大为病脉不宜，多属难治。如张琪在《脉学刍议》中指出："一些尿毒症及再生障碍性贫血，晚期高血压病，往往见此类脉，同时也有出血现象，多属难治之症。"又据《余听鸿医案》载："李姓妇，始以泄泻鲜红血，顾姓医进以白头翁汤，服后洞泻不止，纯血无度，邀余诊之，脉沉欲绝，冷汗淋漓，舌灰润，色如烟煤，肢冷畏热，欲饮不能饮，言语或蒙或清。余曰：下痢纯血，议白头翁汤，亦未尝不是，然厥阴下痢纯血，身必发热，太阴湿聚下痢纯血，身必发寒，太阴为至阴湿土，非温燥不宜，兼之淡以渗湿是。"可见下痢亡血，营气内耗，阴血大亏，脉必见沉而欲绝。

4. 寒疝腹痛　凡脏腑衰弱，少腹中寒，痛连外阴者，多现沉紧之脉。如《金匮要略》载："寒疝绕脐痛，若发则自汗出，手足厥逆，其脉沉紧者，大乌头煎主之。"作者在实践中认识到，病寒疝腹痛，脉见沉紧，或沉迟，是肾阳不足，命门火衰，阴寒凝结于下，肝失疏泄之职，主症必见少腹痛而喜暖恶寒，宜用天台乌药散温经散寒，则可寒散痛止。若阴囊肿痛可加三棱、昆布、牡蛎以软坚破结，每收显效。如《治验回忆录》中载："袁素珠，青年农妇，体甚健，经期准，已育子女三四人矣。一日，少腹大痛，筋脉拘急而未少安，虽按亦不住，服行经调气药不止，迁延十余日，病益增剧，迎余治之。其脉沉紧，头身痛，肢厥冷，时有汗出，舌润，口不渴，吐清水，不发热而恶寒，……痛剧则冷汗出，常觉有冷气向阴户冲出，痛处喜热敷，此由阴气积于内，寒气结而不散，脏腑虚弱，风冷邪气相击，则腹痛里急，而成纯阴无阳之寒疝。窃思该妇经期如常，属于血凝气滞，亦非伤冷食积，从其脉紧肢厥而知为表里俱寒，而有类于《金匮》之寒疝。此属寒疝，故投乌头桂枝汤，连投二帖，痛减厥回，汗止人安，后投当归四逆加吴茱生姜汤温通经络，清除余寒，病竟愈。”

5. 湿痹关节　凡湿邪阻闭，脾阳不运，邪留关节，使人体气血凝滞闭阻不通，阳郁不伸者，症见关节痛、肿、重，以及小便不利，可见沉细、沉紧脉象。如《金匮要略》载："太阳病，关节疼痛而烦，脉沉细者，此名湿痹。湿痹之候，小便不利，大便反快，但当利其小便。"张石顽说："历节痛痹而脉沉。"凡治湿痹，当先利小便，兼以扶脾，使脾健能胜湿，溲利则水逐，粘腻重浊沉滞之邪可除，痹痛自解。

〔附〕歌　诀

一、体状诗

　　　　水行润下脉来沉，筋骨之间软滑匀。

　　　　女子寸兮男子尺，四时如此号为平。

二、相类诗

　　　　沉行筋骨自调匀，伏则推筋着骨寻。

　　　　沉细如绵真弱脉，弦长实大是牢形。

三、主病诗

　　　　沉潜水蓄阴经病，数热迟寒滑有痰。

无力而沉虚与气，沉而有力积并寒。

四、分部诗

寸沉痰郁水停胸，关主中寒痛不通。

尺部浊遗并泄痢，肾虚腰及下元痌①。

---

① 痌（tōng）：音通，就是疼痛的意思。

第二章　脉数的多寡

脉数是指脉搏的至数多少、快慢而言，它是用来辨别寒热的。正常成人，一次呼吸（一息），以四五至为常脉，失则为病脉。

第一节　迟脉（阴）

【定义】

迟指慢，迟脉是脉搏的频率（次数）少于正常的状态。

【脉象】

形状　一息三至，来去较慢。如《脉经》载："呼吸三至，来去极迟。"滑伯仁说："以至数言，呼吸之间，脉仅三至。"（图11）

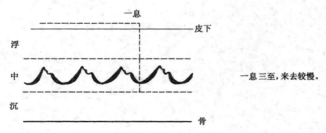

一息三至，来去较慢。

图11　迟脉模示图

诊法 呼吸定息，探取至数。一次呼吸，脉动三次，故从"数"诊。张璐指出："呼吸定息，不及四至。"《脉搏示意图说》载："迟主脏寒息至三。"查迟脉脉搏跳动，每分钟约在60次以下。

【鉴别】

对举 迟脉与数脉相反。迟脉一息三至，数脉一息六至，如《四言举要》载："三至为迟，六至为数。"（图12）

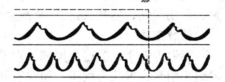

迟脉：一息三至，来去较慢。

数脉：一息六至，来去较快。

图12 迟脉与数脉对举图

比类 迟脉与缓脉二者相似，均从"数"诊，但迟脉一息三至，而缓脉则稍快于迟，一息四至，所谓"迟而稍驰缓脉名"。（图13）

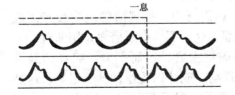

迟脉：一息三至，来去较慢。

缓脉：一息四至，从容缓和。

图13 迟脉与缓脉比类图

【主病】

本脉主病

迟脉属阴，主脏、主寒，主阴盛阳衰，为寒证的主脉。

迟而有力，多为冷痛，迟而无力为虚寒。《景岳全书》载："迟脉……为寒为虚。"《诊宗三昧》载："迟为阳气不显，营气自和之象，故昔人皆以隶之虚寒。"又谓："迟为阳气失职，胸中大气不能敷布之候。"崔氏《脉诀》认为："迟脉主脏，阳气伏潜，有力为痛，无力虚寒。"《难经·九难》载："迟者脏也……迟则为寒。"张秉成认为："凡见迟脉，属虚寒居多，实寒者少。"《温病条辨·中焦篇》有："足太阴寒湿，舌白滑，甚则灰，脉迟，不食不寐，大便窒塞，浊阴凝聚，阳伤腹痛，痛甚肢逆。"这都说明迟主寒湿、冷痛之疾。

兼脉主病

浮迟为表寒，沉迟为里寒，迟滑主痰气，迟涩主血虚，迟细主阳衰，迟弦为饮积。如张石顽说："浮迟为表寒，沉迟为里寒，迟涩为血病，迟滑为气病。"《四诊抉微》有："浮迟表冷，沉迟里寒，迟涩血病，迟滑气病，迟缓湿寒。"张秉成说："里有积寒，则沉实而牢，惟阳气不足，寒邪乘虚内袭者，乃见迟细不足之象，若卫阳不足，肾阳气馁，老人之气血衰，呼吸徐，脉皆见迟。"

《谈脉》一文指出：迟而有力，症现两胁或少腹胀满刺痛，大便黑色，脉兼迟涩，这是下焦有了瘀血，用蒲黄、五灵脂、桃仁、红花等药破血去瘀。迟而无力，症现四肢厥逆、全身畏寒、冷汗、气喘，或神识昏迷，脉兼迟微，这是心脏衰弱的征兆，急用干姜、附子等药强心固脱，兴奋回阳。这是迟脉兼脉的具体例证。

热病反见迟脉，多为湿热阻滞，则脉迟而软；若迟而有力，多为实热内结，浊邪壅塞，症见腹满便秘。如《伤寒论》载有"阳明病，脉迟，宜承气汤"，这是热病见迟脉的例证。但脉虽迟必兼有力，方可攻下。又如脑膜炎，常因脑压增高，出现高热、脉迟，须脉证合参，勿作寒论，以免误诊。正如《谈脉》一文指出：一位40多岁的妇女，满面疙瘩，紫黑红肿，神识不够清醒，舌苔厚腻，大便不畅，这可能是大头瘟（丹毒）。因为脉来迟中兼涩，大便不畅，用桃仁承气汤加减服之，结果大便一泻，面部紫红减退，浮肿亦消。用原方加减调理，其病乃愈。这说明迟脉如果单纯出现，当然非干姜、附子不可；但迟中兼涩，说明血液有瘀滞的情况，非活血祛瘀不可……若见迟中兼滑，那就不能用辛热而要用辛凉之药。

三部主病

左寸脉迟，常由心阳不足，寒湿之邪痹结胸膈，可见胸闷不畅或胸痛之疾。

右寸脉迟，常由肺气不足，寒痰阻滞，可见咳嗽、气喘、胸闷之疾。

左关脉迟，常由寒积肝脉，营虚不达四肢、两胁，可见胁下疼痛，以及四肢手足拘挛之症。

右关脉迟，常由脾虚，运化失常，可见纳呆、腹胀、便溏，以及泛吐清水、口淡不渴、四肢不温之疾。

左尺脉迟，常由肾虚，不能温化水液，可见尿频、遗尿，以及少腹冷痛之疾。

右尺脉迟，常由肾阳不振，命门火衰所致，可见少腹冷痛，腰膝清冷无力，以及五更晨泻之疾。

【脉机】

迟脉的形成，多因阳虚，亏损不足，无力鼓运营气，血行缓慢，致使脉来迟缓。脉的搏动，缘于血流，而血的运行有赖于阳气的推动、温养，若气不足，无力推动血脉，则血行缓慢，脉道不利，反映于脉至，动力减小，则变迟慢，此即所谓"阳气不运，胸中大气不能敷布"之故。若人体内产生寒凝、热结、血瘀、气滞的病理反应，必然使血液运行受阻，反映于脉搏上则阻力增大，出现迟而有力的脉象。正如《脉简补义》中所说："迟脉有邪聚热结，腹满胃实，阻塞经隧而然者，癥瘕疝癖尤多见也，窃谓凡此类者，其脉必中手有力，按之必实。"

【应用举例】

1. 胃阳不足　凡中焦不运所致的脘腹虚胀，食滞脘痛，嗳气吞酸，甚或飧泻者，多见迟脉。如《伤寒论》载："伤寒脉迟六七日，而反与黄芩汤彻其热，脉迟为寒，今与黄芩汤，复除其热，腹应中冷，当不能食，今反能食，此名除中，必死。"（按：脉迟是胃中阳气不足，除中为胃中阳气欲绝。）《南雅堂医案》载："脉迟，嗳腐吞酸，脘痛，由胃阳不振，食滞，致成飧泄。"治宜理中温胃阳则愈。

2. 胸阳不畅　凡胸中阳气为寒湿郁闭，则阴寒乘之，浊痰上犯，弥漫胸膈，气机阻滞，上下失调，故症见咳喘、短气、胸背痛者，多见迟脉。如《金匮要略》载："胸痹之为病，喘息咳唾，胸背痛，短气，寸口脉沉而迟，关上小紧，瓜蒌薤白白酒汤主之。"（按：冠状动脉粥样硬化性心脏病所致的心绞痛，常由寒湿、痰饮郁闭胸中阳气，影响心气运行，故症见胸闷憋气，心前区痛，脉来沉迟居多，或滑紧，兼痰必见沉弦而滑，当以温化痰湿，温通宣闭，则胸阳得复，中气舒展，痛止病除。）

3. 结胸谷疸　凡外感表证，出现发热恶寒、头痛，应汗而反误下，造成胸满闷结，脉多见迟。如《伤寒论》载："太阳病，脉浮，误下而变迟者，为结胸。"由于寒湿不运，使其清阳不升，浊阴不降，则可造成腹满、黄疸，一般脉来迟而无力。所以《伤寒论》又说："阳明病，脉迟，食难用饱，饱则微烦，头眩，必小便难，此欲作谷疸，虽下之，腹满如故，所以然者，脉迟故也。"实践证明，胆石症、胆囊炎胆绞痛发作，脉多见紧或沉伏，兼气滞见弦象，兼寒见迟象，血瘀见涩象，湿热蕴结多见濡数，火郁则见弦数，日久正虚邪恋见虚细或沉细而弱的脉象。

4. 腑实壅结　凡邪热结实，食滞中焦，阻滞血脉而致脉迟，必迟而有力，或迟而滑。如《伤寒论》载："阳明病，脉迟，虽汗出，不恶寒者，其身必重，短气，腹满而喘，有潮热者，此外欲解，可攻里也，手足濈然汗出者，此大便已硬也，大承气汤主之。""下利脉迟而滑者，实也，利未欲止，急下之，宜大承气。"这说明下痢脉见迟滑，是肠间积热，食滞瘀滞，故须攻积泻下，以扫除肠间积滞，才能免除邪留成澼。

5. 癥瘕疹癖　凡癥瘕积聚，湿气不行，凝血蕴里而不散，津液涩滞，留而不去，壅阻脉道致使血行迟缓而致脉来迟慢。如《脉经》有"迟而涩中寒，有癥结"，《脉学辑要》有"今验有癥瘕、疹瘕，壅遏隧道而见迟脉者"。程郊倩说："迟脉在癥瘕疹癖尤多见之。"病邪初起，脉迟有力，说明正气尚强，邪气尚浅，则任攻积；若脉来迟缓无力，说明病邪经久，正气消残，则须攻补兼施，使积除而不伤正。

6. 沉寒痼冷　凡阳虚不足，命门火衰，不能助其脾胃消磨水谷而致寒痼冷，症见畏食飧泄，腹痛喜按，口吐冷涩，脉来迟而无力。如《程杏轩医案·续录》载："单寒不热，肢麻指冷，口吐冷涩，脐腹隐痛，便溏畏食，知系伏寒凝阻……"作者临床常见五更洞泄，多见迟而无力的脉象，特别是两尺尤甚，以四神丸补命火，温脾阳。若见虚细，多因中气不足，清阳下陷，可佐以参、芪、升、术之品，以升补中气，则洞泄即止。又据《蒲园医案》载：袁某，女，26岁，症见四肢厥冷，痢下纯血，虚滑无度，腹痛喜按，无里急后重之感，六脉沉迟无力，舌苔薄白。断为禀赋素弱，外感风寒，内伤生冷，伐其脾胃，伤及阴络，是为三阴寒痢。治以驱阴救阳，温中散逆，调元固脱，投附子理中合桃花汤：附子、炮姜、白术、党参、赤石脂、粳米、炙草、广木香。1剂病减，3剂愈。

7. **瘾疹痒甚**　凡由气血不足，风邪趁虚入侵，以致身痒瘾疹，多见迟脉。如《金匮要略》载有"寸口脉迟而缓，迟则为寒，缓则为虚，营缓则为亡血，卫缓则为中风，邪气中经，则身痒而瘾疹"，必须大剂养血扶正，使气血足、正气胜则风邪自除。

8. **热入血室**　凡经来感冒，外邪趁经行内虚，陷入血室，使热邪与血相结，症见胸胁满闷，谵语结胸，多见迟脉。如《金匮要略》载："妇人中风，发热恶寒，经水适来，得之七八日，热除脉迟，身凉和，胸胁满，如结胸状，谵语者，此为热入血室也。"治以小柴胡汤解表邪，加桃仁、红花逐瘀行血，生地、丹皮凉血清热，则邪与结可除。据《伤寒论通俗讲话》载：王某，女，19岁，患精神分裂症，住某精神病医院，治疗1年，病愈出院。回家后，精神正常，能料理家务，邻居及亲朋都认为她的病已愈。出院后3个月，发现月事不至，少腹胀痛，心神烦躁，其母亦未介意。又延迟2个月，则旧病复发，开始骂人甚凶，继之则欧打父母，两目发直，脉沉迟有力，舌质紫暗，辨为蓄血发狂，投以抵当汤，2剂而月事来潮，下瘀块甚多，病随之而愈。

〔附〕歌　诀

一、体状诗

迟来一息至惟三，阳不胜阴气血寒。

但把浮沉分表里，消阴须益火之源。

二、相类诗

脉来三至号为迟，小快于迟作缓持①。

迟细而难知是涩，浮而迟大以虚推。

三、主病诗

迟司脏痛或多痰，沉痼癥瘕仔细看。

有力而迟为冷痛，迟而无力定虚寒。

四、分部诗

寸迟必是上焦寒，关主中寒痛不堪。

尺是肾虚腰脚重，溲便不禁疝牵丸。

第二节　数脉（阳）

【定义】

数指快，数脉是脉搏的频率（次数）快于正常的状态。

---

① 持：这里作"看待"解释。

【脉象】

形状　一息六至，往来较快。如《脉经》述："数脉去来促急，一息六七至。"《诊家枢要》载有："数，太过也，一息六至，过平脉两至也。"（图 14）

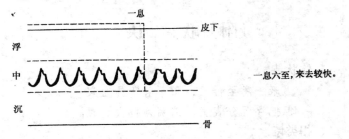

图 14　数脉模示图

诊法　呼吸定息，探取至数。一次呼吸，脉动六次，故从"数"诊。如《濒湖脉学》载有："一息六至，脉流薄疾。"每分钟脉动约 90 次以上。

【鉴别】

对举　见迟脉。

比类　数脉与紧、滑、疾三者在至数上均相似。这四者的不同点是：数脉往来较快，一息六至；紧脉左右弹指，状如转索，其势较数为急；滑脉往来流利，如盘走珠，其势较数为柔；疾脉更快于数，一息七八至。《脉诀启悟》注释："不似滑脉之往来流利，动脉之厥厥动摇，疾脉之过于急疾。"何梦瑶也说："疾者躁也。"（图 15、图 16、图 17）

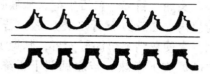

数脉：一息六至，来去较快。

紧脉：紧急有力，状如转索。

图 15 数脉与紧脉比类图

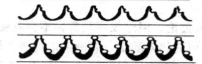

数脉：一息六至，往来较快。

滑脉：如盘走珠，应指圆滑。

图 16 数脉与滑脉比类图

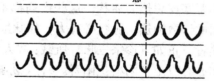

一息

数脉：一息六至，来去较快。

疾脉：一息七八至，来去急疾。

图 17 数脉与疾脉比类图

【主病】

本脉主病

数脉主腑，有力为实火，无力为虚火，浮数为表热，沉数为里热。如崔氏《脉诀》有："数脉主腑，主吐主狂，有力为热，无力为疮。"《难经》载有："数者腑也。""数则为热。"李时珍说："有力实火，无力虚火，浮数表热，沉数里热。"

数脉主阳热之证，必见脉数而有力，主症则有发热、恶寒、头痛、目赤、口舌生疮、咽喉肿痛、心烦口渴等，可用清热泻火之三黄石膏之类疗之。若兼见热势蒸蒸，黄昏更剧，大便秘结，口渴尿赤者，脉见洪数，或沉实，宜用承气之硝黄攻下撤热。若症见咽干舌绛，或五心烦热，潮热盗汗，脉来数虚无力者，这是虚火上炎，非实火可比，宜用滋阴降火之品。这是脉数而有力多实火、无力多虚火的具体运用。

按："数为热"这已成公论，但这仅言其常，不言其变，临床常有热病见迟脉者，可能热入脑室，刺激迷走神经，使之异常兴奋，致使心之张缩徐缓，故出现高热而脉迟、濒死而脉急者。还有心脏瓣膜病，出现心搏亢进，以及心脏衰弱或麻痹，一切惊愕、恐怖等皆见数脉，而没有高热、口渴、不恶寒反恶热的症状，这些疾病都不能以数主热病来论治。据此诊数为热，脉数必有力，如脉虽数而无力则不应认作实热者。正如《诊宗三昧》所载："人见数脉，悉以为热，不知亦有胃虚及阴盛拒阳者。"仲景亦提出"数为客热"，常见于胃中虚冷则见数而无力的脉象。

兼脉主病

洪数为内有实热，或生疮疡；细数为阴虚内热；弦数为肝火亢盛；滑数为痰火实热；数大无力，按之豁然而空，为虚阳外越之象。暴数多外热，久数多久损。如《四诊抉微》载："数脉主腑，其病为热，有力实火，无力虚火，浮数表热，沉数里热，细数阴虚，兼涩阴竭，数实肺痈，数虚肺痿。"《温病条辨·下焦篇》指出："热邪深入下焦，脉沉数，舌干齿黑，手指但觉蠕动，急防痉厥。"考数脉多系内有实热，但脉来虚数，则为虚热。所以吴鞠通又说："热入血室，邪去八九，右脉虚数，暮热微寒热者。"这是由于邪少虚多所致。

三部主病

左寸脉数，常由心火亢盛，可见面赤口渴，口舌生疮，以及咽喉肿痛之疾。

右寸脉数，常由热邪壅肺，可见咳喘气逆，痰黄粘稠，或咳吐脓血臭痰的肺痈之疾。

左关脉数，常由肝火上炎，可见目赤头眩，清窍不利，以及善怒烦躁之疾。

右关脉数，常由胃火炽盛，可见龈肿齿痛、嘈杂吞酸、渴引思冷之疾。

左尺脉数，常由膀胱蓄热，可见小溲淋沥不畅、尿少涩痛之疾。

右尺脉数，常由肾水不足，虚火上燔，可见五心烦热，颧红盗汗，热扰精室则见遗精。

【脉机】

多因邪热鼓动，使其气盛，而血随气行，今气盛则血流加速，故致脉数。正如《脉诀启悟》注释："数为阳盛阴亏，热邪流传于经络之象，所以脉道数盛，火性善动而躁急也。"

【应用举例】

1. **胃热消谷**　凡胃中有热，使津液消耗以致易饥，液干便坚，皆见数脉。如《金匮要略》载有："趺阳脉数，胃中有热，即消谷引食，大便必坚，小便即数。"《伤寒论》载有："病人脉数，数为热，当消谷引食……"治以清胃热、增津液为宜。

2. **肠热下痢**　凡湿热郁积肠间，气血被阻，传导失职，致使腹痛、身热、里急后重、下痢口渴,多见数脉。如《伤寒论》载有:"下利脉数而渴者,今自愈,设不瘥,必清脓血,以有热故也。"宜用白头翁汤清肠热,利自止。

3.肺痿肺痈 凡肺热伤阴,症见咳唾涎沫,胸中隐痛,脉来虚数为肺痿;若风热壅肺,腐烂成痈,痰涎脓血集结,症见咳而胸满,时吐浊腥臭,其脓如米粥,脉来数实为肺痈。如《金匮要略》载有:"寸口脉数,其人咳,口中反有浊唾涎沫者何?师曰:为肺痿之病。若口中辟辟燥,咳则胸中隐隐痛,脉反滑数,此为肺痈。""咳而胸满,振寒,脉数,咽干不渴,时出浊唾腥臭,久久吐脓如米粥者,为肺痈。"说明肺痈与肺痿的区别,除注意症候外,脉滑以及数实、数虚为两者的主要区别。《余听鸿医案》载:一某寺和尚,冬温咳嗽,每日饮橄榄芦根汤,数十日,咳呛日久,痰臭不出,就诊于余,脉右寸关数大而硬,时有鼓指。余曰:喉中痰少而臭,脉见右大鼓指,肺痈已经成脓,急宜开提,使脓倾出,免溃他叶。以甘草桔梗千金苇茎法。服后吐出臭腻色黄脓痰碗余,因其脓出太多,气短纳少,余曰:久咳脓多,肺叶败坏,欲痿之势,进炙甘草汤。他医见之,曰:此是酒劳,被其误治,先服桃仁,后服姜桂,皆非治法。不知古人立方,有奇偶佐使。后延他医治之,迁延月余,吐脓不止而殁。

4.腹满宿食 凡宿食停滞,症见腹满便坚者,脉来多数而滑,宜用承气通下。如《金匮要略》载有:"脉数而滑者,实也,如有宿食,下之愈,宜大承气汤。"

5.疮疡肠痈 凡疮疡肠痈,以及内痈,由于营卫壅滞,血化成脓之时,皆见数脉,或兼洪象,而痈肿初起又多见浮数脉象，如《金匮要略》载有："诸浮数脉，应当发热，而反洒淅恶寒，若有痛处，当发其痈。""肠痈者，少腹肿痞，按之即痛如淋，小便自调，时时发热，自汗出，复恶寒。其脉迟紧者，脓未成，可下之，当有血，脉洪数者，脓已成，不可下也，大黄牡丹皮汤主之。""肠痈之为病，其身甲错，腹皮急，按之濡如肿状，腹无积聚，身无热，脉数，此为肠内有痈脓，苡米附子败酱散主之。"可见从脉搏的迟紧、浮数、洪数，兼审症候，则可辨别肠痈脓未成或已成，为治疗提供依据。

　　临床实践证明，治疗肠痈，若脉见"迟紧"，表示营血瘀滞，尚没有肉腐成脓，宜用大黄牡丹皮汤逐瘀清热，使便通瘀去，自然结散痛止，则没有化脓之虑。若脉见"洪数"，兼症有苔腻而黄，这反映了肠痈脓已成，可重用冬瓜仁、败酱草、双花、连翘、苡米、蒲公英、大黄、赤芍、丹皮、芒硝之品以清肠热、消痈肿，万不可用附子之类；如肠痈成脓，脉数无力，或见脉数而细，兼之体虚，可少佐附子温里、托脓、散结亦为必要。如果肠痈已溃，久不吸收，尤当在排脓解毒的基础上，佐以参、芪、归、芎补气养血为宜。若肠痈溃后，脉见弦涩，腹部形成包块，是气血瘀结所致，可用双花、连翘、蒲公英之品以清热解毒，参以大贝、皂刺、山甲以溃坚，乳、没以活血止痛，则坚除结散而愈。这都体现了治疗肠痈从脉用药的规律。《洄溪医案》载："南濠徐氏女，经停数月，寒热减食，肌肉消灼，小腹之右，下达环跳，隐痛微肿，医者或作怯弱，或作血痹，俱云不治。余诊其脉，洪数而滑，寒热无次，谓其父曰：此瘀血为痛，已成脓矣，必自破，破后必有变证，宜急治。与以外科托毒方并丸散，即返山中。越二日，天未明，叩门甚急，启视，则徐之戚也，云脓已大溃，而人将脱矣。即登其舟往视，脓出升余，脉微肤冷，阳随阴脱。余不及处方，急以参附二味，煎汤灌之，气渐续而身渐温。然后以补血养气之品，兼托脓长肉之药，内外兼治，两月而漏口方满，精神渐复，月事以时。"此系肠痈见洪数脉证明已成脓之实例。

6. 狐惑百合　凡狐惑病、百合病亦见数脉。如《金匮要略》载："百合病者……其脉微数。""狐惑病者脉数，无热，微烦，默默但欲卧，汗出。初得之三四日，目赤如鸠眼，七八日眦黑，若能食者脓已成也，赤豆当归散主之。"狐惑病见数脉，说明热瘀肉腐，内痈已成，故用赤小豆排痈脓、散恶血，当归祛瘀生新，则痈脓可除。

7. 虚劳阴亏　凡虚劳日久，精血耗竭，形成阴虚内热，多见脉来数大而虚，或细小而数，或浮大而数。如张景岳说："……久数者，必虚损。"《金匮要略》载："夫吐血，咳逆上气，其脉数而有热……"这是阴液耗损、阳气独盛的表现。清·叶天士《临证指南医案》中记载："张，脉虚数，舌红口渴，上腭干涸，腹热不饥，此津液被劫，阴不上举，心下温温液液，用炙甘草汤。"说明火劫阴液，故脉来虚数。

8. 外感邪热　凡感染疾病的初期、中期、极期皆可出现数脉，这体现了数脉为热的机理。一般热病，多是初期见浮数，中期见沉数，极期见细数，这表现了初期在卫、中期亢盛、极期伤阴的不同病机。据何任教授诊骆某，女，34岁，身热十余日，日晡为甚，热高则首如蒙而心烦，舌干绛，脉细数，此乃温邪入营而伤阴，治宜清热养阴，投连翘、天花粉、玄参、寸冬、石斛、双花、赤芍、竹叶、益元散。2剂后再诊，身热见低，舌色转润，有便意而未解。上方减益元散、天花粉，加生地、黄芩、全瓜蒌。三剂身热已除，大便已下，舌脉均转，惟感气短神乏，宜益气养阴为续，投党参、石斛、玄参、寸冬、甘草、茯神、赤白芍、连翘、红枣，5剂而愈。此系热伤阴而脉细数之实例。

〔附〕歌　诀

一、体状诗

数脉息间常六至，阴微阳盛必狂烦。

浮沉表里分虚实，惟有儿童作吉看。

二、相类诗

数比平人多一至，紧来如索似弹绳。

数而时止名为促，数见关中动脉形。

三、主病诗

数脉为阳热可知，只将心肾火来医。

实宜凉泻虚温补，肺病秋深却畏之。

四、分部诗

寸数咽喉口舌疮，吐红咳嗽肺生疡。

当关胃火并肝火，尺属滋阴降火汤。

第三章　脉搏的强弱

脉搏的强弱，是指脉搏的紧张度与充实度的强弱而言，是用来辨别正邪虚实的。正常脉搏是一息四至，不疾不迟，从容和缓，既无微弱无力之象，亦无弹指过强之形，而是保持一定的紧张力和充实力。

第一节　虚脉（阴）

【定义】

不足为虚，虚脉是脉管的紧张力弱，脉管内的血液充实度不足的状态。

【脉象】

形状　浮大力薄，举按空虚。如崔氏《脉诀》载："形大力薄，其虚可知。"《灵枢·终始》载："虚者，脉大如其故而不坚也。"说明脉位在上，气势无力。正如《三指禅》所描述的："虚脉大而松，迟柔力少充。"（图18）

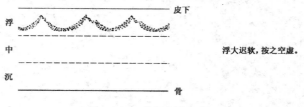

图 18　虚脉模示图

　　诊法　轻按便得，举之无力，按之空虚。如《脉经》载："虚脉，迟大而软，按之不足，隐指豁豁然空。"清·黄宫绣《脉理求真》说："虚则豁然，浮大而软，按之不振，如寻鸡羽，久按根底不乏不散。"说明虚脉无力，重按空虚。

　　【鉴别】

　　对举　虚与实脉相反，两者从刚柔言，虚脉虚大，柔而不足，脉道空豁，血量减少，故脉来应指无力；实脉刚而有余，是脉道充实，血量充盈，故三候皆有力。如《三指禅》载："虚脉大而松，迟柔少力充，多因伤暑毒，亦或血虚寒。""实脉大而圆，依稀隐带弦，三焦由热郁，夜静语尤癫。"（图19）

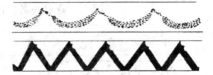

虚脉：浮大迟软，按之空虚。

实脉：既大且长，举按皆然。

图19　虚脉与实脉对举图

　　比类　虚脉与芤、散、濡三脉类似。因这些脉象皆位于上部，而脉势又都属无力范畴。但四者的不同点，在于虚脉浮大无力，重按空虚；濡脉是浮细无力，重按即无；散脉是浮散无力，漫无根蒂；芤脉是浮大中空，如按葱管，外实中空。如《诊宗三昧》有："芤脉，按之减小中空，不似虚脉之瞥瞥虚大，按之豁然无力也"（图20、图21、图22）

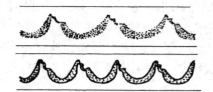

虚脉：浮大迟软，按之空虚。

芤脉：如按葱管，外实中空。

图 20 虚脉与芤脉比类图

虚脉：浮大迟软，按之空虚。

散脉：浮散无力，漫无根蒂，
状似扬花，至数不清。

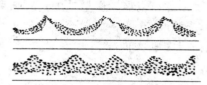

图 21 虚脉与散脉比类图

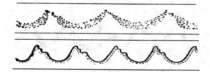

虚脉：浮大迟软，按之空虚。

濡脉：浮细无力，重按即无。

图 22 虚脉与濡脉比类图

【主病】

本脉主病

虚脉为无力、无神，故凡气血不足，以及肺痿、伤暑、多汗、惊悸诸疾皆见虚脉。如《三指禅》有："多因伤暑毒，亦或血虚空。"如是浮中沉三候应指无力的虚脉，是血脉亏损的表现。所以李东垣在《脾胃论》中指出："脉虚而血弱。"可用四物汤疗之。又据《景岳全书》载："凡中暑热者，人皆知为阳证，而又不知阳中有阴也。盖外中热邪内亦热者，此表里俱热，方是阳证，治宜清补如前。若内本无热，而因热伤气，但气虚于中者，便有伏阴之象。故凡治暑热之证，最当辨其阴阳虚实。若脉虚无力，或为背冷恶寒，或为呕恶，或为腹痛泄泻，或四肢鼻尖微冷，或不喜凉茶冷水，或息短气促、无力以动之类，皆阳中之阴证也。凡见此类，但当专补元气，惟宜独参汤徐徐与之为最妙。若兼微呕恶寒者，宜加煨姜与人参等分主之。若虚寒之甚，则舍脉从证，桂附皆所必用，切不可因暑热之名，而执用寒凉解暑等剂，再伐阳气，则变有不可测也。若夏月于盛暑中过于劳倦，因而中暑者，其劳倦既已伤脾，暑热又以伤气，此本内伤大虚之候，当以调补为先，然后察其有火无火，或有邪无邪而兼治如前可也。若夏月因暑致病，而医有不知伏阴，误投寒剂，以致吐泻腹痛，或外热内寒，烦躁多渴，状若伤寒，但察其脉微神困，便是阴盛格阳之证，速宜温药以救其内。”此皆从脉之虚而无力以定治法。

兼脉主病

常见有虚而浮多为气虚，虚而涩多为血虚，虚而数多为阴虚（肺痿），虚而迟多为阳虚，虚而软多为表虚自汗，虚而小多为痿痹脚气，虚而芤迟为亡血、失精。

三部主病

左寸脉虚，常由元气不足，心失所养所致，可见心悸不安、失眠头晕之疾。

右寸脉虚，常由肺气亏虚，卫阳不固所致，可见自汗懒言、气短咳逆之疾。

左关脉虚，常由肝血不足，筋失濡养，可见筋软无力、全身酸困之疾。

右关脉虚，常由脾气虚弱，纳运失常，可见纳少，食后腹胀，以及身倦无力、浮肿便溏之疾。

左尺脉虚，常由肾精亏损，封藏失职，可见腰膝酸软、滑精早泄之疾。

右尺脉虚，常由命门火衰，下元虚弱，可见形寒肢冷、阳痿不举、遗精早泄之疾。

【脉机】

多由气虚不敛则脉管弛缓松大，而气虚无力推动血行，则搏动微而脉来无力；亦可因血虚不足，气失所依，不能充盈脉管，故脉体轻浮，则脉来浮大无力，重按空虚。

【应用举例】

1. **伤暑身热**　凡暑热伤心，症见体倦神疲、自汗、身热、口渴、心烦、尿赤，是营虚于内，气散于外，多见虚脉。如《伤寒论》有："脉虚身热，得之伤暑。"《濒湖脉学》载有："脉虚身热为伤暑，自汗怔忡惊悸多。"此系暑热伤津，身热自汗，致使津液亏损，血脉不足，造成脉管胀大而软，故脉来虚软无力，宜急投人参白虎汤或生脉饮益气以护阴。

2. **虚劳不足**　凡虚损日久，气血不足，无力鼓动于脉，多见虚脉。而亡血之人，由血虚而致厥者，症见面色㿠白无泽，亦见虚脉。如《金匮要略》有："夫男子平人脉大为劳，脉极虚亦为劳。""男子平人脉虚弱细微者，喜盗汗也。""久咳数多，其脉虚，必苦冒。"又如《伤寒论》有："伤寒五六日，不结胸，腹濡，脉虚，复厥者，不可下，此为亡血，下之死。"《针灸甲乙经》有："血脱者，色白，夭然不泽；脉脱者，其脉空虚。"作者在实践中证明，凡贫血衰弱，日久脉来虚软无力，或虚大无力，主症见疲乏无力，四肢不温，唇淡面白者，宜重用人参、熟地、白术、鹿胶、首乌、枸杞、牛骨髓、紫河车以补气养血，促进恢复造血机能，加速红细胞、血红蛋白的增长。另外，脉虚又主气虚，临床常见遗尿不禁之人，脉来多虚软无力，兼症必有神疲肢倦，宜用益气升阳之黄芪、升麻为主，佐以桑螵蛸、龙骨、牡蛎、五味子、山茱萸、羊脬等收涩，每收显效。

3.元气衰微　凡虚脱、中风脱证，可见虚大无力之脉，如果逐渐衰弱，脉来散乱无力，甚至指下全无，则为危候。据《福建中医医案医话选编》载：郑某，30 余岁。吐血后从头到颈汗出如雨，神志昏迷，人事不省，诸医均谓不治。余诊其脉，虚弱无力，均为气虚之故。认为气为血之帅，气虚无力以摄血，汗为血之余，吐血暴汗，则血亦虚，应大补气血。用当归补血汤加粉光参、龙骨、牡蛎、小麦、附子。方以参、芪补其气，当归补其血，附子扶其阳，龙、牡、小麦敛其汗，挽虚脱之象。连服 3 剂汗收人苏，继以人参养营汤加附子、黑姜，以竟全功。此乃昏迷脱证，脉见虚弱无力，为阴血大伤、气随血脱之象，脉证相符之候。

〔附〕歌　　诀

一、体状诗

举之迟大按之松，脉状无涯类谷空。

莫把芤虚为一例，芤来浮大似慈葱[①]。

---

① 慈葱：指食用葱的一种，因其茎叶柔软香美而得名。

二、主病诗

> 脉虚身热为伤暑，自汗怔忡惊悸多。
>
> 发热阴虚须早治，养营益气莫蹉跎。

三、分部诗

> 血不荣心寸口虚，关中腹胀实难舒。
>
> 骨蒸痿痹伤精血，却在神门两部居。

第二节　实脉（阳）

【定义】

实脉是脉管内的血液充实度增强，呈紧张状态。

【脉象】

形状　大而且坚，鼓指有力。如《素问·玉机真脏论》载有："脉实以坚，谓之益甚。"《脉经》载："实脉大而长，微强，按之隐指幅幅然。"（图23）

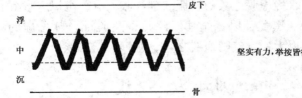

图23　实脉模示图

诊法　举按皆得，长大有力。如李时珍说："浮沉皆得，脉大而长，微弦应指幅幅然。"吴鹤皋说："中取之，沉取之，脉来皆有力曰实。"又据《诊家枢要》载："实不虚也，按举不绝，迢迢而长，动而有力，不疾不迟。"

【鉴别】

对举　见虚脉。

比类　实脉与洪脉在气势上都是充实有力，但洪脉状如洪水，盛大满指，重按稍减，来盛去衰，且兼浮数；而实脉长大坚实，应指有力，举按皆然，来去皆盛。如《诊宗三昧》述："洪脉者，既大且数，指下累累如连珠，如循琅玕，而按之稍缓，不似实脉之举按幅幅。"（图24）

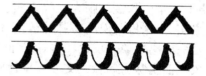

实脉：坚实有力，举按皆然。

洪脉：盛大满指，来盛去衰。

图 24　实脉与洪脉比类图

实脉与紧脉在气势上亦相似，但紧脉是劲急有力，状如切绳，而实脉是长大坚实，没有转索的情况。（图25）

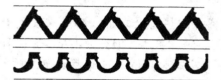

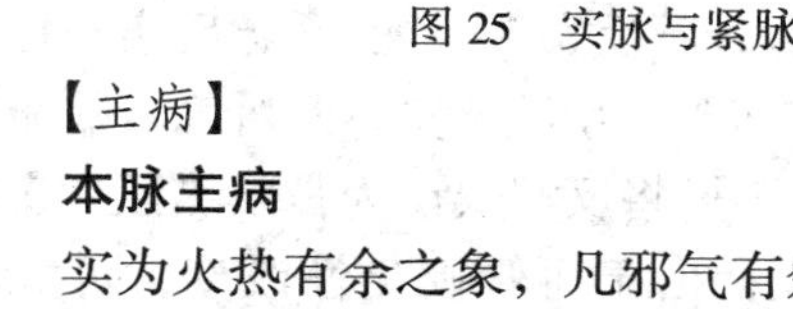

实脉：坚实有力，举按皆然。

紧脉：紧急有力，状如切绳。

图 25　实脉与紧脉比类图

【主病】

本脉主病

实为火热有余之象，凡邪气有余、充实，阳热内郁所致高热谵语、腑实便坚、三焦火盛、食滞胁痛，皆见实脉，为脉证相宜。如《景岳全书》载有："实脉，邪气实也，举按皆强，鼓动有力。"《诊宗三昧》述："实为中外壅满之象。

经云'邪气盛则实'。"清·张山雷《脉学正义》中述:"实主火热有余之证,或发狂谵语,或阳毒便结,或咽肿舌强,或脾热中满,或腰腹壅痛……"

兼脉主病

平人也可见实脉,为正气充实,表示人体脏腑功能良好。如吴鹤皋在《脉语》中说:"实而静,三部相得,曰气血有余。""实而燥,三部不相得,曰里有邪也。"陈修园说:"指下清楚而和缓,则为元气之实,指下愊愊而不清,为邪气之实。"这里所说的实脉是静而和缓,是正气充实、元气充足的健康之象,反之,实脉躁而坚硬乃是邪气充盛的有余之象。而实脉为病脉,又多兼见他脉,如张秉成指出:"倘于浮沉迟数诸病脉中见之,则为邪气有余。"所以王德州在《脉搏示意图说》中指出:"实而且紧,寒积稽留;实而且滑,痰凝邪盛;实而清长,脏气之充;实而数大,腑热之聚。"

然而实脉主三焦热盛、阳热有余之证,必脉来实而有力,三部充实,举按皆强;若脉虽实,但充力不足,是一种假实脉。如张景岳指出:"实脉有真假,真实者易知,假实者易误,故必问其所因,而兼察形证。"正如《伤寒论》所述:"伤寒下痢,日十余行,脉反实者,死。"脉反实乃指下利日久,阳虚已甚,脉应细弱,今反见实,乃胃气衰败而邪盛,对此则应脉证合参,不可将反实误认为是阳热证。实际上,有些动脉硬化的病人,由于血管硬化性改变,可见实脉,此不应作热论治。

三部主病

左寸脉实,常由心经积热,可见口舌生疮,心烦咽痛,甚发喜笑不休、发狂怒骂之疾。

右寸脉实，常由肺经有热，可见咳喘气逆、痰黄胸痛、咽痛口渴之疾。

左关脉实，常由肝气郁结，可见腹胁胀痛、目赤肿痛、口苦呃逆之疾。

右关脉实，常由中焦运化不通，可见脘腹胀满，以及反胃、呃逆之疾。

左尺脉实，常由膀胱积热，可见小便淋沥涩痛，以及尿血之疾。

右尺脉实，常由下焦实热壅滞，可见便秘、腹胀痛之疾。

【脉机】

脉为血之府，血气有余，中气壅满，则脉充盈。所以病实脉是邪气与正气搏斗，以致脉道坚满，血液充盈，脉来坚实有力，故浮沉皆得，长大带弦。

【应用举例】

1. 热蕴三焦　凡外邪入里，热蕴三焦，症见壮热狂躁，谵语便秘，口舌生疮，咽肿舌强者，多见实脉。如《伤寒论》有："病人烦热，汗出而解，又如疟状，日晡所发热者，属阳明也，脉实者宜下之。"这是实热内结，阳火郁成所致，宜用大承气汤泻去实热，则脉自平。

2. 膜胀腹满　凡食滞中焦，运化失常，症见嗳气、腹胀满、大便坚，多见实脉。如《素问·脉要精微论》载有："胃脉实则胀。"《景岳全书》载有："……里邪实者，沉实有力，因饮食七情，内伤于脏，为胀满，为闭结……"脉实便坚则属实邪，当下则脉缓。

3.癫疾狂乱　凡胃热狂躁，火炽痰涌，上蒙心窍，症见狂乱奔走，面赤苔黄，多见实脉。宜用承气汤，佐以涤痰的胆星、竺黄、竹沥，通腑实，下瘀热，祛痰浊，常可收效。

4.痈疽疮疡　凡气血壅盛，蕴结化热，症见红肿痛胀，多见实脉，是邪盛正虚、气滞难化之证，宜清其热，解其毒，疏其气，使蕴结热毒消散则愈。

〔附〕歌　　诀

一、体状诗
浮沉皆得大而长，应指无虚幅幅① 强。
热蕴三焦成壮火，通肠发汗始安康。

二、相类诗
实脉浮沉有力强，紧如弹索转无常。
须知牢脉帮筋骨，实大微弦更带长。

三、主病诗
实脉为阳火郁成，发狂谵语吐频频。
或为阳毒或伤食，大便不通或气疼。

四、分部诗
寸实应知面热风，咽疼舌强气填胸。
当关脾热中宫② 满，尺实腰肠痛不通。

----

① 幅幅（bìbì）：音毕毕。指郁结，这里作"坚实"的形容词。
② 中宫：即指"脾胃"。

第四章 脉幅的大小

脉幅的大小，是指脉管的粗细而言，是用来辨别气血盛衰的。脉管粗则多呈大脉，脉管细则呈小脉，正常取乎于中。但人的体质不同，血管的粗细也有异，故平人亦有大小脉的不同，所谓"人经不同，络脉别所异也"。

第一节 大脉（阳）

【定义】

大脉是脉管扩张粗大，脉幅宽大，表在血管（动脉）扩张或充血，以致脉来应指满大。

【脉象】

形状 脉幅粗大，倍于常脉。如张璐认为："大脉者，应指满溢，倍于寻常。"《医师秘笈》载："满指宽大则名曰大。"说明大脉是形体宽于常脉，既大且长。（图26）

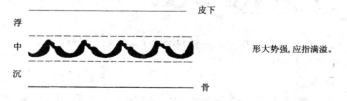

形大势强,应指满溢。

图26 大脉模示图

诊法 应指满大，倍于寻常。如《诊宗三昧》载有："大脉者，应指满溢，倍于寻常。"说明形大势强，应指宽大。

【鉴别】

对举 大脉与小脉相反。大脉形大应指，倍于寻常；小脉形小如线，小于寻常。（图27）

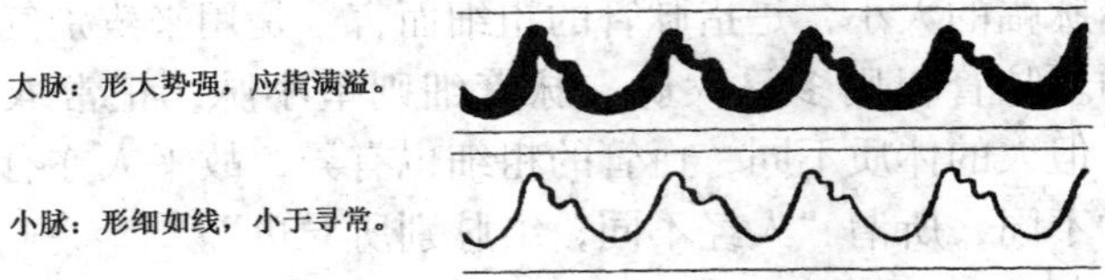

大脉：形大势强，应指满溢。

小脉：形细如线，小于寻常。

图27 大脉与小脉对举图

比类 大脉与洪脉、实脉、长脉相似。四者不同点是：大脉形大应指；洪脉是既大且数；实脉是既大且长；长脉是但长不大。如《诊宗三昧》述："大脉者，应指满溢，倍于寻常，不似长脉之但长不大，洪脉之既大且数也。"（图28、图29、图30）

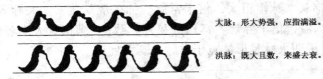

大脉：形大势强，应指满溢。

洪脉：既大且数，来盛去衰。

图28 大脉与洪脉比类图

【主病】

正常脉象

大脉常人有之，多脉来宽大，但往来上下自如，不疾不徐，三部皆大，此系体魄素健者之生理正常脉象。

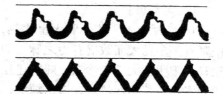

大脉：形大势强，应指满溢。

实脉：既大且长，举按皆得。

图 29 大脉与实脉比类图

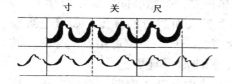

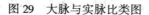

大脉：形大势强，应指满溢。

长脉：但长不大，超过三部。

图 30 大脉与长脉比类图

本脉主病

大脉为病，须视脉之有力、无力。如大而有力是邪盛，主阳热邪盛有余之疾；若大而无力，常由虚劳亡血所致。如《素问·脉要精微论》述："脉粗大者，阴不余，阳有余，为热中。"

兼脉主病

常见兼脉主病，如浮而大为虚，或表热；沉而大为里热，或肾病；弦而大为实热；濡而大为虚热；缓而大为湿热；洪而大为胃实；实而大为积气。

【脉机】

多由阳热、邪盛，致使血盛气充，血管扩张，乃致脉来盛大有力；若大而无力，则多系虚劳日久，血虚不能敛气，久病逢此，总为阴阳离决、亡血气衰的危候。

【应用举例】

1. **邪热亢盛**　凡外邪入里化热，症见狂言谵语，发热便坚者，多见大而数盛有力之脉。如《伤寒论》说："伤寒三日，阳明脉大。"《诊宗三昧》述："……凡大而数盛有力，皆为实热。""伤寒热病，谵语烦渴，脉来实大，虽甚可治。"《针灸甲乙经》载有："腹胀，身热，脉大，是一逆也。"

2. **肠热下利**　凡邪热积滞，蕴结肠间，症见暴注下迫，肛门灼热，小便短赤，多见大而兼滑的脉象。如《金匮要略》载："下利……脉大者为未止……"可用行气导滞、破积泻热之品，使肠热去、积滞消而痢可止。

3. **血虚肝旺**　凡年高体虚，气血虚弱，百脉空虚，症见脊背四肢麻木，时有头晕者，多见大而兼弦的脉象。如《金匮要略》载："人年五六十，其病脉大者，痹夹背行。"张琪在《脉学刍议》中指出："察动脉硬化老人40例，无一例脉形不阔大者。大多兼弦硬少胃气，同时有脊背麻木及四肢麻木诸症状。……因此联想到本节'人年五六十，其病脉大者，痹夹背行'，是否概括动脉硬化症在内的问题，提出来供作参考。"说明老年动脉硬化可见大而兼弦的脉象。

4. **虚劳亡血**　凡虚损日久，血虚气盛，反见大而无力的脉象。如《金匮要略》载有："男子平人脉大为劳。""人年五六十，其病脉大者，痹夹背行，若肠鸣、马刀夹瘿者，皆为劳得之。"《脉诀汇辨》载："一人高龄，少妾入房，昏睡不食，目不能视，口不能言，肌体如烙。查其脉来大而鼓，按之如无，此乃真气欲绝。遂用人参三两，熟附三钱，煎服，目乃大开，再服能立，数日神气渐复。"这说明脉大无力、按之如无是真气欲绝的表现。又据《临证指南医案》

认为"大者之劳是烦劳伤气，烦劳伤气者，多属上中之损，其治法有用益气补法"为主。

5.湿邪在表　凡湿邪在表，症见首重如裹，身疼发热，面黄而喘，头痛鼻塞，多见大而缓之脉。如《金匮要略》载有："湿家病身疼发热，面黄而喘，头痛鼻塞而烦，其脉大，自能饮食，腹中和无病，病在头中寒湿，故鼻塞，内药鼻中则愈。"

据《中医杂志》杨志一报告：刘某，男，20岁，起病时发热恶寒，继则面目发黄，经某医院诊断为溶血性黄疸，虽经西医治疗，并输血达2000毫升，但症状仍严重，因此请中医诊治。见患者面目淡黄，神色萎靡，唇舌淡白，少气懒言，呼吸气微，全身极度疲乏，头晕心悸，不能起床，夜寐盗汗，时发虚热，口淡不欲食，大便溏，小便自利而黄，脉大而缓软。法取甘温，用黄芪建中汤以补气生血，培土健脾，连服20余剂，症状显减，原方（黄芪、桂枝、白芍、炙草、生姜、大枣、饴糖）加党参、当归、茵陈、附片、茯苓、白术，治疗2个月，病情好转，又服归脾丸调理善后。半年后复查，红细胞由初诊时 1.08×10^{12}/升增至 4.06×10^{12}/升，血色素由3克/分升增至7克/分升，黄疸指数由50单位降低为11单位，病告愈。此系黄疸见大而缓软脉象的实例。

〔附〕歌　诀

一、体状诗

大比常脉增一倍，形大力强应指满。
其气来盛去亦盛，体健逢此不为殃。

二、主病诗

大脉有力主邪盛，阳热有余病下利。

阴气不足阳有余，虚劳脉大必无力。

第二节　小脉（阴）　又名细脉

【定义】

小脉是脉管收缩细小，表在血管（动脉）收缩或血量减少，以致脉来形小如线。

【脉象】

形状　形小如线，减常一倍。如《诊家正眼》载有："细之为义，小也，状如线也。"吴鹤皋《脉语》中说："小脉形减于常脉一倍。"（图31）

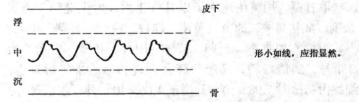

图 31　小脉模示图

诊法　举按探取，应指显然。如滑伯仁说："细，微眇也。指下寻之，往来微细如线。"李时珍说："……细直而软，若丝线之应指。"李中梓说："细直而软，累累萦萦，状如丝线，较显于微。"

【鉴别】

对举　小脉与大脉相反，详见大脉。

　　比类　小脉与微脉、弱脉、濡脉四者在脉形、脉势上极相似，但细脉形小如线，来去分明；微脉则极细而软，似有似无；弱脉则沉细而软，重按乃得；濡脉则浮细而软，轻取乃得。如《诊家正眼》载有："细之为义，小也，状如线也，微脉则模糊难辨，细脉则明显易见，故细比于微稍稍较大也。"《脉经》载有："弱脉极软而沉细，按之欲绝指下。""微脉极细而软，或欲绝，若有若无。""软脉极软而浮细。"（图32、图33、图34）

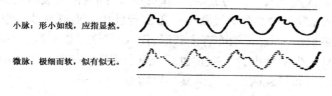

小脉：形小如线，应指显然。

微脉：极细而软，似有似无。

图32　小脉与微脉比类图

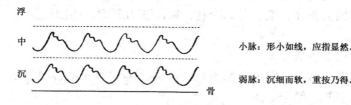

皮下

浮

中

沉

骨

小脉：形小如线，应指显然。

弱脉：沉细而软，重按乃得。

图33　小脉与弱脉比类图

【主病】

本脉主病

　　细主诸虚，气少血衰（贫血），劳损不足（慢性消耗性疾病），亦主湿侵。如《素问·脉要精微论》载有："细则气少。"《素问·玉机真脏论》述："脉细，皮寒，气少，泄利前

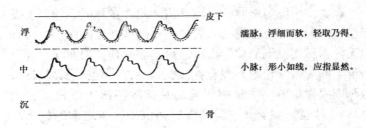

图 34 小脉与濡脉比类图

后，饮食不入，此为五虚。"张璐说："细为阳气衰弱之候。"戴启宗说："主血少气衰……盖血行脉中，血既减少，脉所以细也。"不过，细亦有主邪退者。如《伤寒论》载："伤寒三日，少阳脉小者，欲止也。"指明少阳脉应弦，现脉小不弦，示邪气衰退，正气得复，故病愈。

兼脉主病

常见有细而数为热邪，细而紧为寒邪，沉而细为湿痹，细而弱为盗汗，细而微为冷利，细而弦为肝虚，细而涩为血虚。

三部主病

左寸脉细，常由阴血不足，心失所养，可见心悸怔忡、失眠多梦、健忘之疾。

右寸脉细，常由肺阴不足，清肃失职，可见虚烦心热，干咳盗汗，声音嘶哑，以及口咽干燥之疾。

左关脉细，常由肝血不足，不能上养于目，可见目涩头眩、视力模糊之疾。

左尺脉细，常由肾阴不足，可见腰酸乏力、耳鸣遗精之疾。

右尺脉细，常由命门火衰，不能温煦脾阳，可见腹冷便泻、完谷不化之疾。

【脉机】

细脉多因气虚无力运血，血少不能满注脉道，以致脉管收缩变细，其充实度减小，致使脉来形细如线。正如滑伯仁所述："往来如线，盖血冷气虚，不足以充故也，为原气不足。"戴启宗指出："血既减少，脉所以细也。"

【应用举例】

1. 阳虚不足　凡阳虚不足，症见少气、溏泄下冷利，以及但欲寐者，多见微细或细弱无力之脉。如《伤寒论》载有："少阴之为病，脉微细，但欲寐。""手足厥寒，脉细欲绝者，当归四逆汤主之。"《诊家枢要》述有："元气不足，乏力无精，内外俱冷，痿弱洞泄。"《岳美中医案选集》载：李某，女，50岁，因患胃穿孔合并腹膜炎，由外科做穿孔修补及胃－空肠吻合术，手术进行良好，但术后血压一直很低，尿量极少，甚至无尿，持续数日，渐呈半昏迷状态，肌肉抽动，并测得非蛋白氮150毫克/分升，遂请中医会诊。见患者神志欠清，时而躁动，手抽肉瞤，尿闭，脉细肢凉，乃用仲景真武汤加减回阳利尿，药用西洋参、杭芍、白术、云苓、炮附片、生苡米，1剂之后能自排小便，四肢渐温，肉瞤筋惕亦止，但仍神疲不愿意讲话。二诊改用红参、白术、茯苓、牛膝、车前子、泽泻、生苡米，2剂后神志全清，排尿自如，精神略振，但感口干，故用党参、沙参、麦冬、花粉、苡米、玉竹。经过三诊之后，诸症好转，血压恢复正常，非蛋白氮降至37.5毫克/分升，最后痊愈出院。此属脉细阳虚、肾关不开所致的尿闭，用真武鼓阳利尿，肾关得阳而开，故收疗效。

2. 诸虚劳损　凡气血虚损，症见盗汗、乏力、遗精，以及吐衄血者，多见细弱无力的脉象。如《脉经》载有："细小为血气衰，有此症则顺，否则逆。"《诊宗三昧》述："……如平人脉来细弱，皆忧思过度，内戕真元所致。"《金匮要略》载："男子平人，脉虚弱细微者，善盗汗也。"治以滋阴养阳为主法。作者诊治一人，邱某，年30许，男性，工人，过劳胸痛，晨起吐血，先为瘀血紫块，后为鲜血，时吐时止，查其脉来细弱无力，兼见面白少神，肢冷舌润。知系失血血虚气弱，久而阴阳俱衰，治以止血回阳益气法，方用人参助气，附子壮阳，阿胶、炮姜温中止血，3剂血止，脉来和缓，后用人参、阿胶养血益气，连服7剂收效。又据《余听鸿医案》载：陆某，患遗精3日1次，已有3年，养阴固摄俱无效。诊之脉细，肢倦，神疲形寒。日初起之遗，在相火不静，日久之遗，在气虚不固，而龙骨、牡蛎之固摄，但能固其精，未能固其气，治其病当固其气于无形之中，进以韭菜子、杞子、菟丝子、党参、白术、鹿角霜、桑螵蛸、黄芪、仙灵脾、巴戟肉、炙草、红枣、煨姜。服3剂，觉身体轻健，四肢渐温，胃气亦旺，服至10剂，则遗精已止。此属脉细气虚、肾精不固的例证。

3. 胃虚腹胀　凡阳虚胃冷所致纳少腹胀喜按者，多见细脉。如《脉经》载有："关脉细虚，腹满。"《素问·病能论》述："人病胃脘痈者，诊当何如？……诊此者，当候胃脉，其脉当沉细，沉细者气逆。"《诊宗三昧》载："……所以胃虚少食，冷涩泛逆，便泄腹痛……"治宜温胃阳，助脾阳，使中焦温暖，运化健旺，则气血充足，脉必和缓有力。

4.**溏泄冷利**　凡中阳不足，下元虚冷，症见下利稀薄，腹痛喜按，舌淡苔白，多见细弱无力的脉象。如《诊家枢要》载有："元气不足，乏力无精，内外俱冷，痿弱洞泄。"《脉经》则载："尺脉细微，溏泄下冷利。"此症可选用理中汤温中散寒，或用香砂六君子汤健脾止泻。如王某，男，45岁，患痢疾3月，经治时好时犯，现大便日行三五次，便呈粘液肉冻样物，每便前腹痛肠鸣，便时下坠感。查其脉来细弱无力，兼见纳少、神疲，舌淡苔白，知系脾胃虚寒，中气下陷，以致久痢，投附子理中汤加诃子、肉蔻各三钱，连5剂，腹痛止，便1日1次，脉来和缓而愈。据《丁甘仁医案》载：裴某，五更泄泻，延经数月，泻后粪门坠胀，纳谷衰少，形瘦色萎，舌无苔，脉细濡，命火式微，不能生土，脾乏健运，清气下陷，拟补中益气合四神丸加减，益气扶土，而助少火。投潞党参、炙黄芪、炒于术、陈皮、炒补骨脂、益智仁、淡吴萸、肉桂、炮姜炭、桂附地黄丸，吞服。此系脾肾阳虚、久泻气陷而脉见细濡的例证。

5.**虚寒咳喘**　凡肺气不足，脾虚肺受其邪，症多见咳逆倚息，呼吸不利，饮食不入，呕吐冷沫，恶寒声嘶，得温则减，得寒益甚，脉多见细、弱、微不足者，属阳虚冷嗽，治宜扶阳、健脾、祛痰、镇咳。正如张景岳所说："凡脉见细弱，症见虚寒而咳嗽不已者，此等症候，皆不必治嗽，但补其阳而嗽自止。"如李某，女性，年42岁，患咳嗽日久，吐白沫痰，兼症纳少、恶寒、便溏。查其脉来细弱无力，知系肺气不足、脾肾阳虚所致咳，投人参益气，白术健脾，附子温肾，少佐杏仁、桔梗宣肺止咳，加半夏燥痰，连服5剂而愈。据《治验回忆录》载：黄某，七旬有六，家富有，多子孙，体肥而康，善谈健步，少壮所不及。近年家遭不幸，长次子相继死亡，大小孙又夭伤三日，未免襟怀悒郁，尝强酒自宽，以遣愁绪，由此而暗损元气，形体渐衰，咳嗽吐痰。1942年冬某夜猝发剧病，为势甚迫，家人见而惊俱，星夜还迎诊。视其气涌上喘，痰声辘辘，息短声低，面色惨淡，倚枕不敢动，动则气高喘甚，汗出，下肢厥冷如冰，切脉细微。证为浊阴泛于上，真阳衰于下，乃上盛下虚之危候，故当以降浊扶阳为治。若祛痰顺气以治上，则足以伤正而损阳；若温阳补气以治下，则有痰结闭脱之可虞。是宜标本两者而兼顾之，但重在本而轻在标也。拟用三子养亲汤开上焦之痰气，并用人参以扶正，黑锡丹敛下焦之真阳，所谓两利之道，法甚周全。苏子、莱菔子、芥子、人参冲生姜汁半匙，吞黑锡丹，每次三钱。当晚连服2帖，黎明痰降厥回，即可俯仰或稍得卧，神困不欲语，仍时咳喘。改进六君子汤加附子、苏子，兼吞肾气丸，大补脾肾。药服旬日，精神爽健，气平不喘，可卧可行，虽无昔日之健，而症状则已大减。复制嵩崖脾胃丸早晚淡盐水送服各五钱，不另服汤剂，日以美食自调，……故健复迅速。后十年以中风猝然归山。

〔附〕歌　诀

一、体状诗

细来累累细如丝，应指沉沉无绝期。
春夏少年防不利，秋冬老弱却相宜。

二、主病诗

细脉萦萦① 血气衰，诸虚劳损七情乖②。

若非湿气侵腰肾，即是伤精汗泄来。

三、分部诗

寸细应知呕吐频，入关腹胀胃虚形。

尺逢定是丹田冷，泄利遗精号脱阴。

---

① 萦萦（yíngyíng）：音迎迎，细长不断的意思。
② 乖（guāi）：不顺、不和谐的意思。

第五章　脉体的长短

脉体的长短，是指血管搏动范围超过寸关尺的三部定位，或不及寸尺而独见于关的状态，所谓"过于本位"、"不及本位"就是指脉体的长短而言。

第一节　长脉（阳）

【定义】
长脉是指脉管搏动的范围超过本位的状态。

【脉象】
形状　首尾端直，过于本位。如《诊家正眼》载："长脉迢迢，首尾俱端，直上直下，如循长竿。"《难经》载："遂上鱼为溢，遂入尺为覆。"皆说明长脉的宽度是不大不小，如同正常脉象，其特点是脉来长直，如同长竿，超过寸关尺三部，因名长脉。（图35）

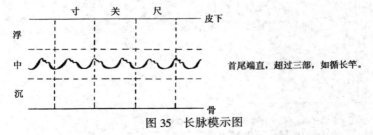

首尾端直，超过三部，如循长竿。

图35　长脉模示图

诊法　上竟下竟，如循长竿，指下如持长竿之状，脉体超出三指之外。如《濒湖脉学》载有："长脉不大不小，迢迢自若，如循长竿末梢，为平；如引绳，如循长竿，为病。"张璐说："指下迢迢，上溢鱼际，下连尺泽，过于本位。"皆说明指下脉来超过三部（寸关尺）者为长脉。

【鉴别】

对举　长脉与短脉相反，长脉形如长竿，超过三部；而短脉则形状短缩，不及本位，仅现于关部。（图36）

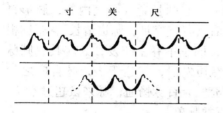

图36　长脉与短脉对举图

比类　长脉与弦脉相似。二者不同点：长脉脉形超过三部，指下如按长竿，但长而不急；弦脉虽长，但指下如按琴弦，挺然带急。如《濒湖脉学》说："过于本位脉名长，弦则非然但紧张，弦脉与长争较远，良工尺度自能量。"说明长脉但长，而弦脉虽长且有紧张之象。（图37）

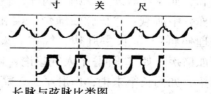

图37　长脉与弦脉比类图

【主病】

正常脉象

凡脉搏超过本位，过寸、尺之外，而脉动和缓柔匀的长脉为正常脉象。如《诊家正眼》指出："长而和缓，即含春生之气，而为健旺之证。"说明长而和缓柔匀，是有胃气之脉，故为平脉，非病脉之长。

另外，由于人体有强弱，血管有粗细，所以有正常的长短脉，皆不为病。正如何西池说："长短有得于禀赋者。"《脉诀启悟》注释中指出："心脉长者（心气内充，脉形自长），神强气旺，肾脉长者（肾气充足，脉道清长），蒂固根深，皆言本脉也。"其次，四季中春主疏发，人应其气则脉亦长。如张山雷说："春司发泄，气达于表，脉自应之而长。"说明禀赋强，中气充实，百脉畅通，脉来虽超过本位，而和缓柔匀，仍为健康正常脉象。

本脉主病

凡长如引绳，如循长竿，脉来硬满不柔，则为病脉之长。如《诊家正眼》载："长而硬满，即为火亢之形，而为疾病之应也。"所以崔氏《脉诀》讲长脉常脉、病脉时说："正气之治，长而和缓，若是阳邪，指下涌沸，长而劲急，弦脉可味。"说明长弦硬直，状如长竿，则为病脉。凡长失缓和，而见硬满劲急，则为病脉，多为有余之象。正如《三指禅》中所载："长脉怕绳牵，柔和乃十全，迢迢过本位，气理病将痊。"长主肝病、气逆、火盛，以及癫痫、疝气、痰浊诸疾。如《素问·平人气象论》述有："平肝脉来，软弱招招，如揭长竿末梢，曰肝平……病肝脉来，盈实而滑，如循长竿，曰肝病。"李中梓说："长而硬满，即属火亢。"治疗要采用苦寒泻火为宜。若长而搏坚，见于五脏脉中，皆主危候之忌脉。正如王冰所论："搏，谓脉之击搏也，诸脉搏坚而长者，皆为劳心而脏脉气虚极也。"此为正衰邪盛之故。

兼脉主病

常见有浮长多为外感，或阴气不足；长洪有力，多为阳毒内蕴；长而滑，多为痰热壅盛；长而弦，多为肝病；长而牢，多为积聚。

三部主病

左寸脉长，常由心火过旺，耗伤阴液所致，可见心中烦闷、失眠多梦之疾。

右寸脉长，常由肺气壅塞，宣降失职所致，可见胸满气逆、咳喘上气之疾。

左关脉长，常由肝气横逆，胃失和降所致，可见胸胁胀闷、刺痛、呃逆、嗳气之疾。

右关脉长，常由脾气郁滞，胃失和降所致，可见胃脘胀痛、呕恶呃逆之疾。

左尺脉长，常由下焦寒气，上逆冲脉所致，可见少腹攻冲作痛之疾。

右尺脉长，常由肾气充沛，根脉盛旺，表示无病之征象，但兼弦可见眩晕、动脉硬化之疾。

【脉机】

长脉为有余、过盛之象。考脉之搏动，由气推动，如果中气充足则百脉通畅，脉来必长而和缓，如寻长竿末梢，这是阴阳调平、血脉通畅的正常脉象，所谓无病之长。若因气逆、热盛、痰涩、肝亢使其气逆壅盛，血流加速，脉道充实，皆可使脉动超过寸尺，其势硬满，形成长竿之状，此为病脉之长。

【应用举例】

1. 胁痛眩冒　凡肝气郁结，风阳上冒，症见胁下满痛，或头痛目眩，目赤耳鸣者，多见长而兼弦的脉象。如《脉经》载有："脉长而弦，病在肝。""肝病其色青，手足拘急，胁下苦满，或时眩冒，其脉弦长，此为可治。"《素问·脉要精微论》述："肝脉搏坚而长，色不青，当病坠，若搏，因血在胁下，令人喘逆。"可用当归芦荟丸清泻肝火，则长脉自减。如迟某，女，43 岁。素患高血压，近因怒气，乃两胁作痛，头痛，昏眩，视物不清，兼发耳鸣、目赤，舌质红，苔黄，脉来弦长，上达鱼际，此属"诸风掉眩，皆属于肝"之风火上炎、上扰清窍之疾。见其体健便结，乃投当归芦荟丸，每服二钱，1 日 3 次，2 日后便通，痛、眩均减，脉沉缓而愈。

2. 癫痫狂乱　凡阳明热盛、痰涎壅盛所致之癫痫、狂乱者，多见长洪有力之脉。如《脉经·平杂病脉》载有："浮洪大长者，风眩癫疾。"凡狂证脉来长洪有力，主症必见狂躁、苔黄、便坚者，宜重用通下、豁痰之品以通便豁痰，然后再给安神镇静之品以善其后。据《孙允中临证实验录》载：胡某，女，19 岁，受人欺辱，遂发狂证，曾治月余未安，近来更甚，狂妄叫骂，不避亲疏，昼夜不眠，烦躁异常，曾用斧子自断手指，面红目赤，溲黄便秘，舌苔黄厚，脉长滑。证属暴怒伤肝，肝火上冲，挟痰逆扰心神之故。法当泻肝清心，解郁涤痰，投竹叶、木通、黄芩、礞石、丹皮、栀子、柴胡、白芍、甘草、大黄，3 剂。二诊语言礼貌，举止娴静，心胸较前敞亮，不甚烦躁，有时口干，原方

加生地，6剂。再诊精神及情绪很好，稍觉胸闷，上方加枳
壳，又进3剂。随访2年未复发。

3.奔豚疝气 凡寒实内结，气逆上犯，症见少腹痛急，
气逆上窜者，多见长弦之脉。兼症必有喘满、烦渴，乍热乍
寒，宜用奔豚汤平肝清热。反之，症见形寒怕冷，苔白，脉
来沉弦者，当用桂枝加桂汤温阳行水，则寒散气逆得平。

4.阳亢咳血 凡肺热致咳，震伤络脉，而致咳嗽失血
者，多见长数之脉。如《临证指南医案》载有："席某，半
月前恰春分，阳气正升，因情志之动，厥阳上播致咳，震伤
络中，遂令失血，虽得血止，诊右脉长大透寸部……"治以
滋水养金，宣肺止血，更需敛摄神气为主。

5.三焦热结 凡热郁三焦，症见燥热烦渴，以及便坚
者，多见长大之脉。治当清泄三焦，通便泻下，使腑气通，
则热自解，长大之脉可除。

〔附〕歌 诀

一、体状相类诗

过于本位脉名长，弦则非然但满张。

弦脉与长争较远？良工尺度自能量。

二、主病诗

长脉迢迢大小匀，反常为病似牵绳，

若非阳毒癫痫病，即是阳明热势深。

第二节　短脉（阴）

【定义】

缩者为短。短脉是指脉管搏动的范围短小，不及本位的状态。

【脉象】

形状　来去缩缩，不能满部，脉形不如正常之长。如李中梓说："两头低而沉下，中间突而浮起。"《脉诀·九道脉》载有："短者，阴也。指下寻之不及本位曰短。"《脉诀刊误》载："寸口尺中皆退促，附近关中见一半，如龟缩头曳尾之状，以其阴阳不及本位，故曰短。"可见短脉是形状短缩，寸尺沉下不易触知，而关部明显。（图38）

诊法　上下寻取，不及本位。如《濒湖脉学》载："不及本位，应指而回，不能满部。"何梦瑶说："不足三指之部位为短。"以及所谓"短脉惟于尺寸寻"，都说明寸部、尺部脉动沉下或不显，仅显（局限）关部者，为短脉。

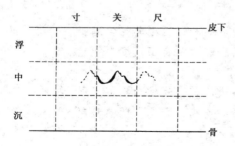

形状短缩，不能满部。

图38　短脉模示图

【鉴别】

对举　见长脉。

比类　短脉与动脉相似，二者在形状上都为短缩脉象。但短脉是形状短缩，不满三部；而动脉其形如豆，必兼滑数，独显关部。如李中梓说："极与短脉相类，但短脉为阴，不数不硬不滑也。"（图 39）

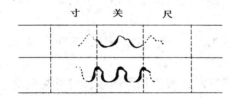

图 39　短脉与动脉比类图

【主病】

本脉主病

短为不及、不足之脉，主气虚不足。凡无力为气虚，有力为气壅，亦主痰气。食积壅阻气逆，皆见短脉。《诊家正眼》中指出："短脉在时为秋，在人为肺。肺应秋金，天地之气，至是而收敛，于人应之，故有蓄缩之象而脉短。经云：'短则气病。'盖气属阳而充于肺，故短脉独见，为气衰之兆。惟肺为主气之脏，而脉应短。《素问》所谓'肺之平脉，厌厌聂聂，如循榆荚'，则短之中自有和缓之象，气仍治也，若短而沉且涩，则气病矣。"若脉管异常者，则属生理现象，不作病脉论。

兼脉主病

短而浮为肺伤气虚，短而涩为心损气虚，短而沉为痞证，短而促、结为痰气、食积，短而数为心痛心烦，短而迟为虚寒。如戴启宗说："浮而短者，荣卫不行；沉而短者，脏腑痞塞。"

三部主病

左寸脉短，常由心气虚弱，无力鼓动脉搏所致，可见心悸不安、气短失眠之疾。

右寸脉短，常由肺气虚损，宣降失职所致，可见气短咳喘、乏力自汗之疾。

左关脉短，常由肝气郁结，气郁不畅所致，可见胁痛胀满、善太息之疾。

右关脉短，常由脾虚气滞，胃失和降所致，可见脘闷纳呆、嗳气呕逆之疾。

左尺脉短，常由寒气郁滞，可见小腹疼痛，在妇人多见月经淋沥不断之疾。

右尺脉短，常由命门火衰，可见阳痿、滑精、早泄之疾。

【脉机】

短为阴脉，为不及、不足之象。考脉之搏动，由气推动，如果阳气衰微无力推动血行，则气血不仅难以达于四末，更因气虚不能充满脉管之中，致使脉道涩滞，血行迟缓，于是脉动无力，故寸尺隐现短缩，形成"两头低而沉下，中间突而浮起"的脉象。亦有因痰、食而气结不畅，阻塞脉道，以致脉来短小，但这种短脉多属有力。

【应用举例】

1. 亡阳气虚　凡阳虚不足，无力鼓动血脉，以致四肢厥逆者，常见短而无力的脉象。如《素问·脉要精微论》载有："短则气病。"

2.失血气虚 凡失血气虚，脉道空虚，亦现短涩无力的脉象。宜助气养血，使气充血足，则脉道充盈，短涩无力之脉可除。

3.痰食阻塞 凡痰饮、食积，阻碍气道，致使脉道不畅，多见短涩促结的脉象。如《诊宗三昧》载有："胃气厄塞，不能调畅百脉，或因痰气食积，阻碍气道，所以脉见短涩促结之状。"作者诊治一人，齐某，男，24岁，学生，因贪食黑枣过多，随即感觉胃脘胀闷作痛，时发嗳气，欲吐不能。查其胃部膨隆，其硬如石，推之不动，压痛（＋），诊其脉来短而有力，兼现促象，短系食滞于胃，运化失职，结聚成积，阻碍脉道所致，脉来短促有力，乃投消积之三棱、莪术、二丑、大黄、槟榔、枳壳，佐以川朴、沉香行气，党参扶正益气，2剂积散胀消而愈。

4.心痛气结 凡气虚血滞，症见心痛、怔忡，多见短涩脉象。

〔附〕歌　诀

一、体状诗

　　　　两头缩缩名为短，涩短迟迟细且难。

　　　　短涩无力气血弱，短促有力痰食结。

二、主病诗

　　　　短脉惟于尺寸寻，短而滑数酒伤神。

　　　　浮而血涩沉为痞，寸主头痛尺腹疼。

第六章 脉形的变化

脉形的变化，是指脉波形态的改变，主要表现为脉搏升降速度的异常。

第一节 滑脉（阳中之阴）

【定义】

流利为滑。滑脉是脉搏的起落速度较快，即脉管迅速扩张又迅速缩小的状态。

【脉象】

形状　往来流利，如盘走珠。如《脉经》载："滑脉往来前却，流利展转，替替然①，与数相似。"《诊家枢要》载有："滑，不涩也，往来流利，如盘走珠，不进不退。"（图40）

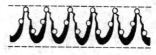

往来流利，如盘走珠，举按皆得，应指圆滑。

图40　滑脉模示图

诊法　不轻不重，举按并行，按之如珠，应指圆滑，故从"形"、从"势"诊。

---

① 替替：形容持续不断的意思。

如孙思邈说："按之如珠子之动，名曰滑。"《脉诀启悟注释》载："滑脉应指替替然，往来之势，流利圆滑，如盘中之走珠，如荷叶之承露。"说明滑脉是往来流利，如盘走珠，应指圆滑。

【鉴别】

对举　滑脉与涩脉相反，二者从脉道的通、滞来区别：滑脉是气血充实，故脉道通畅，脉来流利，如盘走珠，应指圆滑；而涩脉是气血衰少，故脉道涩滞，脉来艰难，如雨沾砂，指下涩滞。（图41）

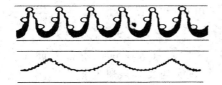

滑脉：往来流利，如盘走珠，
　　　举按皆得，应指圆滑。

涩脉：往来涩滞，如雨沾砂，
　　　细迟而短，指下迟钝。

图41　滑脉与涩脉对举图

比类　滑脉与紧脉、数脉在至数上相似，详见数脉。

【主病】

正常脉象

若其人素常健康，脉来滑利和缓，是荣血充实之兆；已婚妇女，经停，脉来滑数，为气血旺盛，故知有孕。正如《脉义简摩》所说："男得此无病，女得此有胎，乃真滑脉也。"张景岳说："妇人脉滑数而经断者，为有孕。若平人脉滑而和缓，此是营卫充实之佳兆。"

考崔嘉彦《脉诀》中指出："尺脉滑利，妊娠可喜，滑疾不散，胎必三月，但疾不散，五月可别。"《张氏医通》载有："妇人经水二三月不来，诊其脉微滑而数，虽身有病而无邪脉，不涩不伏，不弦劲，即胎脉也。"冯兆张在《锦囊秘录》中说："体弱之妇，按尺不绝，人病脉不病，不必动摇与滑疾，以体弱脉难显也。"上述说明：①已婚妇女身有病而无邪脉则为怀孕的征兆；②脉来从容流利，稍显滑数，怀孕三月以上，此系代谢旺盛，血行加速，故脉来滑数。吴连福在"切脉诊断早妊的观察"[①]一文中报道："在100例经确诊后，而又进行切脉，准确者72例，占72%（沉滑54例，滑大15例，和滑3例），非准确者28例，占28%。其中不准确者，多为身体瘦弱及妊娠月份较小，因而与脉象不显有一定关系。"可见已婚妇女经停，出现早妊反应，脉呈沉滑、和滑、滑大等脉象，可判断为早妊。又据《内经》载："妇人手少阴脉动甚者妊子也，以左男而右女也。"《脉经》："左疾为男，右疾为女，尺脉左偏大为男，右偏大为女。"《医学心悟》："左手为太阳脉浮大知为男也，右为太阴脉沉实知为女也。"《妇人良方》："若妊娠其脉三部俱滑大而疾，在左则为男，在右则为女也。"此可作为判断男女之参考。据何秀莉报告14例，右疾生女12例，落实有10例，仅2例为男，左疾2例为男[②]。

　　作者经验证明，一般已婚妇女，经停之后，面、唇色泽荣华，脉见寸沉尺滑，再参以早妊反应，如头时晕，四肢懒，时乏呕，乳晕黑，则可断为妊娠。有的怀孕2个月就现滑脉，3个月以上更为显著，到分娩后数天仍然见滑脉，仅少数人体弱不见滑脉。若尺脉见细小而弱，但按之不绝，此

---

①　见《哈尔滨中医》1962年8期。
②　见《厦门医药》1981年2期

乃阴血不足，不足以养胎，当投补养阴血之品，其脉自滑；若寸滑尺长，乃妊娠肝旺象，则宜调节肝气以保胎。

本脉主病

凡实热、痰逆、食滞、蓄血，脉必滑而有力。如《脉简补义》载："夫滑者，阳气之盛也，其为病本多主热而有余。"《脉经》述："滑者痰食，滑燥者有热。"《景岳全书》载："滑脉……为痰逆，为食滞，为呕吐，为满闷。"崔氏《脉诀》载："滑脉主痰，或伤于食，下为蓄血，上为吐逆。"若脉来滑利，按之不得，常由元气不足，不能统摄阴火，致使血分有热而致脉滑。正如张璐所说："惟是气虚不能统摄阴火，而血热脉滑者有之。"说明阴虚血热、虚损不足亦可见滑脉。

另外，先兆流产可见涩而弦实的脉象；不可避免性流产可见滑而兼细、弱、革、芤脉象；葡萄胎往往脉呈流利、圆滑，并有紧、弦、芤等脉象。若怀孕见沉而涩结、细涩而失去滑利的脉象是精血不足；如有腹冷如冰则很可能是死胎。正如《脉经》所说的："寸口脉洪而涩，洪则为气，涩则为血，气动丹田，其形即温，涩在于下，胎冷若冰。"若怀孕期满，多见尺脉滑急，如切绳转珠之状，此为将产之候。

兼脉主病

常见浮而滑为风痰在肺，沉而滑为痰食里热，数而滑为痰火宿食，短而滑为气塞，大而滑为邪热，缓而滑为热中，迟而滑为下利。如李时珍说："浮滑风痰，沉滑食痰，滑数痰火，滑短宿食。"

三部主病

左寸脉滑，常由痰火扰心，包络受邪，可见心悸失眠，兼大而实，主心经积热，痰热蒙闭清窍，可见舌强、狂乱之疾。

右寸脉滑，常由痰热阻肺，宣降失职，可见咳嗽胸闷，痰稠色黄，以及口干头晕之疾。

左关脉滑，常由肝有郁热，上蒙清窍，可见耳鸣目赤、头痛头晕之疾。

右关脉滑，常由脾湿热郁，可见吞酸嗳腐、恶心口臭之疾。

左尺脉滑，常由热郁膀胱，可见溲短赤痛、淋沥不畅之疾。

右尺脉滑，常由命门火旺，热逼精泄，可见腰酸、滑精、头晕耳鸣之疾。

【脉机】

滑为阳脉，是气实血涌，血流加快，冲动脉搏，致脉来流利圆滑，应指如珠。因脉为血府，血由气生，血由气行，故必气血充实，脉搏才能往来流利。正如周学海所述："滑涩者，以诊形之枯润也，血有余则脉滑，血不足则脉涩，然血由气行，故亦可征气之盛衰。"另外痰食中结，则邪盛正亦盛，气行畅利，加之痰湿为阴液有质之物，今痰湿聚淤体内，足使脉内阴液增加，血流如粒、如珠，反应于脉必见滑象。所以《素问·脉要精微论》中指出："滑进阴气有余也。"而张志聪认为："邪入于阴，则经血沸腾，故脉滑。"

【应用举例】

1. 痰饮水湿　凡痰涎壅肺，水湿内停，以致咳喘气逆、痰鸣者，每多见滑脉，宜祛痰逐饮，则咳喘自停。如《金匮要略》载："脉浮而细滑伤饮。""寸口脉见滑者，中有水气。"

2. 宿食停滞　凡宿食停滞，症见嗳气腹胀，苔黄腻，便结者，多见滑数有力之脉。如《伤寒论》载有："脉滑而数者，有宿食也，当下之，宜大承气汤。"泻除宿食，滑数之脉则减。

3.邪热内蕴　凡邪热内蕴，盘踞三焦，症见发热、便坚、舌燥、小便赤者，多见滑脉。如《伤寒论》载有："伤寒脉滑而厥者，里有热，白虎汤主之。""阳明病，谵语，发潮热，脉滑而疾者，小承气汤主之。"

4.下焦湿热　凡湿热下注，症见热淋、带疾，以及阴中蚀烂痛痒者，多脉来滑数。如《金匮要略》载有："少阴脉滑而数者，阴中即生疮，阴中蚀疮烂者，狼牙汤洗之。"

5.积滞下利　凡因积滞热邪，淤于肠间，症见下利脓血、腹泻不爽、里急后重者，多见脉滑有力。如《金匮要略》载有："下利脉反滑者，当有所去，下乃愈，宜大承气汤。"可见下利脉滑，是里有宿食积热，治遵"留者攻之"的法则，宜承气通滞，少加消导，下其秽浊则愈。

〔附〕歌　诀

一、体状相类诗

　　　　　滑脉如珠替替然，往来流利却还前。

　　　　　莫将滑数为同类，数脉惟看至数间。

二、主病诗

　　　　　滑脉为阳元气衰，痰生百病食生灾。

　　　　　上为吐逆下蓄血，女脉调时定有胎。

三、分部诗

　　　　　寸滑膈痰生呕吐，吞酸舌强或咳嗽。

当关宿食肝脾热，渴利癀① 淋看尺部。

第二节　涩脉（阴）

【定义】

艰滞为涩。涩脉是脉搏升降速度徐缓，即血管的扩张和收缩表现徐慢的状态。

【脉象】

形状　往来滞涩，如雨沾砂。如《素问·脉要精微论》王冰注："涩者，往来时不利而蹇滞也。"滑伯仁说："涩，不滑也，虚细而往来难，三五不调，如雨沾砂，如轻刀刮竹。"（图42）

诊法　指下迟钝，细迟而短。如张璐说："指下涩滞不前。"李中梓认为："迟细而短，三象俱足。"戴启宗说："脉来蹇滞，细而迟，不能流利圆滑者，涩也。"皆说明涩脉是细而迟短，蹇滞不匀。

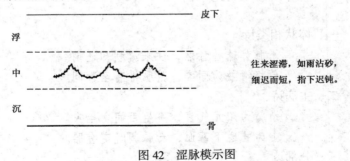

图42　涩脉模示图

往来涩滞，如雨沾砂，
细迟而短，指下迟钝。

---

① 癀（tuí）：音颓，同"溃"，即溃疝。

【鉴别】

对举　见滑脉。

比类　涩脉与结脉二者不仅至数相似，都是迟慢，且因涩脉往来不利，有类似结脉的歇止，故与结脉相似。但细辨涩脉则气势艰难，往来不畅，非有歇止。如李中梓说："盖涩脉往来迟难，有类乎止，而实非止也。"叶子雨在《脉说》中指出："是涩脉流利之止，与结促代之止不同。"而结脉是迟缓时止，止无定数，与涩脉流行不畅自不相同。（图43）

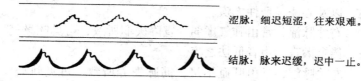

涩脉：细迟短涩，往来艰难。

结脉：脉来迟缓，迟中一止。

图43　涩脉与结脉比类图

【主病】

本脉主病

涩脉虽属阴脉，但有虚实之分。虚者多因气血亏虚，营血运行艰难，故脉行不畅，必涩迟无力。凡津血亏少，气血俱虚，以及男子伤精，女子半产失血等症，皆见涩脉。如《诊家枢要》载有："涩……为少血，为无汗，为血痹痛，为伤精。"《景岳全书》载有："涩为阴脉，凡虚细微迟之属，皆其类也，为血气俱虚之候，为少气……男子为伤精，女子为失血，为不孕……"

实者多因气、食、痰邪阻滞脉道，气血运行不畅，而使脉涩有力。如《脉学辑要》载有："今验不啻食痰为然，又有七情郁结，及疝瘕癖气，滞碍隧道而脉涩者，宜甄别脉力量之有无，以定其虚实耳。"这说明脉虽涩滞，但从有力与无力中可区别其虚实。

兼脉主病

常见有弦而涩为郁滞，结而涩为血凝，弱而涩为气衰，微而涩为血虚，细而涩为津涸，沉而涩为阴衰，软而涩为虚火，浮而涩为表虚，沉而涩为里虚，久病多见涩而小弱。

三部主病

左寸脉涩，常由心阳不足，寒阻心脉所致，可见胸闷心痛，以及心悸、怔忡之疾。

右寸脉涩，常由肺气虚弱，宣降失职所致，可见咳嗽气短、倦怠懒言、声音低怯之疾。

左关脉涩，常由肝血不足，筋脉失养所致，可见胁痛、周身疼痛之疾。

右关脉涩，常由胃阳不足，寒凝血滞所致，可见胃脘刺痛，痛有定处。

左尺脉涩，常由肾经亏损，阴液不足所致，可见腰酸膝软，健忘失眠，头晕耳鸣，妇人可见血虚经闭或月经涩少之疾。

右尺脉涩，常由血虚津亏，肠失滋养所致，可见肠燥便难，妇人妊娠，血虚不足以养胎，常有坠胎之虞。

【脉机】

涩脉有虚实之分，虚则涩而无力，多为血亏津少，营卫耗伤，血亏则不能充其脉，气虚则无力推动血行，久而脉道失去濡润，以致脉气往来艰涩。如《脉诀启悟》载："良由津血亏少，不能濡润经络，所以涩涩不调。"实则涩而有力，多因痰食胶固，血流被遏，阻碍隧道，以致脉气往来艰涩。

如《脉诀启悟》载："亦有痰食，胶固中外，脉道阻滞，皆见涩数模糊者。"

【应用举例】

1. 血少心痛　凡心阳不足，心血涩少，症见心痛、手足不温者，多见涩脉。如《素问·脉要精微论》有："涩则心痛。"张隐庵认为："涩主少血，则心虚而为痛矣。"

冠心病，常因寒邪、痰结、血瘀、食滞的阻塞，使其胸阳不振，大气不得舒布，造成心阳不足，血行瘀阻，多见沉涩、沉结之脉，治以养心扶阳、活络通瘀、宽胸助阳为急务。作者治疗本病，凡见涩脉时，症见心痛发作，可刺内关、厥阴俞、膻中以宽胸止痛，内服丹参、沉香、血竭、血珀、没药、郁金之品活络止痛，另兼鼻吹制蟾酥、麝香、冰片、附子、红参、细辛、山慈菇、牙皂之品以通窍闭，扶心阳；发作休止之时，脉来涩结，或结代，总由心血涩少，血行不畅所致，可投炙甘草汤合瓜蒌薤白白酒汤加槐花、山楂、丹参之品，调整心律，通畅胸阳，多收显效。此皆凭脉使用通络逐瘀之法。据《新医药学杂志》载：傅某，女，71岁，1976年4月10日入院，诊为急性心肌梗塞并发心律失常（完全性右束支传导阻滞），经用低分子右旋糖苷、利尿强心药、罂粟碱治疗，因心绞痛频发，效果不满意。4月20日中医查房，见患者形体干瘦，心绞痛频繁发作，痛有定处，痛时心慌，大汗出，稍有活动如翻身、小便皆可引起绞痛发作，脉细涩，苔少质黯。《内经》说："细则气少，涩则心痛。"再加患者痛有定处，舌质黯，为气虚血瘀无疑，故用补气活血化瘀法治疗，投党参、红花、生大黄、苏木各三钱，黄芪、赤芍、生地、生山楂各五钱，瓜蒌皮一两，苦参四钱。每日1剂，水煎服。服药后停用罂粟碱。次日疼痛偶发。服药十余剂心绞痛已基本控制，适当活动后不再发作。此系脉细涩主心痛之实例。

2. 血痹痛麻　凡卫外空虚，风乘虚入，阻碍血脉的运行，以致痹痛、麻木、拘挛者，多见涩脉。如《金匮要略》载有："血痹之病从何得之？师曰：夫体逸之人骨弱肌肤盛，重因疲劳汗出，卧不时动摇，加被微风，遂得之。但以脉自微涩，在寸口、关上小紧，宜针行阳气，令脉和紧去则安。"《景岳全书》载有："涩为阴脉……为痛痹，为拘挛，为麻木。"

临床常见风湿痹痛、腰痛之人，多见迟涩脉，因涩主血瘀，所以这些病人多见痛有定处，肌肤青紫，舌质紫暗等，治疗可在祛风通络的同时，重用活血逐瘀之品，如身痛逐瘀汤即为治血瘀身痛的代表方剂。

3. 亡津失血　凡汗泄吐利，或半产胎漏，使其津血亏少，不能濡润脉道，则血流减弱，皆见涩迟无力的脉象。如刘完素说："汗泄吐利，或血溢血泄，或热甚耗液而成燥，则虽热，而脉反涩也。"《诊家枢要》载有："……女人有孕为胎痛，无孕为败血病。……女人月事虚败，若有孕，主胎动不安。"《脉如》述有："女子失血，又为不月，为胎病。"

4. 虚劳亡精　凡虚劳日久，命门火衰，精气清冷，症见遗精、早泄、阳痿、无子者，多见涩脉。如《金匮要略》载有："男子脉浮弱而涩，为无子，精气清冷。"

作者经验证明，如男子肾弱，精冷不足，脉来沉涩无力，必兼腰酸、早泄、阳痿诸疾，宜常灸关元、腰阳关温肾助阳，多见有效。而已婚妇女不孕，脉来沉涩，兼有腹冷时痛，经期错后，色淡量少，此为虚寒不孕，宜用艾附暖宫丸，或可见效。

5. 痰食积聚 凡痰食积聚，在阳气不足的情况下，则气滞血瘀，阻碍脉道，使其血流被遏，则脉来涩迟艰难。如《金匮要略》载："寸口脉浮而大，按之反涩，尺中亦微而涩，故知有宿食。"《素问·四时刺逆从论》述："……涩则病少腹积气。"叶天士《临证指南医案》载："陈，脉涩小，舌白不渴，身动呕痰，身如在舟车中，此寒热攻胃致伤，逆气痰饮互结，通补阳明为正。"又《脉诀汇辨》载："一人患哮喘十年，其脉两寸俱涩，余部俱实，涩者痰凝之象，实者气壅之征，非吐利交行，则根深蒂固之疾何能祛耶？使顽痰除，涩脉可除。"

又据《余听鸿医案》载：李某，胃脘中坚硬如盘，约有六七寸。他医皆以胃脘痛，治之罔效。就会诊之，脉来艰涩，饮食二便行动如常。余曰，饮食二便如常，中宫无药，此非胃脘痛也，痞积症也。寒气夹痰，阻于皮里膜外，营卫凝涩不通，况烟体阳虚，阴气凝结少阳，气失运化，非温补不可，进附、桂、鹿角、枸杞、杜仲、巴戟、茴香、当归、仙灵脾、参、术、木香、姜、枣等温补通气活血，外用附子、肉桂、阿魏、丁香、细辛、三棱、蓬术、水红花、麝香、鹿角粉、木香、麻黄等品研末，摊厚膏药贴之。服药50余剂，贴膏药2月余，而硬块消尽，软复如旧。

6. 涩主血瘀 凡见腹中积块、癥瘕，如血瘀痛经、经闭，以及附件包块、陈旧性宫外孕之包块、结核性腹膜炎等，皆可见沉涩、沉结脉象。兼症必有腹痛有块，痛定不移，外症显见肌肤甲错，面目暗黑，舌紫瘀点等，所谓"肌肤甲错，两目暗黑，内有干血"之症，宜用消积攻瘀之品，轻者可选用桂枝茯苓丸，重者宜用大黄䗪虫丸为佳。

据《治验回忆录》载：杨妇，产后三日，恶露猝净，遂致少腹疼痛。医以病历多日，先处以生化汤，后用温经补虚之当归建中汤，痛均不减。越日迎吾以治，脉涩有力，小腹痛而拒按，无片刻停。查病由恶露未尽，瘀血积滞使然，乃实证，非虚证也。治当祛瘀为急，不应畏攻妄补。生化汤固误，当归建中尤误，就证而言，莫若消瘀力强之折冲汤为切合，投赤芍、桃仁、牛膝、归尾、丹皮、玄胡、桂心、川芎，酒水各半煎服。药后二时许，少腹痛益甚，病人认为药之误，遣人相询，吾晓之曰："药服而痛增，是逐瘀之力显，瘀下即不痛，今痛乃瘀将下之先兆，极再进以续药力，何疑为?"后连进三剂，瘀血迭下甚多，痛解人安，未再服药，嘱以饮食营养。此脉涩主血瘀，而有力为实邪，故放胆祛瘀而愈之例证。

〔附〕歌　诀

一、体状诗

细迟短涩往来难，散止依稀应指间。

如雨沾砂容易散，病蚕食叶慢而艰。

二、相类诗

参伍[①] 不调名曰涩，轻刀刮竹短而难。

微似秒[②] 芒微软甚，浮沉不别有无间。

---

① 参伍（cēnwǔ）：即"三、五"，指错综的意思。
② 秒：禾芒。

三、主病诗

涩缘血少或伤精，反胃亡阳汗雨淋。

寒湿入营为血痹，女人非孕即无经。

四、分部诗

寸涩心虚痛对胸，胃虚胁胀察关中。

尺为精血俱伤候，肠结溲淋或下红。

第三节　弦脉（阳中之阴）

【定义】

端直为弦。弦脉是脉搏平直有力的脉象。

【脉象】

形状　长而端直，状如琴弦。如《素问·玉机真脏论》载有："……端直以长。"《脉经》有："……按之如弓弦状。"吴鹤皋说："脉来如按琴弦。"这都说明弦脉从气势、形态来看是直而且长，很像琴弦。（图44）

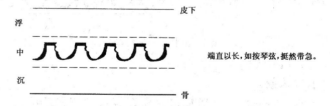

浮

中　　　　　　　　　　　　　端直以长，如按琴弦，挺然带急。

沉

图44　弦脉模式图

诊法　指下挺然，如按琴弦，按之不移，举之应手。如《脉诀刊误》载有："……状若筝弦……从前中直过，挺然于指下，曰弦。"说明弦脉是脉管硬而端直，脉幅细而窄，张力明显，如触按琴弦，既有劲，又有弹力。

【鉴别】

对举　弦脉与弱脉相反，一为劲急，一为软弱。弦脉端直有力，指下挺然，如按琴弦；弱脉细小而沉，按之乃得，柔弱无力。（图45）

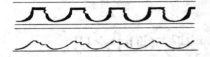

弦脉：如按琴弦，挺然带急。

弱脉：细小而弱，柔弱无力。

图45　弦脉与弱脉对举图

比类　弦脉与长脉相似（见长脉），又与紧脉有别。弦脉是端直以长，挺然指下，而紧脉是如按绳索，脉幅较粗，其形屈曲，左右弹手，快而有力。正如李时珍所述："紧言其力弦言象。"（图46）

弦脉：如按琴弦，挺然带急。

紧脉：紧急有力，状如切绳。

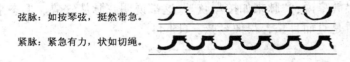

图46　弦脉与紧脉对举图

【主病】

正常脉象

弦脉在时应春，在脏属肝，所以春日健康人常见弦而柔和者为常脉。如《素问·宣明五气》载有："肝脉弦。"《素问·玉机真脏论》述："春脉者，肝也，东方木也，万物之所以始生也。故其气来，软弱轻虚而滑，端直以长，故曰弦，反此者病。"《伤寒论》载有："其脉微弦濡弱而长，是肝脉也，肝病自得濡弱者愈也。"这些文献记载的弦脉，是虽弦而不失柔和之状，故都是生理的常脉，不作病论。

本脉主病

若弦劲有力，如按琴弦之太过有余则为病脉。所以《素问·玉机真脏论》中又指出："……其气来实而强，此为太过，病在外，其气来不实而微，此谓不及，病在中……太过则令人善忘，忽忽眩冒而巅疾，其不及，则令人胸痛引背，下则两胁胠满。"由于弦为肝脉，故见弦脉多为肝气胁痛、肝风眩晕，以及拘急、痉病、痫疾、咳饮、水气、疟疾、疝癖、疝瘕、腹痛、冷痹诸疾。同时，《脉诀刊误》指出："弦而软，其病轻；弦而硬，其病重。"此实为经验之谈。

《脉诀启悟》注释中还述及："但以弦少弦多，以证胃气之强弱，弦实弦虚，以证邪气之虚实，浮弦沉弦，以证表里之阴阳，寸弦尺弦，以证病邪之升沉。无论所患何证，兼见何脉，但以和缓有神，不乏胃气，咸为可治。若弦而劲细，如循刀刃，弦而强直，如新张弓，弦如循长竿，如按横格，皆但弦无胃气也。"

兼脉主病

常见有弦数为肝经有火，弦迟为虚寒，弦紧为瘀血、疝瘕，弦细为拘急，沉弦为悬饮内痛，滑弦为痰饮，弦大无力为虚，弦长为积滞，双弦主胁急痛。

三部主病

左寸脉弦，常由寒邪郁闭，心阳不宣所致，可见胸闷、气短、息弱、心悸之疾。

右寸脉弦，常由痰饮停胸，肺气不宣所致，可见胸胁满闷、咳嗽气逆之疾。

左关脉弦，常由肝气郁结，胆失疏泄所致，可见胸胁胀痛、善叹息之疾。

右关脉弦，常由脾胃失调，寒客气滞所致，可见脘腹疼痛、喜按之疾。

左尺脉弦，常由少腹积寒，可见疝痛，或见腰膝酸软、肾虚滑精早泄。

右尺脉弦，常由寒积少阴，肾经亏损所致，可见寒疝腹痛、阳痿早泄之疾。

【脉机】

弦为肝胆之脉。它的产生，不外脾衰胃弱，肝气郁结、亢盛，致使阴阳不和，气逆上犯，导致经络拘束，影响血行，使其气血收敛，或气血壅迫，经脉鼓动力减弱，而使脉来急直而长，挺然指下，状如琴弦。所以李东垣说："弦脉，总是阴阳不和，肝气上逆。"滑伯仁说："弦……为血气收敛，为阳中伏阴，或经络间为寒所滞。"《脉诀启悟》注释："总由中气少权，土败木贼所致。"故凡肝病、诸痛、痰饮、疟疾、反胃、臌胀等症皆见弦脉。

【应用举例】

1. 弦主肝郁　凡情志不畅，影响肝气的疏泄，症见胸满胁痛，纳少乏力，多见弦脉。如《脉经》有："寸口脉弦而滑，弦则为痛，滑则为实，痛即为急，实即为踊，痛踊相搏，即胸胁抢急。"临床常见肝炎病人，关脉见弦，若弦见于右关，则知是肝气犯胃，兼症则见纳少、乏力，这是一般肝炎活动期；若兼数象，必见口苦胁痛，则知是肝有郁火，一般提示肝功能已有严重损害。

据《100 例慢性肝炎的脉象分析》[1] 一文报道，100 例中出现弦脉者为 56 例，弦兼滑、数……有 28 例，共计 84 例。同时说明，临床有胁痛、腹胀、食差、乏力之症，再加上弦脉，可作为肝炎的早期诊断。凡兼滑者，为邪盛；见数者，多有阴虚内热；弦而有力，或弦滑、弦数，表示了邪正交争，肝功能多属强阳性改变。诸凡脉象呈缓、濡、沉、细等，大多为肝功能正常或轻度改变，病虽好转而脉来表现不足之征。又据王槐堂《弦脉对肝病诊断的意义》[2] 一文对171 例肝脏疾病脉象特征作了观察分析，认为凡脉象由数转缓，由滑转濡，由弦转平，是病情好转之兆，反之则病情加剧。这些实践，充分说明弦主肝病这一临床事实。

2. **弦主痛泄** 弦脉属阳中之阴，凡情志不和、宿食停滞造成腹胀痛泄，夹有矢气者，有的脉见弦长，不可误认为洞泄寒中，投给止泄收涩之品。正如《景岳全书·脉神章》所述："弦脉为阳中伏阴……为肝强……为宿食，为积聚。"又如《名医类案·泻》记载："吕沧洲治一人，病下利完谷，众医咸谓洞泄寒中，日服四逆、理中等而弥剧。诊其脉，两尺寸俱弦长，右关浮于左关一倍，其目外眦如草滋，盖知肝风传脾而成飧泄，非脏寒所致。饮以小续命汤减麻黄，加白术三五升，利止。"这是根据脉来弦长，乃断为肝风传脾所致泄泻，故不用止利药，而从本论治，采用小续命汤，饮不终剂而止。从而说明辨病要知本原、抓要领才能收到疗效。作者临床体会，凡风泄不止，腹痛矢气频频，脉来弦长者，

[1] 见《中医杂志》1966 年 1 期。
[2] 见《河南中医学院学报》1976 年 2 期。

每服收涩止利之品反增胀满，而泄泻不止，改用痛泻要方，抑木扶土，则易收效。

3. 弦主肝旺　凡肝阳亢逆，症见头痛目赤，眩晕仆倒，手足拘急者，多见弦长而硬的脉象。如《素问·玉机真脏论》载有："其气来实而强，此谓太过……太过则令人善忘，忽忽眩冒而巅疾。"《脉经》述有："肝病其色青，手足拘急，胁下苦满，或时眩冒，其脉弦长。"近人张琪指出："高血压及神经官能症，脉来见弦象。"认为肝阳化风内动，治法宜滋阴熄风，症状可获轻减，血压也能下降。朱颜认为，高血压的弦脉与正常脉不同之处，在于重持常向外突出。此皆为经验谈，尤当重视。陈治平经验记载[1]："孙某，47 岁。患高血压，220/120 毫米汞柱。……我看他的脉浮弦而硬，我说：'高血压，头很痛？'他连声说'是'。给用杜仲、牛膝、石决明各一两，山药八钱，槐花、生石膏各二两，豨莶草六钱，3 剂。复诊，血压降到 180/100 毫米汞柱，脉已不硬。照方加甘菊，3 剂。血压减到 160/90 毫米汞往，脉亦无前日之弦。最后血压降到 140/80 毫米汞柱。"这是弦主肝旺的实例。徐飞在《100 例高血压病脉象分析》[2] 一文述及：实证（风火痰壅型）53 例，双侧关脉呈典型的弦脉，同时弦浮有力，轻取即得，脉波的波面幅度时间较长，上下振幅也大者，有 49 例，弦而兼数 11 例，兼滑 14 例；虚证（阴虚阳亢型）47 例，有 44 例出现弦脉，3 例微弦。总之，95％寸关见弦，尺脉沉数有力，此为上实下虚之兆，尤以关脉为典

① 见《广东中医》1959 年 12 期。
② 见《广东中医》1961 年 1 期。

型，实证多弦劲有力，兼见浮数滑；虚证弦脉波面幅度及上下振幅均较短小，多见沉细数。结果表明，弦而有力为高血压的典型脉象。

作者在临床实践中体会到，高血压及中风病人早期病机在于"肝火"，所以脉来多见弦如琴弦，或见弦长之象，若弦而有力是火邪甚，兼见滑象是痰邪，可大胆应用清肝凉肝泻肝之品，如黄芩、连翘、龙胆草，直清上炎之火，助以龙骨、牡蛎、石决明，使肝火潜降，佐以天南星、半夏、竹茹、贝母，涤其盘踞之痰。中期病机在于"亏虚"，所以脉来多见浮大，尤以右寸为甚，尺脉小弱，这是"上实下虚"的病机，集中表现了肾阴不足，不能上养肝木的病机，主症必见头重沉，眩晕，两脚没跟，如踏棉絮之状。此时治疗，必须以"养"为主，就是要大剂滋补肝肾，以纠正上实下虚之势。病人极期，病机在于"动风"，就是肝阳化风，所以脉必弦紧有力，或急促而数，长达鱼际，是气血奔腾，逆行犯脑，血菀于上，主症必见抽搐、惊厥，治宜平肝熄风，介类潜阳。凡偏瘫之人，脉见虚缓，则可重用补阳还五之品，若见弦数，又应加入黄芩以清热，见涩结促脉，可加重活血之品，如偏瘫见洪大、弦长之脉，补阳还五之品当慎用。

4. 弦主疟疾　凡疟疾寒热往来，发作有时，多见弦脉。如《金匮要略》载有："疟脉自弦，弦数者多热，弦迟者多寒。"这是辨别寒疟与热疟的关键之一。

5. 弦主痰饮　凡水饮、痰邪内停，积淤不散，脾胃阳虚，症见喘满、胁痛、短气、咳逆、心悸者，多见弦脉。如《金匮要略》载有："脉沉而弦者，悬饮内痛。""咳家其脉弦，为有水，十枣汤主之。"临床常见肺气肿、支气管喘息多现弦数之脉。

叶天士《临证指南医案》载:"某,脉沉弦,饮泛呛咳,乃下虚无以制上。议早服肾气丸,摄纳下焦散失,以治水泛之饮。午服外台茯苓饮,转旋中焦,使食不致酿痰,茯苓饮去术。""某,高年久嗽,脉象弦大,瘰不成寐,乃阳气微漓,浊饮上泛,仲景云进温药和之。"又如《经方实验录》载:张某,男,成人。水饮为患,心悸、胸胀、干呕、短气、胁下疼痛,脉左右皆弦,辨为水饮无疑。治用炙芫花五分,制甘遂五分,大戟五分,为末,分两次服。先煮肥大枣十枚使烂,去渣入药末,略煎和服,得下而愈。此弦主水饮之例证。

6. 弦主虚寒 凡脾胃虚弱,寒凝气结,或肝气犯胃,症见反胃、呕吐、脘痛、腹痛,脉多弦长端直,按之则减。如《金匮要略》载有:"脉弦者,虚也,胃气无余,朝食暮吐,变为反胃。寒在于上,医反下之,令脉反弦,故名曰虚。"张石顽说:"历诊诸病之脉,属邪盛而见弦者,十常二三,属正虚而见弦者,十常六七。"如腹痛、臌胀、反胃、胸痹、癥瘕、蓄血、中暍、伤风、霍乱、滞下、中气郁结、寒热痞满等病,皆见弦脉,总由中气无权,土败木贼所致。

作者在实践中体会到,溃疡病人,常因肝气犯胃,多见弦脉,主症必见嗳气、腹胀、胁痛,治宜舒肝和胃;若见沉迟,这是胃阳不足的表现,主症必见胃脘隐痛,喜按、喜温,泛吐清水,以及懒言乏力之症,宜温胃建中;若脉来弦结或涩,这是肝郁血结之象,主症必见脘腹痛定不移,舌见紫暗,宜理气活血;若脉见弦数、弦细,症见胃痛虚烦,舌红少苔,这是营气两虚,治当柔阴润燥,疏气化郁,可用一贯煎治之。若见芤象，这是溃疡出现穿孔或胃出血，主症可见呕血、便血，宜清胃热，平肝逆，止出血。

7. **弦主诸痛**　凡腹痛，寒疝瘕痛，胁下拘急而痛，以及胸脘痛痹等，皆见弦脉。如《金匮要略医案》载有："寸口脉弦者，即胁下拘急而痛，其人啬啬恶寒也。""跌阳脉微弦，法当腹满，不满者必便难，两胠疼痛，此虚寒从下上也，当与温药服之。""腹痛，脉弦而紧，弦则卫气不行，即恶寒，紧则不欲食，邪正相搏，即为寒疝。寒疝绕脐苦痛，若发则自汗出，手足厥逆，其脉沉弦者，大乌头煎主之。"如叶天士《临证指南医案》载有："某，脉弦，胸脘痹痛，欲呕，便结，此清阳失旷，气机不降，久延怕成噎膈，主方用薤白、杏仁、半夏、姜汁、厚朴、枳实。"

〔附〕歌　诀

一、体状诗

　　　　弦脉迢迢端直长，肝经木旺土应伤。

　　　　怒气满胸常欲叫，翳蒙瞳子泪淋浪①。

二、相类诗

　　　　弦来端直似丝弦，紧则如绳左右弹。

　　　　紧言其力弦言象，牢脉弦长沉伏间。

三、主病诗

　　　　弦分阴阳肝胆经，饮痰寒热疟缠身。

　　　　浮沉迟数须分别，大小单双有重轻。

---

① 淋浪：流泪的形容词。

四、分部诗

寸弦头痛膈多痰，寒热癥瘕察左关。

关右胃寒心腹痛，尺中阴疝脚拘挛。

第七章 脉律的变化

脉搏节律的改变，是指每个脉搏之间的距离有所改变，即脉搏的搏动时快时慢，或时有中止、参差不齐的状态。

第一节 促脉（阳）

【定义】

促，是形容短与速，而促脉是指脉数有时一止、脉律不齐的状态。

【脉象】

形状 数而一止，止后能回。如《脉经》载有："促脉来去数，时一止复来。"《濒湖脉学》载："来去数，时一止复来，如蹶之趣，徐疾不常。"说明促脉的特点是脉率数快，数中有止，好像急遽行走之人突然停止似的。（图47）

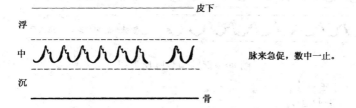

脉来急促，数中一止。

图47 促脉模示图

诊法　举按并行，探取至止，指下多见脉搏往来急数之时，忽见一止，故从"数"、从"势"诊。如《三指禅》载有："促脉形同数，须从一止看。"

【鉴别】

对举　促脉与结脉相反，数而一止为促，迟而一止为结，二者虽然都有时止，但数大异。正如《三指禅》所述："结脉迟中止。""促脉形同数。"张仲景《辨脉法》述有："脉来缓，时一止复来者，名曰结；脉来数，时一止复来者，名曰促。"（图48）

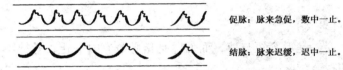

促脉：脉来急促，数中一止。

结脉：脉来迟缓，迟中一止。

图48　促脉与结脉对举图

比类　促脉与数脉虽均从"数"诊，但促脉脉来急促，数中一止；而数脉来往急速，一息六至，没有间歇。（图49）

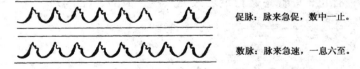

促脉：脉来急促，数中一止。

数脉：脉来急速，一息六至。

图49　促脉与数脉比类图

【主病】

本脉主病

促见于数中一止。数为阳脉，数中一止，主要有以下两种原因：一是因气滞血结，或食积痰停，偶阻脉行所致，故促主阳盛，脉急促有力。凡气怒上逆，胸满烦躁，汗郁作喘，血瘀发斑，狂奔，以及痈肿实热诸疾，皆可见促脉。如崔氏《脉诀》载有："阳盛则促，肺痈阳毒；阴盛则结，疝瘕积聚。"滑伯仁说："促，阳独盛而不能相和也。或怒气逆上，亦令脉促，为气粗，为狂闷，为瘀血发狂。"二是脏气乖违，脉动必歇止无力，如心脏疾患。正如李中梓说："促脉之故，得于脏气乖违者十之六七，得于真元衰惫者十之二三，或因气滞，或因血凝，或因痰聚，或因食壅，或外因六淫，内因七情，皆能阻其运行之机而为促也。"

兼脉主病

常见浮而促是阳明热盛；促而洪实有力为热，为邪滞经络；促而无力损小为虚脱、心力衰竭、阴阳不相接续之候。

三部主病

左寸脉促，常由心火亢盛，可见心胸烦热，心悸失眠，甚则狂躁、喜笑不休之疾。

右寸脉促，常由痰热阻肺，可见咳喘、喉中痰鸣之疾。

左关脉促，常由瘀血积蓄，可见胁肋刺痛、局部灼热之疾。

右关脉促，常由中焦停饮，可见肠鸣脘闷、食欲不振之疾。

左尺脉促，常由相火过旺，热逼精泄所致，可见滑精、腰酸、盗汗之疾。

右尺脉促，常由命门火旺，肾阴被灼所致，可见滑精、腰酸、头晕耳鸣之疾。

【脉机】

促脉的形成，是因阳热独盛而阴不能和所致，脉搏往来急数而促。这是因为，血随气行，气热则血行速，故脉来急数；数中一止，多因血在急驰中量有不续，故脉见中止。亦可因气、血、食、痰等病邪留滞，阻其血运，以数中一止，此必数中一止而有力；若数中一止而无力，多因真元衰惫，脏气乖违，阴血衰少，阴阳不相接续之故。总之，促脉的产生，多由邪阻壅滞所致。

【应用举例】

1. 阳盛火亢　凡怒气上逆，症见气粗、发狂、斑毒等，可见促脉，治当以凉。如《诊家枢要》载有："或气逆上，亦令脉促，为气粗，为狂闷，为瘀血发狂。"《濒湖脉学》述有："三焦郁火炎炎盛，进必无生退可生。"都说明热病见促脉，以数渐稀为病瘥，反之，促数渐增为病重，预后多不良。正所谓"渐退者佳，渐进者危"。若浮而促，是表邪未解而里热亢盛的反映，可重用辛凉透表之剂，逐邪外出而愈。

2. 痰积喘咳　凡痰饮喘咳之疾，由于痰凝阻留其间，常见促脉。如《濒湖脉学》载有："时时喘咳皆痰积。"每用滚痰丸消除痰涎，则促脉可除。作者治一女性，年60岁，体丰肝亢，面赤，喉间痰鸣，呼吸困难，查其脉来数而促，知系痰结阻滞以致脉促，乃用竹沥、生姜、红糖豁痰，按摩天突、璇玑、中庭、膻中等穴使痰消，脉促亦除。

3. 心损衰惫　凡心气虚损，真元衰惫，症见心悸、气短、浮肿、喘咳之心脏疾患，常见促脉，必数中一止而无力，这是"脏气违"、"真元衰惫"的表现，治当以温。如《中医脉学研究》述有："节律较快而不匀，中间有停止，从心电图的对照上可以看到心律绝对不整。心房纤维性颤动，有的心脏跳动，由于排血量少，在脉搏图上表达不出，就形成了停止。"说明促脉是心脏本身的衰惫表现。据《脉诀汇辨》载："一人，患脾泄，神疲色瘁，脉促或十四五至得一止，或十七八至得一止……此真元败坏，阴阳交穷，而促脉呈形，为稽留凝泣而见促，不相侔也……果一月而殁。"

4. 气滞食停　凡暴饮暴食，食滞中焦，影响脉道，乃致脉促，此非恶脉，消食破气，食去胀除，则促脉可解。如《古今医案按·伤食》载："茶商李，富人也，口啖马肉过伤腹胀，医以大黄、巴豆治之转剧，抱一翁项彦章后至，诊之，寸口脉促，而两尺将绝，彦章曰：胸有新邪，故脉促，宜引之上达，今反夺之，误矣。饮以涌剂，且置李中坐，使人环旋，顷吐宿肉，仍进神芎丸大下之，病去。"

〔附〕歌　诀

一、体状诗

　　　　促脉数而时一止，此为阳极欲亡阴。
　　　　三焦郁火炎炎盛，进①必无生退②可生。

二、主病诗

　　　　促脉惟将火病区，其因有五③细推之。
　　　　时时喘咳皆痰积，或发狂斑与毒疽。

---

① 进：指歇止次数逐渐增加，表示病情发展。
② 退：指歇止次数逐渐减少，表示病情好转。
③ 五：指气、血、痰、饮、食。

第二节 结脉（阴）

【定义】

结者滞也，是形容脉搏的波动遇有停歇、阻碍之势，而结脉乃指脉搏在迟缓之中时而一止的状态。

【脉象】

形状 迟缓一止，止后能回。如《脉经》载有："结脉往来缓，时一止复来。"《诊家正眼》述有："迟滞中，时见一止。"（图50）

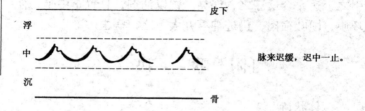

脉来迟缓，迟中一止。

图50 结脉模示图

诊法 举按适宜，探取至止，指下脉来迟缓，歇见一止，故从"数"、从"势"诊。如《诊宗三昧》载有："指下迟缓中，频见歇止，而少顷复来。"

【鉴别】

对举 见促脉。

比类 结脉与迟脉、涩脉相似，结脉是迟缓中频止，迟脉仅一息三至而没有歇止，而涩脉虽指下迟钝，仅往来涩滞，细迟而短，不见歇止。（图51）

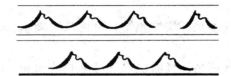

结脉：脉来迟缓，迟中一止。

迟脉：脉来缓慢，一息三至。

图51　结脉与迟脉比类图

【主病】

本脉主病

结见于迟缓中有止，迟为阴脉，故结为阴盛之脉。迟缓中有止是因气滞、痰结，致使血行不得疏通，络血不得流行，以致迟缓中而有歇止，故结脉主气血凝滞，老痰内结，宿食停积，癥瘕积聚，疝痛气块，七情气郁者，多见结而有力。如《诊家枢要》载有："结……阴独盛而阳不能相入也，为癥结，为七情所郁，浮结为寒邪滞经，沉结为积气在内，又为气、为血、为饮、为食、为痰。"《脉学辑要》述有："结者，气血之结滞也。至来不匀，随气有阻，连续而止，暂忽而歇，故曰结，又谓三动一止……但清痰理气自可。"

若元气衰弱，久病虚损，精力不继者，多见结而无力。如张景岳说："多由血气渐衰，精力不继，所以断而复续，续而复断，常见久病者多有之，虚劳者亦多有之。"

兼脉主病

常见有浮结为寒邪滞经，沉结为积气在内，涩结是积瘀在内，滑结为老痰，数结为热盛。如《难经》指出："结甚则积甚，结微者气微。"

三部主病

左寸脉结，常由心阳不足，寒痰淤阻，可见心悸、气短、胸闷疼痛之疾。

右寸脉结，常由肺气不足，痰饮壅结，可见咳喘胸满、气逆痰鸣之疾。

左关脉结，常由肝气郁结，气滞血瘀，可见胁肋刺痛、胸闷太息之疾。

右关脉结，常由脾虚失运，食滞脘腹，可见纳呆嗳腐、脘腹满痛之疾。

左尺脉结，常由肾精亏损，筋骨失养，可见腰膝酸软、下肢痿弱之疾。

右尺脉结，常由命门火衰，阴寒内积，可见阳痿精冷、妇人宫寒不孕之疾。

【脉机】

结脉的形成，一由气血痰食饮邪积滞不散，阻碍血行，以致心阳涩滞，脉来迟缓中止；一由气血渐衰，精力不继，心阳不振，气亏则血流不畅，以致迟缓中止。正如《伤寒溯源集》中所述："结者，邪结也，脉来停止暂歇之名，犹绳之有结也。凡物之贯于绳上者，遇结必碍，虽流走之甚者，亦必少有逗留，乃得过也。此因气虚血涩，邪气间隔于经脉之间耳。虚衰则气力短浅，间隔则经络阻碍，故不得快于流行而止歇也。"总之，结脉的产生，多由阴邪固结所致。

【应用举例】

1. 独阴偏盛　凡元气衰弱，阴邪偏盛，少火衰弱，中气虚寒，脾失健运者，症见疝痛、泻痛、肠鸣等症，脉多见沉结而无力。如《诊家正眼》载有："……夫阴寒之中且夹凝结，喻如隆冬，天气严肃，流水冰坚也。"治以温中健脾散寒为主。

2. 痰食积聚　凡痰凝、食积、积块、癥瘕阻碍血行，多见结而有力。如滑伯仁说："结为阴独胜而阳不能入也，为癥结，为七情所郁。浮结为寒邪滞经，沉结为积气在内，又为气、为血、为饮、为食、为痰，盖先以气寒脉缓，而五者或一有留滞于其间，则因而为结。"这说明结脉乃因积聚固结，气机受阻所致，当用辛通，佐以消积之法，则寒散结开，结脉自然消失。如《脉诀汇辨》载："文学张方之，久忧暴惊，遂发癫妄，或补心神，或逐痰涎，均无裨也。求治于余，余曰：六脉结而有力，非大下其痰，无由痊也。先服宁志膏三日，遂以小胃丹下之。三月之内，服小胃丹数次，去痰积始尽，更以归脾、妙香加牛黄、龙骨为丸，剂毕而康。"

3. 气虚血涩　凡气虚血涩，症见心动悸，以及惊恐神散，梦漏亡精者，可见结脉。如《伤寒论》载有："……脉结代，心动悸，炙甘草汤主之。"王士亨说："……或因大病后，亡津液亡血，或惊恐神散，而精不收，或梦漏亡精，又多虑而心气耗也。"考心动悸、脉结代是心脏器质性病变所致，如风湿性心脏病、动脉硬化性心脏病等，多见结代脉。可用桂枝通心阳，炙草滋脉气，人参补气强心，使心阳健则脉气通，以消结代。《孙允中临证实验录》载：佟某，男，40岁。素有风湿性心脏病，心悸气短，活动加重，近来身面黄染，其色晦黯，下肢浮肿，按之不起，精神萎靡，胃纳不振，小便涩少，舌质淡，苔垢腻，脉来结代，证属心阳不足，水湿内蕴，上凌于心而为悸，溢于肌表而为肿，阻于胆道而发黄，治以通阳利湿，养心安神，投茯苓、附子、白术、柏子仁、白芍、苍术、元柏、炒枣仁、草蔻、茵陈，25

剂。再诊，心悸、气短觉轻，黄疸渐退，浮肿已消，小便畅爽，精神良好，饮食稍加。迭进 20 剂，诸证尽除。

4. 郁怒气滞　心主血脉，血行必赖于气，气滞则脉道不利，乃致缓而时止。如《医宗必读·小便闭癃》载：先兄念山，谪官浙江按察，郁怒之余，又当盛夏，小便不通，气高而喘，以自知医，服胃苓汤四帖，不效。余曰：六脉见结，此气滞也。但用枳八钱，生姜五片，急火煎服，一剂稍通，四剂霍然而愈。此为气滞脉结之实例。

〔附〕歌　　诀

一、体状诗

　　　　结脉缓而时一止，独阴偏盛欲亡阳。
　　　　浮为气滞沉为积，汗下分明在主张。

二、主病诗

　　　　结脉皆因气血凝，老痰结滞苦沉吟。
　　　　内生积聚外痈肿，疝瘕为殃病属阴。

第三节　代脉（阴）

【定义】
代脉是指脉搏中止而有定数的状态。

【脉象】
　　形状　迟而一止，止有定数，不能自还。如《脉经》载有："代脉来数中止，不能自还，因而复动。"即说明代脉是脉搏歇止时间较长，停久方来。（图 52）

　　诊法　脉来迟缓，迟中一止，良久复来。如《三指禅》载有："代脉动中看，迟迟止复还。"

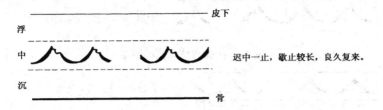

图 52　代脉模示图

【鉴别】

　　对举　一般不作对举，故略。

　　比类　代脉与结脉、促脉三者皆有止象，颇相类似，但三者主要区别是：促脉数而一止，结脉迟而一止，二者歇止时间较短，止后皆能迅复，而代脉歇止时间较长，故良久复来。如李中梓说："结促之止，止无常数，代脉之止，止有常数；结促之止，一止即来，代脉之止，良久方至。"张秉成说："结代并言，则知结为歇止，代为动而中止，至数有定，即不得二脉并言矣。"陆渊雷说："一止之后继以特殊数脉，一若补偿前一止之搏动者，是为结，所谓自还也。一止之后，继来不数，无以补偿者，是为代脉，所谓不能自还也。"可见歇止自还或不能自还是区别结脉的要点。（图 53、图 54）

　　这里应注意的是，自还乃指歇止时间较短，很快脉又搏动，不能自还乃对自还而言，非脉不再搏动，而指歇止时间较长而言。

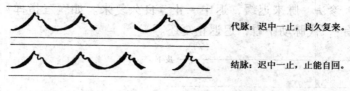

代脉：迟中一止，良久复来。

结脉：迟中一止，止能自回。

图 53 代脉与结脉比类图

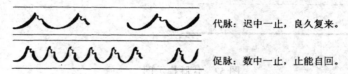

代脉：迟中一止，良久复来。

促脉：数中一止，止能自回。

图 54 代脉与促脉比类图

【主病】

本脉主病

代为脏气衰微，无力继续，故脉亦歇止难复，常见于久病大虚、脏气衰惫之人，故较结脉为重。如《素问·脉要精微论》载有："代则气衰。"凡脏气衰弱，脾脏败坏，症见中寒不食，吐利腹痛，以及心悸等，可见代脉，此为不及。所以《诊家正眼》述有："代主脏衰，危恶之候。脾土败坏，吐利为咎。中寒不食，腹疼难救。"《脉经》亦认为"结者生，代者死"，"得此脉者，必难治"。

凡风证、痛证、七情惊恐、跌仆损伤等病，偶有代脉，是一时性的气机阻滞，不能衔接所致，此为太过，不可误认为危恶之候，以误病机。《诊家正眼》载："黄桂岩，心疼夺食，脉三动一止，良久不能自还。施笠泽云'五脏之气不至，法当旦夕死'。余曰，古人谓'痛甚脉多代'，周梅屋云'少得代脉者死，老得代脉者生'，今桂岩秋高矣，而胸腹负

痛，虽有代脉，不足虑也。果越两旬而桂岩起矣。"此证明
高龄见代，非皆死脉之证。

兼脉主病

常见有代而迟缓为脾气绝，代而洪为病在络脉，代而细
沉为泄利，代而数为溲便脓血，代而微细为津液枯干，结代
并见则为心悸。

另外，妊娠见代脉，是怀胎百日，不作病论。如《三指
禅》载有："平人多不利，惟有养胎间。"《脉诀启悟注释》
曰："惟妊娠恶阻、呕逆最剧者，恒见代脉，谷入既少，血
气尽并于胎息，是以脉气不能接续，然在二三月时有之，若
至四月胎已形成，当无歇止之脉矣。"《四诊抉微》指出：
"若妊娠百日而脉代，以心包络输血养胎，经脉失荫，若别
无他候，但当调其气血，则胎自固而代脉自退。"

《诊脉一得》[①] 述一医案："（某妇）产后二年月经未见，
觉四肢无力，精神倦怠，不思饮食，恶心呕吐，或劝其内服
斑蝥治瘰疬，找我商议，诊其脉代，按之不绝，告以'勿药
有喜'。后来果然生了第二个男孩。"这进一步证明经停见代
脉是"女胎三月"的事实。

三部主病

左寸脉代，常由心阳不足，可见心悸、胸闷、气短之
疾。

右寸脉代，常由肺气不足，胸阳痹阻，可见胸痹气短、
心悸自汗之疾。

左关脉代，常由脾失健运，可见胸胁痞塞、气郁不舒、

① 见《中医杂志》1964 年 6 期。

脘闷纳呆之疾。

右关脉代，常由胃脘停滞，可见脘腹痞痛、纳呆腹胀之疾。

左尺脉伏，常由肾弱阳虚，可见腰酸膝软，少腹胀痛，以及失眠、便秘之疾。

右尺脉伏，常由大肠津少液亏，可见便秘肠结、二便不畅之疾。

【脉机】

代脉的形成，大致原因有二：一是因脏气衰微，气血两虚，不能推运血行而致脉来歇止，不能自还，良久复来；二是因猝逢惊恐，跌仆损伤，影响脉气，以致脉气不能相接所致。正如《伤寒溯源集》载有："代，替代也，气血虚惫，真气衰微，力不支给。"这就说明精气尽竭、不能接济是产生代脉的主要原因。

【应用举例】

1. 脏气衰败　凡体力衰惫，形容羸疲，脉见代止，不能自还，是脏气衰败，一脏无气的表现，其脉来代止，重按则无，是无根无神无胃的危脉。如《诊家枢要》载有："代……主形容羸瘦，口不能言，若不因病，而人羸瘦，其脉代止，是一脏无气，他脏代之，真危亡之兆也。"

《诊脉一得》载："脉象不论结、促、代，只要重按至筋骨不绝，尺部匀静有力，便是有根有神，是有胃气，随症用药，便可得生；若按之无力，或重按则无，是无根无神，也就是无胃气。"这说明虽然诸家皆认为代脉是脏气衰败，但必须是代而无力，重按则无力是脏气欲绝，否则，有力、匀静，虽现代脉，不可误认为脏衰而惧之。

2. 中寒吐利　凡中寒吐利，腹痛不食，见代脉，为脾败脏衰之候。如《诊家正眼》载有："代主脏衰，危恶之候。脾土败坏，吐利为咎。中寒不食，腹疼难救。"

《诊脉一得》载："李某，中午在集市上吃了半斤凉年糕，回到家来，感到腹内胀痛，继则吐泻交作，头痛身热，口渴思饮，饮入即吐，小便全无，舌苔白腻而厚，目眶凹陷，神志清醒，呼吸粗壮，脉象不数不迟，但十动必止。……用《医林改错》急救回阳汤原方，一剂而愈。"说明腹痛见代脉，非都是脏衰难救，此全在审因辨证耳。

3. 心悸动痛　凡心气虚衰，症见心悸、心痛、心胸振者，亦见代脉。如《伤寒论》载有："伤寒脉结代，心动悸，炙甘草汤主之。"

4. 损伤风痛　凡跌打损伤、风证、痛证，因一时气机阻塞，不能衔接，亦见代脉。如李中梓说："……跌打重伤，及风家、痛家，俱皆不忌。"《诊家枢要》述有："……或风家痛家，脉见止代，只为病脉。"从风家、痛家俱皆不忌，说明除脏器衰败者外，由一时气机阻塞，亦可偶见代脉，不可误认为病危。

〔附〕歌　诀

一、体状诗

动而中止不能还，复动因而作代看。

病者得之犹可疗，平人却与寿相关。

二、相类诗

　　　　数而时止名为促，缓止须将结脉呼。

　　　　止不能回方是代，结轻代重自殊涂①。

三、主病诗

　　　　代脉原因元气衰，腹痛泄痢下元亏。

　　　　或为吐泻中宫病，女子怀胎三月令。

_____

① 殊涂：即殊途，作"不相同"解。

第八章　合并脉象

　　合并脉象，是指上述各种脉象二者或三者互相合并所产生的脉搏形象，称为合并脉象。如大脉与实脉相合为洪脉，数脉与实脉相合为紧脉，浮脉与细脉、弱脉相合为濡脉等等，皆属此类。正如元·戴启宗在《脉诀刊误》中所指出的："有合众脉之形为一脉者，谓如似沉似伏，实大长弦之合，为牢，极软浮细之合，为濡。"

第一节　缓脉（阴中之阳）

【定义】

　　不徐不急为缓。缓脉是脉搏的跳动不疾不徐，从容和缓。

【脉象】

　　形状　从容和缓，一息四至。如《诊家枢要》载有："缓，不紧也，往来舒缓。"张璐说："从容和缓，不疾不徐。"（图55）

　　诊法　来去从容，不浮不沉，不迟不数，一息四至，恰在中部。如《医述》载有："指下柔匀，形之缓也，来去从容如一。"

【鉴别】

　　对举　见紧脉。

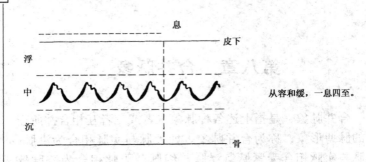

从容和缓，一息四至。

图 55　缓脉模示图

比类　缓脉与迟、濡、虚、微、弱五者皆相似，但迟为一息三至，不是缓之一息四至；濡为浮细而软，不是缓之不浮不沉，恰在中部；虚是浮大迟软，不是缓脉来去从容，不浮不沉；微脉是细而软弱，似有似无，不是缓脉来去和缓，一息四至；弱是沉细而软，重按乃得，不是缓脉不浮不沉，恰在中部。正如张璐所说："从容和缓，不疾不徐，似迟而实未为迟，不似濡脉之指下绵软，虚脉之瞥瞥虚大，微脉之微细而濡，弱脉之细软无力也。"（图 56、图 57、图 58、图 59）

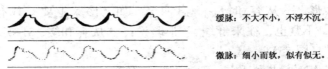

缓脉：不大不小，不浮不沉。

微脉：细小而软，似有似无。

图 56　缓脉与微脉比类图

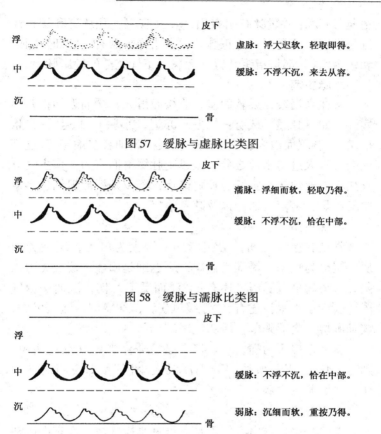

图 57 缓脉与虚脉比类图

图 58 缓脉与濡脉比类图

图 59 缓脉与弱脉比类图

【主病】

正常脉象

不浮不沉、不迟不数、恰在中部、来去从容、一息四至的缓脉，是表示脾胃调和，健康无病，谓之平脉。正如《景岳全书》说："缓脉有阴有阳，其义有三，凡从容和缓，浮沉得中者，此是平人之正脉。"《三指禅》载有："四时之脉，和缓为宗。"都是指缓乃胃气无病、正气充沛的健康脉象。

本脉主病

若往来迟缓，柔软而慢，或缓而滑大，缓而迟细，乃为病脉。如《脉经》载有："去来亦迟，小驶① 于迟。"张景岳说："若缓而滑大者多实热……缓而迟细者多虚寒。"这都说明缓有太过与不及之分，太过则脉缓滑而有力，多主气分有热，以及烦热、腹满、痈疡诸疾；不及则缓而迟细，多主中气不足，虚寒气怯，以及眩晕诸疾。

兼脉主病

常见有浮缓卫伤，沉缓营弱，缓大为风虚，缓细为湿痹，缓滑为热中，缓涩为血虚，缓迟细是阳虚，缓大无力为阴虚。吴鹤皋《脉语》述有："浮而缓卫气伤，沉而缓营气弱。"《诊家正眼》述有："浮缓风伤，沉缓寒湿，缓大风虚，缓细湿痹，缓涩脾薄，缓弱气虚。"

总之，缓不为病，若病者，必"兼浮迟虚软细涩诸象，则为病脉"，以及所谓"分别浮沉大小区"，即说明缓脉为病，多属兼脉为病。

三部主病

左寸脉缓，常由心气不足，可见心慌气短，亦有由风邪外袭者，可见项背筋脉拘急之症。

右寸脉缓，常由肺气不足，不能施布津液，可见肢体皮肤麻木不仁、背酸不适之疾。

---

① 驶：意同快字。

左关脉缓，常由肝血不足，可见头晕，在妇人多见月经涩少或经闭之疾。

右关脉缓，常由脾气虚弱，健运失常，可见胀满便秘、纳呆身重之疾。

左尺脉缓，常由肾气虚弱，膀胱失约，可见腰困便频而清，以及疲乏无力之疾。

右尺脉缓，常由肾阳不足，寒湿下蓄，可见肠鸣腹泻、下肢浮肿之疾。

【脉机】

缓脉是正常的生理脉象，它是权衡诸脉的标准。缓脉的形成，根据《三指禅》"四至调和百脉通，浑涵元气此身中"的说法，是先天肾气、后天谷气充沛周身，使百脉畅通，故脉来从容和缓，一息四至。实际是脉管不硬，脉的节律与频率均正常，不大不小，气血流动从容不迫，因而脉动亦从容和缓，不浮不沉，一息四至，所谓"往来调匀，从容不迫"。

若因湿邪粘滞，阻滞脉道，则脉来虽缓，必见怠慢不振，脉道弛缓，有似困缚之象；若因气血不足，则脉道不充，必见缓弱少力之象。正如《诊家枢要》载："缓，不紧也，往来行缓，呼吸得徐，以气血向衰，故脉体为之徐缓耳。"

【应用举例】

1. 中风风湿　凡外感、风湿，症见发热汗出，恶风，多见缓脉。如《伤寒论》述有："太阳病，发热汗出，恶风，脉缓者，名曰中风。"《脉简补义》载有："风温湿温，愈热愈缓，以风、热为阳邪也，愈缓则津液愈耗。"一般中风、风湿多见浮缓。

2. 风痹痿厥 凡正虚脾弱，风寒湿邪淤阻肌肉，凝涩滞留不散，症见肌肤不仁，或脚弱下肿，痿厥蹒跚者，可见缓脉。如《脉经》载："寸口脉缓，皮肤不仁，风寒在肌肉。"《针灸甲乙经》述："……缓甚为痿厥。"一般风湿痿痹之人，多见沉缓，此系寒湿为患，应在祛湿、利湿的同时，扶正补脾，使脾健则湿去，气足则麻木可除。

3. 实热痈疡 凡实热内郁，症见烦热口臭、腹满、痈疡，二便不利者，多见缓大有力之脉。如《景岳全书》载："然实热者，必缓大有力，多为烦热，为口臭，为腹满，为痈疡，为二便不利，或伤寒温疟初愈而余热未清者，多有此脉。"

4. 虚寒飧泄 凡阳虚不足，脾气衰败，症见气怯、畏寒、肾冷、飧泄者，多见缓而迟细之脉。如《景岳全书》载："若虚寒者，必缓而迟细，为阳虚，为畏寒，为气怯，为疼痛，为眩晕，为肾冷，为小便频数……"李东垣于《脾胃论》中指出："如脉缓，怠惰嗜卧，四肢不收，或大便泻，此湿胜，以平胃散疗之。"

5. 噎膈反胃 凡气结痰淤，阻碍食道，症见呕吐，呃逆、胸膈闷塞，似物堵塞，或反胃呕吐者，可见缓脉。如《三指禅》载："凡遇噎膈反胃，脉未有不缓者。"

6. 湿阻太阴 秽浊湿邪，内阻脾经，使脾失升清之力，可见缓小无力之脉。如薛生白《湿热病篇》中说："暑热内袭，腹痛吐利，胸痞脉缓者，湿浊内阻太阴。"治当利湿除秽，则脾气得升，湿邪自散。

〔附〕歌　诀

一、体状诗

缓脉阿阿① 四至通，柳梢袅袅② 葨③轻风。

欲从脉里求神气，只在从容和缓中。

二、主病诗

缓脉营衰卫有余，或风或湿或脾虚。

上为项强下痿痹，分别浮沉大小区。

三、分部诗

寸缓风邪项背拘，关为风眩胃家虚。

神门濡泄④ 或风秘⑤，或是蹒跚足力遇。

第二节　洪脉（阳）

【定义】

极宽为洪。洪脉是脉幅宽大，血液量增加，因而搏动有力的状态。

【脉象】

形状　形大满指，来盛去衰。如《脉经》载："极大在指下。"《濒湖脉学》述："指下极大，来盛去衰，来大去长。"

---

① 阿阿：这里作"舒缓"的形容词。
② 袅袅（niǎoniǎo）：音鸟鸟，形容柔软的东西随风摇动。
③ 葨（zhān）：音沾，风吹浪动。
④ 濡泄：泻下如水，清浊不分。
⑤ 风秘：风热内动以致津液燥涩的便秘。

叶子雨说："洪脉似浮而大，兼有力，故举按之则泛泛然满三部，状如水之洪流，波之涌起，脉来大而鼓也。"（图 60）

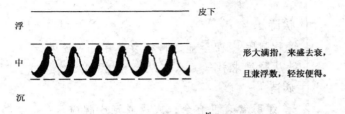

形大满指，来盛去衰，
且兼浮数，轻按便得。

图 60　洪脉模示图

诊法　形大满指，轻按便得。如《千金翼方》述："按之浮大在指下而满。"滑伯仁说："大而实也，举按有余，来至大而去且长，腾上满指。"这里所说的浮是触指即得，大实是指其形，满腾是指其充实有力，即指其态和势。故洪脉从"位"、从"形"、从"势"诊。

【鉴别】

对举　洪脉与微脉相反。洪脉形大满指，来盛去衰，轻按便得，而微脉是极细而软，欲绝非绝，重按全无，二者恰好相反。（图 61）

比类　见实脉。

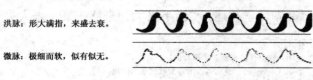

洪脉：形大满指，来盛去衰。

微脉：极细而软，似有似无。

图 61　洪脉与微脉对举图

【主病】

正常脉象

洪属阳脉，在时应夏，在脏应心。如《素问·玉机真脏论》载："夏脉者心也，南方火也，万物之所以盛长也，故其气来盛去衰，故曰钩，反此者病。"这说明夏令见洪脉而无其他脉兼见者，是正常无病的脉象。

本脉主病

若洪大有力，此为太过，多由营络大热，血气燔灼，心气有余，必见壮热、烦躁、口渴、吐血、疮疡，以及暑热汗泄诸疾。如《素问·玉机真脏论》载："其气来盛去亦盛，此为太过，病在外，……太过则令人身热而肤痛，为浸淫。"《景岳全书》载："洪脉，大而实也，举按皆有余。洪脉为阳，凡浮芤实大之属，皆其类也，为血气燔灼，大热之候。"

若洪大无力，此系不及，多因心气虚泛，或为阴虚所致。浮取则洪，重按全无，或阔大者，是孤阳泛上，气不归原之故。必见烦心、咳唾，或为虚劳、泄泻。如《素问·玉机真脏论》载："其气来不盛去反盛，此谓不及，病在中，……则令人烦心，上见咳唾，下为气泄。"《诊宗三昧》述："若病后久虚，虚劳失血，泄泻脱元，而见洪盛之脉，尤非所宜。"

兼脉主病

常见有洪大为热盛，浮洪为表热或虚热，沉洪为里热，洪紧为胸胀，或便难下血，洪滑为热痰，洪急为胀满。如《景岳全书》载："浮洪为表热，沉洪为里热，为胀满，为烦渴，为狂躁，为斑疹，为头疼面热，为咽干喉痛，为口疮痈肿，为大小便不通，为动血。"

三部主病

左寸脉洪，常由心火上炎，可见头痛、目赤口疮、心烦失眠之疾。

右寸脉洪，常由热邪壅肺，肺失清肃，可见咳喘气急、口燥咽干之疾。

左关脉洪，常由肝阴受灼，筋失其养，可见烦躁易怒、遍身疼痛之疾。

右关脉洪，常由胃火燔炽，可见齿肿咽痛、便秘吞酸之疾。

左尺脉洪，常由膀胱有热，可见小便淋漓，疼痛不爽，甚则尿血之疾。

右尺脉洪，常由大肠淤热，可见大便秘结，热伤阴络，可见便血腹痛之疾。

【脉机】

洪脉的形成，是因气壅火亢，致使脉道扩张，血气沸腾，有如波涛，乃致脉形阔大，大起大落。若仅大而无力，多因虚劳失血，泄利，致使脉管虽粗大，而血流不足，故见形大无力。

【应用举例】

1. 热盛伤阴　凡阳明热盛，津液受灼，症见身热大汗，烦渴狂躁，口渴引饮者，多见洪大有力之脉。如《伤寒论》载："服桂枝汤，大汗出后，大烦渴不解，脉洪大者，白虎加人参汤主之。"《脉经》述："洪大者，伤寒热病。"这里的洪大，因热壅气盛，不但脉道扩张，同时血流加快、充盈，故脉洪大必兼有力。所以李东垣指出："如有大热，脉洪大，加苦寒剂而热不退者，加石膏直清阳明而行肌热则脉必和缓。"《蒲园医案》载："史某，男，36岁，夏日患外感，延余诊治，见壮热如焚，牙宣龈肿，烦渴昏愦，谵语无伦，脉象洪数，舌苔黄厚粗糙，诊为平素醇酒厚味，复感外邪，酝酿化热，深踞阳明之候，疗以咸寒，佐用甘苦，投白虎汤加玄参、花粉、石斛、生地、寸冬、紫雪丹，四剂热减神清，舌润津回，龈肿消，牙衄止，脉洪数亦稍逊，上方去玄参，加西洋参，继服四剂，热退身凉，神清气爽，知味加餐，惟热病伤阴，继以甘寒养阴善后，投生地、寸冬、芦根、花粉、泽泻、甘草、粳米、洋参、白芍、丹皮，六剂热去津存而愈。"

2. 虫积腹痛　凡蛔动于中，症见腹痛时作，吐蛔吐涎，脉见洪大者，知系虫积腹痛。如《金匮要略》载："腹中痛，其脉当沉若弦，反洪大，故有蛕虫。"

作者临床看到蛔虫腹痛病人，常在时烦腹痛蛔动之时，其人脉来洪大，或乍大乍小，当腹痛停止，虫静不动之时，则洪大之脉不显，所以说时烦、腹痛、脉来洪大三者同时出现，再配合腹诊——腹有结聚，起伏聚散不定，重按结聚转移，则可断为虫积腹痛。

3. 疮痈浸淫　凡疮疡肿痛，肠痈溃败，致使气血蕴结，结聚成痈，热结不散，血肉腐破，化肉为脓，脉来洪大，手掩肿上，灼热濡软，知系成脓。如《内经》载："诸痛疮疡，皆属于心。"《金匮要略》载："肠痈者……脉洪数者，脓已成，不可下也。"治宜清热、排脓、消痈为主。

4. 虚劳泄泻　凡虚劳、失血、泄泻致使脉气外张，真元外脱，脉应小弱，如若洪大无力，为脉证不符，正虚邪盛之象。这种病脉往往易于发生骤变，所谓"大则病进"、"大则为虚"，故不应作阳热处理。正如朱丹溪所说："大，洪之别名，病内伤者，阴证为阳所乘，故脉大，当作虚治。"应在养血、止血、止泻的同时，重用参术补脾益气，则脉自复。

〔附〕歌　诀

一、体状诗
脉来洪盛去还衰，满指滔滔应夏时。
若在春秋冬月里，升阳散火莫狐疑。

二、相类诗
洪脉来时拍拍然，去衰来盛似波澜。
欲知实脉参差处，举按弦长幅幅坚。

三、主病诗
脉洪阳盛血应虚，火热炎炎心病居。
胀满胃翻须早治，阴虚泄利可踌躇①。

四、分部诗
寸洪心火上焦炎，肺脉洪时金不堪。
肝火胃虚关内察，肾虚阴火尺中看。

第三节　微脉（阴）

【定义】
微，指细弱、不显之意。微脉是指脉幅细小，表在动脉血量减少而搏动无力的状态。

---

① 踌躇（chóuchú）：音仇除，犹豫不定的意思，这里可作"慎重考虑"解。

【脉象】

形状　极细而软，似有似无。如《脉经》载："极细而软，或欲绝，若有若无。"滑伯仁说："微，不显也。依稀微细，若有若无，为气血俱虚之候。"（图62）

诊法　轻取即见形细势软，重按似有似无的脉形，故从"形"、从"势"诊。如《濒湖脉学》述："极细而软，按之如欲绝，若有若无。"

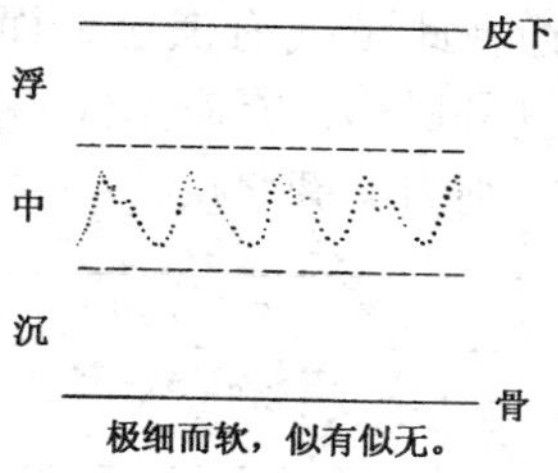

极细而软，似有似无。

图62　微脉模示图

【鉴别】

对举　见洪脉。

比类　微脉与细、弱、濡三脉相似，四脉在脉形上皆小，但在气势上则各不相同。如细脉虽小，而振指明显，不似微脉极细而软，似有似无；弱脉沉细而软，但形状分明，不似微脉之若有若无，来去模糊；濡脉浮细而软，不似微脉之若有若无。如《脉经》载："细脉小大于微，常有，但细耳；濡脉极软而浮细；弱脉极软而沉细，按之欲绝指下。"何梦瑶也说："细甚无力为微。"张璐指出："微脉者，似有似无，欲绝非绝，而按之稍有模糊之状，不似弱脉之小弱而分明、细脉之纤细而有力也。"可见四者的主要区别点，在于清楚与模糊，有力与无力。（图63、图64、图65）

【主病】

本脉主病

微脉为气血亏虚之候，故见微脉，多为气血不足、元阳亏损之兆。如气虚、失血、自汗、失精、泄泻、少食、崩中、亡阳、呕吐、肢厥、拘急以及暑病等症皆可见微脉。所以《景岳全书》指出："微脉……乃血气俱虚之候，为畏寒，为恐惧，为怯弱，为少气，为中寒，为胀满，为呕哕，为泄泻，为虚汗，为食不化，为腰腹疼痛，为伤精失血，为眩晕厥逆，此虽气血俱虚，而尤为元阳亏损，最是阴寒之候。"而夏暑燥热，玄府不固，卫气易泄，元气亏耗，再遭暑热侵袭，则为暑厥之疾。

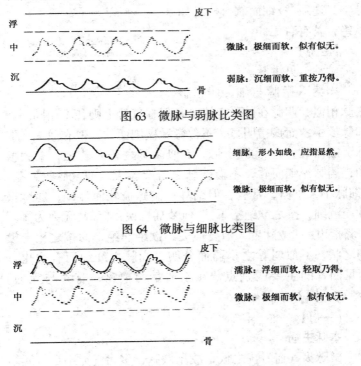

微脉：极细而软，似有似无。

弱脉：沉细而软，重按乃得。

图 63　微脉与弱脉比类图

细脉：形小如线，应指显然。

微脉：极细而软，似有似无。

图 64　微脉与细脉比类图

濡脉：浮细而软，轻取乃得。

微脉：极细而软，似有似无。

图 65　微脉与濡脉比类图

兼脉主病

常见有微而浮是阳不足，如《伤寒论》载："假令寸口脉微，名曰阳不足，阴气上入阳中，则洒淅恶寒也。"微而沉是阴不足，多病蓄血，如《伤寒论》载："太阳病六七日，表证仍在，脉微而沉，反不结胸，其人发狂者，以热在下焦。"微而涩是亡血，如《伤寒论》载："寸口脉微而迟，微者卫气不行，涩者荣血不逮。"微而弦是拘急，微而软是自汗，微而迟为气虚中寒，微而数为营虚不足，如《金匮要略》载："趺阳脉微而迟，微则为气，迟则为寒。""寸口脉微而数，数则无气，无气则营虚，营虚则血不足，血不足则胸中冷。"微而细是阴阳两虚，如《伤寒论》载："少阴之为病，脉微细，但欲寐也。""下之后，复发汗，必振寒，脉微细，所以然者，以内外俱虚故也。"可见少阴症见微细脉是阳亡阴气亦竭的反映。又据《金匮要略》载："寸口脉浮微而涩，法当亡血。"可见兼脉为病亦虚损不足、元阳亏损之疾。

三部主病

左寸脉微，常由心经气血不足，可见惊悸、怔忡、失眠、健忘之疾。

右寸脉微，常由肺气不足，可见咳嗽气短、痰稀苔白、倦怠畏寒之疾。

左关脉微，常由肝阴不足，气血虚衰，可见胸闷气短、四肢冷拘之疾。

右关脉微，常由脾胃虚寒，可见脘痞腹胀、纳谷不化、乏力便溏之疾。

左尺脉微，常由肾经亏损，冲任不足，可见遗精，腰膝酸软，脊冷乏力，女子则见崩中下血。

右尺脉微，常由命门火衰，元阳不足，可见腹冷、便溏之疾。

【脉机】

考脉为血脉，赖气以行。微脉是因气血衰微，气衰则无力运血，血微则无以充实脉道，故脉道变细，营血不足，则脉势软弱无力，不任重按，欲绝不绝，形成细软无力，似有似无。所以《脉经》中指出："脉者血气之候，气血既微，则脉亦微矣。"着重说明微脉的形成是气血衰少不足所致。

【应用举例】

1. **虚损不足**　凡气虚不足，形成诸虚百损，症见衰弱、便溏、面㿠少神、少气倦怠、身形畏寒者，多见微脉。这说明虚损见微脉，多系阳虚，应以扶阳益气为宜。正如《三指禅》所载："微脉有如无，难容一呼吸，阳微将欲绝，峻补莫踟蹰。轻诊独见，重按全无。黄芪、白术，益气归原，附片、干姜，回阳反本。"

2. **阳虚感冒**　凡阳虚于里，复感外邪，以致发热恶寒，热多寒少，身重心悸，自汗脉微。如《伤寒论》载："太阳病，发热恶寒，热多寒少，脉微弱者，此无阳也，不可发汗，宜桂枝二越婢一汤。""脉浮数者，法当汗出而愈。若下之，身重心悸者，不可发汗，当自汗出乃解。所以然者，尺中脉微，此里虚，须表里实，津液自和，便自汗出愈。""太阳中风，脉浮紧，发热恶寒，身疼痛，不汗出而烦躁者，大青龙汤主之，若脉微弱，汗出恶风者，不可服，服之则厥逆，筋惕肉瞤，此为逆也。"这都说明感冒见微脉是阳虚于里，宜用参、术助气，托邪外出，如人参败毒散之类，而禁用辛温发其汗，以重亡其阳。作者每用桂枝加人参汤治疗阳虚脉微感冒有效。倘若见到中风发热，脉微浮，此为欲愈之候。如"少阴中风，脉阳微阴浮者为欲愈"。考阳指寸脉，寸脉微，证明风邪解，阴指尺脉，尺脉浮，表示阳气欲复，故知病欲愈。

3. 微主暑热　凡素体偏于阳虚，阴分受损，再受暑热，多转坏证、暑厥之疾，可见脉微。如《洄溪医案》载："芦墟连耕石，暑热坏证，脉微欲绝，遗尿谵语，循衣摸床，此阳越之证，将大汗出而脱，急以参附加童便饮之，少苏而未识人也。余以事往郡，诫其家人曰：'如醒而能言，则来载我。'越三日来请，极往，果生矣。"

4. 虚寒下利　凡下焦虚寒，症见腹痛喜按，下利鸭溏，干呕厥逆，脉多见微。如《伤寒论》载："少阴病，下利，脉微者，与白通汤。""少阴病，下利清谷，里寒外热，手足厥逆，脉微欲绝，身反不恶寒，其人面色赤，或腹痛，或干呕，或咽痛，或利止脉不出者，通脉四逆汤主之。""少阴病，下利，脉微涩，呕而汗出，必数更衣，反少者，当温其上，灸之。"作者临床治疗虚寒久痢，脾肾阳虚，脉来微弱、细弱者，每用人参、白术补脾阳，肉桂、附子温肾阳，诃子、米壳固涩止痢，少佐木香行气，当归、芍药和血，随证治之，常收显效。《临证指南医案》载："脉微为无阳，下利冷汗，呕逆不食，肢厥不肯回阳，一团浊阴阻蔽，欲有闭脱之危，议四逆之属，护阳驱浊。"

5. 阳亡阴竭　凡阴阳俱虚，症见四肢厥逆，烦躁吐利者，脉多见微。如《伤寒论》载："伤寒六七日，脉微，手足厥冷，烦躁，灸厥阴，厥不还者死。""伤寒脉微而厥，至七八日肤冷，其人躁无暂安时者，此为脏厥。""恶寒脉微而复利，利止，亡血也，四逆加人参汤主之。"作者治一人，李某，男，年 67 岁，患热病，服发汗药后，大汗不止，气息短弱，色夭，晕昏倦卧，脉来微弱无力，知系汗后亡阳，急进参附回阳，2 剂脉起，后以西洋参、浮小麦调养月余而愈。

6. 虚中崩漏　凡气虚下陷，脾不统血，症见崩中漏下不止，多见微脉。如高阳生说："虚中日久为崩带，漏下多时骨髓枯。"由于失血日久，血少不能充其脉道，故见微脉，兼症必见面白息弱，宜补益之剂扶其正，可用山萸、龙、牡固涩，熟地、阿胶养血止血，重用参、芪补虚，白术、升麻之品以补脾升提。如王某，50 岁，因与儿媳不和，情志不畅，月经断而复来，经量少，有潮热口干，少腹隐痛，时久始净。又因怒气，经血大下，乃致神疲。余往诊之，脉微欲绝，面唇淡白，舌淡无苔，知郁伤肝气，邪犯胞宫，以致崩下，虑其脉微欲绝，气虚亡阳之象已现，乃投人参、山萸固气防脱，佐龙、牡固涩止血，加当归、阿胶养血止血，少引香附行气和血，3 剂后，脉起，精神转佳，血止腹和，再服人参养荣丸以善后调理而愈。

〔附〕歌　诀

一、体状诗

微脉轻微瀌瀌[①] 乎，按之欲绝有如无。

[①]　瀌瀌（pìpì）：音譬譬，原指"轻快"的意思，这里作"轻软无力"解。

微为阳弱细阴弱，细比于微略较粗。

二、主病诗

气血微兮脉亦微，恶寒发热汗淋漓。

男为劳极诸虚候，女作崩中带下医。

三、分部诗

寸微气促或心惊，关脉微时胀满形。

尺部见之精血弱，恶寒消瘅① 痛呻吟。

第四节　紧脉（阴中之阳）

【定义】

紧指紧急、紧束之意。紧脉是表示脉搏急劲的状态。

【脉象】

形状　脉来绷急，状如绳索。如《脉经》载："紧脉数如切绳状。"李中梓说："紧脉有力，左右弹指，如绞转索，如切紧绳。"《洄溪脉学》载："紧者脉来绷急。"都说明紧脉的形状是挺急而劲，状如绳索。（图66）

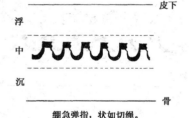

绷急弹指，状如切绳。

图66　紧脉模示图

诊法　搏动应指，数而有力，故从"势"诊。如《脉诀》载："指下寻之，三关通度，按之有余，举指甚数，状如洪弦。"考通度是言其长，有余是指有力，数、洪、弦是

———

① 消瘅：即消渴病。

言其势之挺急而劲。所以张景岳指出："紧脉急疾有力，坚搏抗指。""有力于挺劲之异及转如绳线之状。"

【鉴别】

对举 紧脉与缓脉、散脉相反。紧是紧急、紧束；而缓是纵弛、徐怠；散是飞扬、涣散之意。在脉形上，缓是怠慢不振，散为散慢无力，浮散无根，状似飞花，而紧是挺指有力，状如转索牵绳，各自不同。（图67、图68）

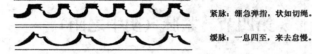

紧脉：绷急弹指，状如切绳。

缓脉：一息四至，来去怠慢。

图67 紧脉与缓脉对举图

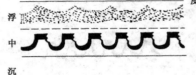

散脉：浮散无力，至数不清。

紧脉：绷急弹指，状如切绳。

图68 紧脉与散脉对举图

比类 紧脉与滑脉、数脉三者，在至数上，虽同属数急，但在气势上又各不相同。紧脉是绷急弹指，状如切绳；滑脉是往来流利，如珠圆滑；数脉是来往急迫，一息六至。所以王德洲在《脉搏示意图》中指出："数而流利'滑'痰食，数而紧张'紧'寒侵。"道出了三者的不同点。（图69）

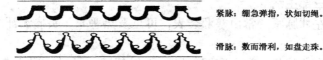

紧脉：绷急弹指，状如切绳。

滑脉：数而滑利，如盘走珠。

图 69　紧脉与滑脉比类图

【主病】

本脉主病

紧脉主寒，亦主疼痛、呃逆、伤寒、下利、惊风、宿食、冷痰之疾。如《诊家枢要》载："紧……为邪风激搏，伏于营卫之间，为痛、为寒。"《景岳全书》述："紧脉阴多阳少，乃阴邪激搏之候，主为痛、为寒。"

若紧如转索而强急不和，此为太过，多为邪实之证；若紧而不鼓，此为不及，常为内伤日久，阴液消耗，不荣于脉之证。

兼脉主病

常见有浮紧在表，为伤寒发热，头痛咳嗽；沉紧在里，为心腹痛或胀满，呕吐泻利，风痫，阴疝痃癖。兼洪为痈疽，兼细为疝瘕，兼实为胀痛，兼涩为寒痹。如《诊家枢要》载："……浮紧为伤寒身痛，沉紧为腹中有寒。"《景岳全书》载："沉紧在里，为心胁疼痛，为胸腹胀满，为中寒逆冷，为吐逆出食，为风痫反张，为痃癖，为泻利，为阴疝。在妇人为气逆经滞，在小儿为惊风抽搐。"兼弦又主寒主痛，如《金匮要略》载："胁下偏痛，发热，其脉紧弦，此寒也。"兼数主湿热，如《金匮要略》载："趺阳脉紧而数，数则为热，热则消谷，紧则为寒，食即为满，易发黄疸。"

三部主病

左寸脉紧，常由寒邪袭表，可见发热恶寒、头痛无汗之疾。

右寸脉紧，常由寒邪束肺，肺气郁闭，可见咳嗽上气、恶寒发热之疾。

左关脉紧，常由寒滞经脉，可见肋胁疼痛、四肢拘急之疾。

右关脉紧，常由胃阳不振，寒滞脘腹，可见呕吐、脘胀、纳少、腹痛之疾，兼滑多属食积不化，可见脘腹胀痛、嗳腐吞酸之疾。

左尺脉紧，常由寒郁下焦，可见少腹冷痛、小便不畅之疾。

右尺脉紧，常由寒滞下焦，可见疝气、奔豚之疾。

【脉机】

紧为寒象，是机体阴阳失去相对平衡，气不能固于外，血不能贯于中，则阴邪内外搏结，气虚而血为所束，故脉管收缩，但血液仍向外鼓激，左右冲击，故脉来劲而搏指，状如切绳。

【应用举例】

1. 风寒感冒　凡外感风寒，卫阳郁结，热因寒束，症见恶寒、头痛、无汗者，脉多浮紧。如《伤寒论》载："太阳病，或已发热，或未发热，必恶寒，体痛呕逆，脉阴阳俱紧者，名曰伤寒。""太阳病，脉浮紧，无汗发热，身疼痛，八九日不解，表证仍在，此当发其汗……麻黄汤主之。"根据《诊家直诀》的记述，风寒所致紧脉，多形细而坚，所以说"紧有形细而坚者"当以辛温发散表邪，则紧脉自去。

《丁甘仁医案》载："形寒畏冷，遍身首头，头项强痛，泛泛作恶，小溲短少，脉紧急，苔薄腻，太阳阳明两经同病，急与葛根汤散其寒邪不致缠绵是幸，投葛根、云苓、炒谷芽、桂枝、半夏、佩兰、麻黄、陈皮、香豉、煨姜。"

2.**虚冷中寒**　凡脾阳不振，寒从中生，症见心腹冷痛、吐逆不食、下利泄泻者，多见沉紧脉，治宜温阳健脾，则脾阳得运，吐泻即止，紧脉自去。

3.**宿食痉痛**　凡内有阴邪夹食，症见腹胀、胁下偏痛、恶寒、肢冷、便秘、苔腻者，多见紧脉。如《金匮要略》载："胁下偏痛、发热，其脉紧弦，此寒也，以温药下之，宜大黄附子汤。""紧脉如转索无常者，宿食也。""脉紧，头痛风寒，腹中有宿食不化也。"可见这种宿食是积寒在内，非燥热之结，故宜大黄攻下通便，附子温中祛寒，细辛散热止痛，则沉寒夹滞可除。

风痉抽搐，颈项强直，角弓反张，脉来紧弦。如《金匮要略》载："夫痉脉，按之紧如弦，直上下行。"《脉经》认为"痉病脉坚伏，直上下行"，说明紧与弦是坚直的现象，直上下行是指从寸部到尺部。由于紧为寒象，而寒主收引，故在抽搐痉挛之时，可见紧弦脉。

《脉学刍议》说："风寒湿痉证包括西医之流行性乙型脑炎和森林性脑炎等病，初起极易与感冒相混，鉴别点除了脉弦紧外，有后脑酸痛、嗜睡、颈项强硬不舒，有时两目红赤，呕吐，在流行期极应注意。"这体现了痉病脉来紧弦的临床意义。

4.**动脉硬化**　凡血管硬化，常因管腔内之类脂质的浸润，同时有营养不良的变化，甚则钙质沉着，可见紧脉，其

状如绳索，按之滚动，脉管孤立，屈曲不平，不呈直线。正
如《诊家直诀》所述："亦有势艰而撼，撼者，左右弹也。"

〔附〕歌　　诀

一、体状诗

举如转索切如绳，脉象因之得紧名。

总是寒邪来作寇，内为腹痛外身疼。

二、主病诗

紧为诸痛主于寒，喘咳风痫吐冷痰。

浮紧表寒须发越，紧沉温散自然安。

三、分部诗

寸紧人迎气口分，当关心腹痛沉沉。

尺中有紧为阴冷①，定是奔豚与疝疼。

第五节　濡脉（阴）

【定义】

濡是浮软之意。濡脉是脉位在浅层，脉动细软无力的状
态。

【脉象】

形状　浮细无力，气势软逊。如《脉经》载："软脉，
极软而浮细。"滑伯仁说："濡无力也，虚软无力，应手散
细，如棉絮之浮水中，轻手乍来，重手即去。"（图70）

---

① 阴冷：指男子、女子外阴寒冷的病症。

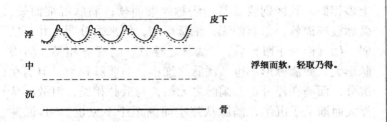

图 70　濡脉模示图

　　诊法　浮取即得细软无力之脉，中按则无，故从"位"、从"形"、从"势"诊。如《千金翼方》载："按之无有，举之有余，或帛衣在水中，轻手与肌肉相得而软，名曰濡。濡，阴也。"说明濡脉是微重按即少力，气势软逊，呈浮细无力之象。

　　【鉴别】

　　对举　濡脉与牢脉相反。濡脉浮细而软，重按少力，而牢脉是沉大而实，重按牢固，恰成对举。如李中梓指出："牢在沉分，大而弦实，浮中二候，了不可得。"说明与濡脉按之少力、举之有余、浮细无力恰好相反。（图71）

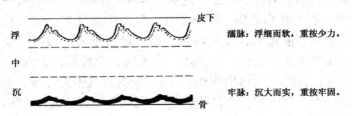

图 71　濡脉与牢脉对举图

　　比类　濡脉与弱脉、细脉、微脉四者，在"形"、"势"

上多相似，其区别要点是：濡脉浮细而软；弱脉沉细而软；微脉极细而软，似有似无；细脉形细，但来去分明，并不软弱。如《诊家正眼》载："濡脉之浮软，与虚脉相类，但虚脉形大，而濡脉形小也。濡脉之细小，与弱脉相类，但弱在沉分，而濡在浮分也。濡脉之无根，与散脉相类，但散脉从浮大而渐至于沉绝，濡脉从浮小而渐至于不见也。"其说甚为恰当。（图72）

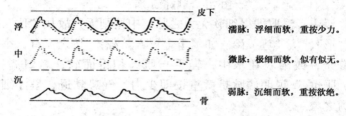

浮

中

沉

皮下

骨

濡脉：浮细而软，重按少力。

微脉：极细而软，似有似无。

弱脉：沉细而软，重按欲绝。

图72　濡、弱、微三脉比类图

【主病】

本脉主病

濡脉大都主虚证，主湿邪，有不及而无太过。凡气虚、乏力、亡血、自汗、喘乏、遗精、飧泄、骨蒸、惊悸，皆见濡脉。亦主湿邪太盛，脉道受抑，气血失其通畅，症见胸闷、腰重、肢倦者，多见濡脉。如《诊家枢要》载："濡……为气血不足之候，为少血，为无血，为疲损，为自汗，为下冷，为痹。"《诊宗三昧》述："濡为胃气不充之象，故内伤虚劳，泄泻少食，自汗喘乏。"《脉如》载："濡为中湿，为自汗，为冷，为痹。"

濡脉主湿邪太盛，临床应用较广。以头痛为例，凡头痛见濡脉，兼见头重、脘闷、肢倦、小便不利，苔白腻者，是湿邪中阻，为肝风所挟上蒙清窍所致，可用神术汤祛湿散风止痛为宜。

兼脉主病

常见有濡而弦为眩晕指麻，濡而细为湿侵脾虚，濡而涩为亡血，濡而浮为卫阳虚，濡而数为湿热。

三部主病

左寸脉濡，常由心阳不足，卫气不固，可见心悸、怔忡、自汗之疾。

右寸脉濡，常由肺气不足，卫外不固，可见咳嗽气短、自汗乏力之疾。

左关脉濡，常由肝血不足，血不荣筋，可见疲困无力、筋缓不收之疾。

右关脉濡，常由脾气虚弱，纳运失常，可见纳少、腹胀、浮肿、乏力之疾。

左尺脉濡，常由精血亏损，肾气不足，可见遗精、滑泄，以及尿频等。

右尺脉濡，常由肾阳虚乏，阳虚不运，可见腹痛、溏泄、疝痛之疾。

【脉机】

濡脉的形成，主要是因气虚于表，脉管因气虚不敛，形成松弛之势，故脉来浮细无力，多见于气血不足、虚劳百损之疾。若因湿邪弥漫，气不能外达于表，亦可形成濡脉，但脉管因湿之弥漫，故虽濡而当有紧束之态，造成濡与弦、数兼见。

【应用举例】

1. 亡血阴虚　凡崩中、漏下日久，亡血气虚，症见疲乏无力，舌质色淡，多见濡脉，尺部尤甚。如《诊家枢要》载："濡……为血气俱不足之候，为少气，为无血……尺濡，男子伤精，女子脱血。"脱血即指崩漏下血，久则血亏气虚，故脉见濡。宜重用党参、黄芪，配合当归、熟地、阿胶补气摄血。作者诊治一工人，女，29岁，月经来潮，淋漓不断，延续月余，时觉头晕目花，疲倦无力，经色淡，腹微痛喜温，查其脉来浮细而软，此气血俱虚之候，乃投十全大补丸，1周后，血止，六脉和缓而愈。

2. 诸虚百损　凡病痨瘵日久，气血津液均受耗损，症见骨蒸盗汗，气乏体虚，喘咳吐红，纳少泄泻者，多见濡脉。如《诊宗三昧》载：濡为胃气不充之象，故内伤虚劳、泄泻少食、自汗喘乏、精伤痿弱之人皆见濡脉。治以调补脾胃，使胃纳水谷，则气血渐生而愈。如《临证指南医案》载："徐某，色萎脉濡，心悸，呛痰咳逆，劳心经营，气馁阳虚，中年向衰病加，治法中宫理胃，下固肾真，务以加谷而安，缕治非宜，煎药用大半夏汤，早服都气丸。"

3. 湿热弥漫　凡湿热弥漫三焦，症见身热不扬，头痛恶寒，身重疼痛，胸闷不饥，午后热甚者，多见濡缓或兼弦细之脉。如《温病条辨》述："头痛恶寒，身重疼痛，舌白不渴，脉弦细而濡，面色淡黄，胸闷不饥，午后热甚，状若阴虚，病难速已，名曰湿温。"临床经验证明，凡脉见濡数者，多热偏重；而濡缓者，多湿偏重。热偏重，以清热为主，佐以化湿，湿偏重，多以化湿为主，佐以清热，使湿去则热消，使热去则湿散。

4. 濡主脾病　凡脾阳虚衰，运化无权，湿浊留恋，症见脘冷、腹胀、便溏、尿清、少气懒言，多见濡弱濡滑之脉，治以温运中阳、和中化湿为主；若中气不足，脾虚气陷，症见气短乏力、便溏尿频、气虚脱肛者，多见脉来濡缓，治以升阳补气为主；若寒湿困脾，脾失运化，症见脘闷身重，大便不实，多见濡细，治当运脾化湿为主。《丁甘仁医案》载："裴左，五更泄泻，延经数月，泻后粪门坠胀，纳谷衰少，形瘦色萎，舌无苔，脉细濡，命火式微，不能生土，脾乏健运，清气下陷，拟补中益气合四神丸加减，益气扶土，而助少火。投潞党参、炙黄芪、炒于术、陈皮、炒补骨脂、益智仁、淡吴萸、肉果、炮姜炭、桂附地黄丸等而愈。"

〔附〕歌　　诀

一、体状诗

濡① 形浮细按须轻，水面浮棉力不禁②。

病后产中犹有药，平人若见是无根。

二、相类诗

浮而柔细知为濡，沉细而柔作弱持。

微则浮微如欲绝，细来沉细近于微。

三、主病诗

濡为亡血阴虚病，髓海丹田暗已亏。

汗雨夜来蒸入骨，血山崩倒湿侵脾。

四、分部诗

---

① 濡：这里应该作"软"，义亦同。

② 禁（jīn）：音巾，这里作"胜任"解。

寸濡阳微自汗多，关中其奈气虚何。
尺伤精血虚寒甚，温补真阴可起疴。

第六节 弱脉（阴）

【定义】

不足为弱。弱脉是脉管细小、沉伏，搏动无力的状态。

【脉象】

形状 沉而细软，搏动无力。如《脉经》载："弱脉极软而沉细，按之欲绝指下。"《灵枢·寿夭刚柔》述："形充而脉小以弱者，气衰。"说明弱脉是不足之象，因其气衰，故搏动无力，位沉形细。（图73）

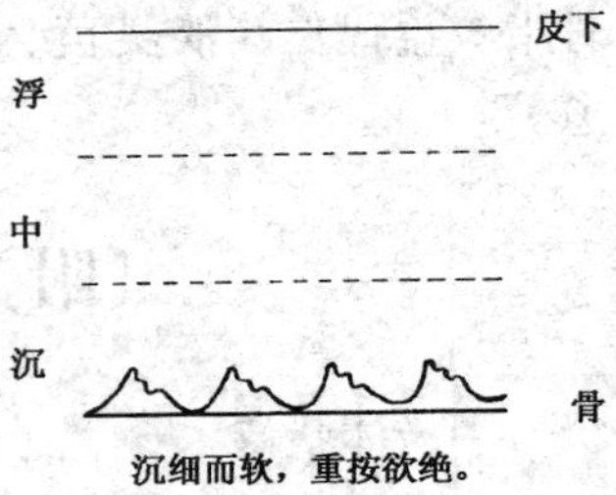

诊法 沉取方得，细弱无力，重按欲绝，举之无有，故从"位"、从"形"、从"势"诊。如《千金翼方》载："按之乃得，举之无力，濡而细，名曰弱。"滑伯仁说："不盛也，极沉细而软，怏怏不前，按之欲绝未绝，举之即无。"《脉理求真》述："沉细软弱，举之如无，按之乃得。"说明弱脉一般应沉取，其脉势是细软无力，不任重按。

【鉴别】

对举 见弦脉。

比类 见濡脉。

图 73 弱脉模示图

沉细而软，重按欲绝。

皮下
浮
中
沉
骨

【主病】

本脉主病

弱脉属阴，为气衰所致，故主气血亏损，元气虚耗，阳气衰微，遗精虚汗，筋骨痿弱，惊恐自汗，面色苍白，语声低微，以及崩漏下血等症，皆见弱脉。如《诊宗三昧》载："弱为阳气衰微之候。"《诊家正眼》述："弱为阳陷，真气衰弱。"《诊家枢要》述："弱……由精气不足，故脉痿弱而不振也。为元气虚耗，为痿弱不前，为痼冷，为关热，为泄精，为虚汗。"李东垣说："……或真气虚弱，及气短脉弱，从四君子汤"以益脾胃之气，使脾健胃强，纳谷增进，则气血强而气血自足，则脉必和缓有力。然而弱脉见于热病之中，则有邪去正气得复之兆。如"下得有微热而渴，脉弱者，今自愈"，"得病二三日，脉弱，无太阳柴胡证，烦躁，心下硬，至四五日，虽能食，以小承气少少与微和之"。前者说明正气恢复，故自愈，后者邪尚不盛，故用小承气微和乃愈，从而说明脉证合参，不可因见微脉诊为虚证而误补之。

兼脉主病

常见有弱而涩为血虚，如《伤寒论》载："少阴病，脉微，不可发汗，亡阳故也，阳已微，六脉弱涩者，多不可下。"这是阴血不足的反映。弱而细为阳虚，弱而数为遗精、崩漏，弱而弦细为血虚筋痿，弱而软为自汗出。

三部主病

左寸脉弱，常由心阳虚乏，可见心悸、乏力、气短、自汗，甚发形寒肢冷之疾。

右寸脉弱，常由肺气不足，可见咳喘无力、气虚懒言、畏寒自汗之疾。

左关脉弱,常由肝血不足,筋失濡养,可见肢麻痿软、筋急挛缩之疾。

右关脉弱,常由脾胃虚弱,纳健失常,可见纳呆不食、腹胀便溏之疾。

左尺脉弱,常由肾气不足,膀胱不固,可见腰背酸软、耳鸣失听,或尿频之疾。

右尺脉弱,常由肾阳虚衰,可见阳痿、滑精、精冷、早泄之疾。

【脉机】

脉为血府,气血有余,则脉来充盈,若阴血亏少,不能充其脉道,故脉道缩窄则脉细,阳气衰少,无力推运血行,气虚不能外鼓,故脉势软弱无力,形成细软之象。可见弱脉的沉细无力是由血亏阳衰所致。

【应用举例】

1. 精血不足 凡阴虚阳衰,精血不足,卫外不固,乃致骨肉酸痛、精气清冷、虚喘久嗽、眩晕耳鸣、腰膝酸软、虚弱无力等症,多见弱脉。如《金匮要略》载:"男子平人,脉虚弱细微者,喜盗汗也。""久嗽数岁,其脉弱者,可治。"治当据"精不足者,补之以味"的原则,可用紫河车、鹿角、龟板、枸杞、苁蓉、巴戟天、锁阳、山萸肉、菟丝子、熟地等填精补血,以益虚损,其脉自复。

2. 失血日久 凡吐血、衄血、咳血,以及崩漏下血,日久气血不足,多见弱脉。如《诊宗三昧》载:"惟血痹虚劳,久嗽失血,新产及老人久虚,脉宜微弱。"这是失血血少不足,无力鼓动脉气,以致脉来无力而弱。

3. 脾胃虚寒 凡脾寒胃冷，致使中阳不足，症见胃痛、纳少、呕吐、便溏、腹痛者，多见弱脉，尤以关、尺二部为甚。如《伤寒论》载："太阴为病，脉弱，其人续自便利。""呕而脉弱，小便复利，身有微热，见厥者，难治，四逆汤主之。"《濒湖脉学》述："关为胃弱与脾衰。"说明关部沉细无力是胃冷脾寒之疾。

〔附〕歌 诀

一、体状诗

> 弱来无力按之柔，柔细而沉不见浮。
> 阳陷入阴精血弱，白头犹可少年愁。

二、主病诗

> 弱脉阴虚阳气衰，恶寒发热骨筋痿。
> 多惊多汗精神减，益气调营急早医。

三、分部诗

> 寸弱阳虚病可知，关为胃弱与脾衰。
> 欲求阳陷阴虚病，须把神门两部推。

第七节 革脉（阳中之阴）

【定义】

革指皮革，为外强中空之象。革脉是指脉管搏动范围大而有力，内虚血量不足，不能充满脉道，形成鼓皮，内虚外急的状态。

【脉象】

形状　浮弦中虚，状如鼓皮。如徐春甫说："革为皮革，浮弦大虚，如按鼓皮，内虚外急。"张璐说："弦大而数，浮取强直，重按中空如鼓皮。"何西池说："弦大迟而浮虚，如按鼓皮，内虚空而外绷急。"这都说明革脉是位浮势大，外急中空，状如鼓皮。（图74）

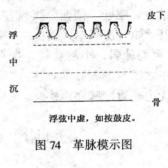

浮弦中虚，如按鼓皮。

图74　革脉模示图

诊法　浮取搏指，如按鼓皮，中空外坚，故从"位"、从"形"诊。如陈修园说："浮而搏指为革，中虚外坚，似以指按鼓皮之状。"说明革脉是浮取即得，按之表坚而内虚，如鼓皮内虚空而外绷急之状。

【鉴别】

对举　革脉与弱脉相反。革脉是浮大中空而软，弱脉是沉细而软，二者脉位、脉势相反，恰成对举。（图75）

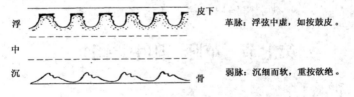

革脉：浮弦中虚，如按鼓皮。

弱脉：沉细而软，重按欲绝。

图75　革脉与弱脉对举图

比类　革脉与芤脉、牢脉三者都有空象，故极相似。所不同者，芤脉轻取、重按均有力，惟中独空，显示了脉管柔软，失血中空；革脉浮取弦大，重按空虚，如按鼓皮，显示

了脉管较硬；牢脉是浮取空虚，但重按沉大而弦，牢固其位，不是革脉之内虚外坚，亦自有别。（图76、图77）

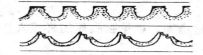

革脉：浮弦中虚，如按鼓皮。

扎脉：浮大中空，如按葱管。

图76 革脉与扎脉比类图

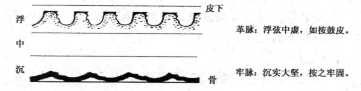

革脉：浮弦中虚，如按鼓皮。

牢脉：沉实大坚，按之牢固。

图77 革脉与牢脉比类图

【主病】

本脉主病

革为阳中之阴，主气盛不固，血虚不足，虚劳亡血、失精、半产、漏下，日久精血大亏，气无所恋，致使脉来按之浮虚，内虚外急，状如鼓皮的革象。如《金匮要略》载："妇人则半产漏下，男子则亡血失精。"

若革脉弹弹搏指，有刚无柔，此为太过，亦为真脏脉之无胃气的表现，多为危候。如《三因方》述："革者革也，固结不移之状，三部应之皆危脉也。"

三部主病

左寸脉革，常由心气心阳不足，可见心悸、气短、自汗、胸闷之疾。

右寸脉革，常由肺气不足，痰涎壅滞，可见咳嗽气短、咳吐白痰、胸闷不畅之疾。

左关脉革，常由气滞寒凝，可见腹痛窜痛、少腹积块时隐时现之疾。

右关脉革，常由脾胃虚寒，可见脘腹疼痛喜按喜热之疾。

左尺脉革，常由肾精不足，下焦虚寒，可见滑精、早泄，以及少腹冷痛、腰酸膝软、妇人白带增多之疾。

右尺脉革，常由肾阳虚惫，可见虚损、失精，女子可见半产、崩漏下血之疾。

【脉机】

革脉的外强中空，恰似绷急之鼓皮，多先由气虚不固，血不能藏，而后气无所恋，浮越于外，以致脉来状如鼓皮，外强中空，如按鼓皮。

【应用举例】

1. 半产漏下　凡半产漏下，日久营阴大亏，气无所恋而浮越于外，多见浮大弦急、内虚外急的革脉。如程林指出："房室劳倦，七情六淫，致后天真阴亏损，先天神气并竭，由是，在妇人则半产漏下，在男子则亡血失精。"治当补阳摄阴、益气生血为主。作者临床治疗漏下，出现革脉时，每重用黄芪益气以资血，配当归、阿胶养血和营，再佐地榆、煅龙骨、山萸肉以增强固涩止血之力，每收显效。

2. 虚劳亡血　凡虚损不足，精血亏损者，常见革脉。如《脉学刍议》载："再生障碍性贫血常见此类脉，脉形阔大，按之中空，为高度贫血征象。"此说临床试之确验。如一男性病人，迟某，干部，42岁，经某医院诊断为再生障碍性贫血，见其面白，疲倦，腰酸腿软，查其脉来浮取搏指，如按鼓皮，重按中空无力，知系气阴两伤，遂投填阴益气养血之品25剂，脉来和缓，血象稳定。

3. 阴寒失精　凡肾阳不足，阴中寒冷，症见失精、少腹冷痛者，亦见革脉。如《三指禅》中载有："劳伤神恍惚，梦破五更遗。"宜用固精丸加补骨脂、肉桂、山萸肉温补肾阳，使寒去精固，则冷痛失精可除。

〔附〕歌　　诀

体状主病诗：

> 革脉形如按鼓皮，芤弦相合脉寒虚。
> 妇人半产[①] 并崩漏，男子营虚或梦遗[②]。

第八节　牢脉（阴中之阳）

【定义】

牢指坚实、牢固。牢脉是脉管在深部，搏动充实有力而长的状态。

【脉象】

形状　沉实有力，形大弦长。如李中梓说："牢有二义，坚牢固实之义，又深居在内之义。"《千金翼方》载："按之实强，其脉似沉似伏，名曰牢。"《脉说》述："沉而有力，劲而不移，牢之位也……实大弦长，牢之体也。"说明牢居

----

① 半产：即小产。
② 梦遗：有梦称遗精，无梦称滑精。

沉位，其形大长，其势坚强。（图78）

　　诊法　浮取难得，重按有力，状如弦缕，劲而不移。如李中梓说："牢在沉分，大而弦实，浮中二候，了不可得。"《诊宗三昧》载："牢脉者，弦大而长，举之减少，按之实强，如弦缕之状。"

【鉴别】

　　对举　见濡脉。

　　比类　见革脉。

【主病】

本脉主病

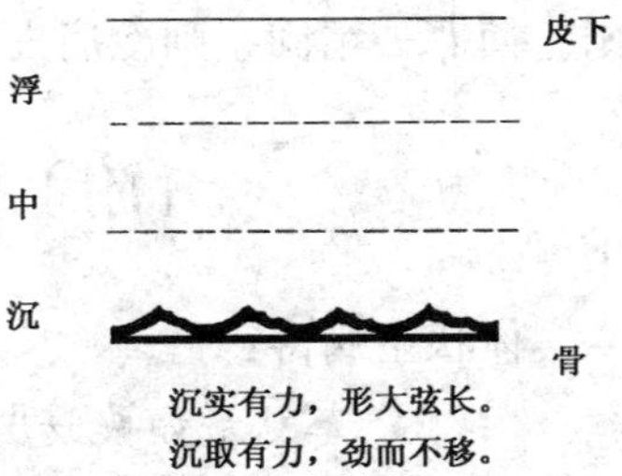

牢为阴中之阳，主阴霾坚积内着所致的五积、寒瘕，以及气结、心腹疼痛、风痉拘急者，多见牢而坚固之脉。如许叔微说："惟风痉拘急，寒疝暴逆，坚积内伏，乃有此脉。"

沉实有力，形大弦长。
沉取有力，劲而不移。

图78　牢脉模示图

兼脉主病

常见有牢而坚为寒水停蓄，牢而迟为痼冷，牢而数为积热。

三部主病

左寸脉牢，常由心经气血凝滞，可见心烦、不寐、绕脐作痛之伏梁病。

右寸脉牢，常由肺气郁滞，可见气促、咳逆、胸痛、吐血之息贲病。

左关脉牢，常由肝气郁结，可见左胁下块痛，状如覆杯，甚发咳逆之肝积证。

右关脉牢，常由脾胃虚弱，寒滞中焦，可见胃脘疼痛、泛酸呕逆之疾。

左尺脉牢，常由肾气弱衰，寒邪上冲，可见少腹气痛上冲咽胸，甚发心悸、目眩、胸闷气急之奔豚证。

右尺脉牢，常由下焦寒疝，可见少腹疼痛、癥积固定、瘕聚散聚无常之疾。

【脉机】

牢脉的形成，是由阴寒内积，使其阳气沉潜于下，固结不移，以致脉来沉实有力，势大形长。

【应用举例】

1. 动脉硬化　凡动脉硬化病人，血管失去弹性，常见沉弦有力、形大弦长、坚固不移之脉。如姜春华指出："今之弦实不移之牢脉，多为血管硬化、血液充实、血压高张之表现。"《中医脉学研究》一书指出："动脉硬化与慢性肾炎的病人，曾见到一些牢脉，从而可以说，牢脉是动脉硬化的表现之一。"《时氏诊断学》载："牢有二义，一为坚固之意，二为深藏之意，皆表现脉象深藏坚固，西医所谓硬脉，因初按之抵抗有力，由于动脉壁硬固所致。"张赞臣曰："（牢脉）凡肾脏萎缩者恒见之。《素问》谓之'肾气不足'，仲景谓之'肾著'，皆与西医所说肾脏萎缩相合。生理解剖学家谓脉搏只能诊断心脏与血管，不能诊断其他脏器，而不知中医牢脉可以诊断肾脏已有数千年历史矣。"《谈脉》一文载："一位中年妇女，多年头痛、眩晕、失眠，据云是在生产时受冷所致。西医诊断为高血压病。……诊其脉象沉牢，因时常觉冷，且胃纳不佳，按其脉牢，以附子、干姜为主药，服后头痛失眠见轻，就以温补肾阳加吴茱萸、枸杞等药做成丸药，早晚常服，并不时测量血压，时高时低，总难稳定。由此体会，牢脉可能即西医所讲的硬脉。"

2. 阴寒内积 《王旭高医案·虚劳》载："王某，脾虚气陷，肛门先发外痔，痔溃之后，大便作泻，迄今一月有余，自云下部畏冷，而两脉弦硬不柔，此谓牢脉。证属阴虚，法以温中扶土，升阳化湿。党参、防风根、炮姜、陈皮、冬术、川芎、破故纸、砂仁、神曲，四神丸一两、资生丸二两和服，日三钱，开水送。"作者治陈某，男，43岁，因误食生冷，饱食卧睡，次晨胃脘胀满而痛，干哕欲呕，便结不通，查其脉来沉弦有力，重按不移，乃断为生冷伤胃，寒凝不化，致使胃失和降之职，遂作胀痛、呕闭不通之疾，投给备急丸三钱，每服一钱，温通胃阳，攻其冷积，不使食滞寒凝，三日便通痛止胀消，脉呈和缓而愈。

〔附〕歌　　诀

一、体状相类诗

弦长实大脉牢坚，牢位常居沉伏间。
革脉芤弦自浮起，革虚牢实要详看。

二、主病诗

寒则牢坚里有余，腹心寒痛肝乘脾。
疝癞癥瘕何愁也，失血阴虚却忌之。

第九节　动脉（阳）

【定义】

动指摇，不休之意。动脉是指脉来流利、频数而搏动有力的状态。

【脉象】

形状　脉形如豆，厥厥动摇。《伤寒论》载："若数脉见于关上，上下无头无尾，如豆大，厥厥动摇者，名曰动也。"滑伯仁说："其状如大豆，厥厥摇动。"李中梓说："动之为义，以厥厥动摇，急数有力得名也。"（图79）

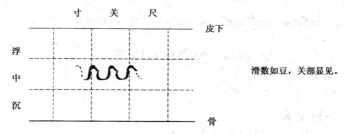

寸　关　尺

皮下

浮

中

沉

骨

滑数如豆，关部显见。

图79　动脉模示图

诊法　滑数如豆，寸尺俯下，关部明显，故从"形"、从"势"诊。如张璐说："厥厥动摇，指下滑数如珠，见于关上。"

有人认为动脉独见关上不符实际，因一条脉管不可能"两头俯下，中间突起"，在脉管正常情况下，应该是三部皆见，如果其人动脉血管解剖部位异常，惟关部血管较寸尺两部略高，就会形成独显关部，所以说"非真上不至寸下不至尺"，"然有深浅微甚之殊也"。此说颇符实际。

【鉴别】

对举　动脉与伏脉相反。伏脉是深伏筋骨，推筋着骨始得其形，不是动脉动摇有力，其形甚显。（图80）

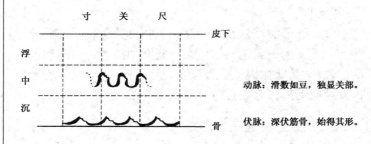

图 80　动脉与伏脉对举图

比类　见短脉。

【主病】

本脉主病

动为阴阳相搏所致。人身阴阳相对平衡，则升降如常，六脉冲和。若因痛、因惊，致使阴阳失和，气血冲动，则可见动脉。故惊恐、气郁、诸痛皆可见动脉。如《脉经》载："……大惊多见此脉。"何梦瑶说："数而跳突为动，乃跳动之动，大惊多见之。"此脉"盖惊则心胸跳突，故脉亦应之而跳突也"。

兼脉主病

常见有动滑为湿痰，动数为热，动弱为惊悸，动实为痛为痹，动虚为失精，动浮为表邪。如《伤寒论》载："凡得病，厥脉动数，服汤药更迟，脉浮大减小，初躁后静，此皆愈征也。""太阳病，脉浮而动数，浮则为风，数则为热，动则为痛。"而《金匮要略》述及："寸口脉动而弱，动即为惊，弱即为悸。"

三部主病

左寸脉动，常由心阴不足，心阳亢奋所致，可见心悸、怔忡、不寐之疾。若左寸动滑而身无疾，乃妊子脉象。

右寸脉动，常由阳不胜阴，或痰热内结所致，前者多见自汗，后者可见烦热、咳喘之疾。

左关脉动，常由阴寒邪盛，经气受损，可见经脉拘急、腹胁疼痛之疾。

右关脉动，常由脾胃失和，可见腹泻、胃痛、下利之疾。

左尺脉动，常由肾阳不足，火旺阴虚，在男子可见热逼精泄，在女子可见血崩之疾。

右尺脉动，常由阴不胜阳，可见发热，或热伤阴络，出现大便下血之疾。

【脉机】

动脉的形成，是因阴阳相搏，升降失和，使其气血冲动，故脉道随冲动而呈滑数有力的动脉，加之关部脉管较寸尺略高略粗，所以脉动关部明显。仲景认为是"阴阳相搏"的表现。痛则其血不通，惊则其气窜逆，血无气不行，气无血不附，阴阳乖违，气血相搏，因此出现动脉。所以说"动脉专司痛与惊"。

【应用举例】

1.惊恐心悸 凡大惊猝恐，心神不安，症见心悸、惊恐者，多见动脉。如《脉学辑要》载："……大惊多见此脉，盖惊则心胸跳突，故脉亦应之而跳突也。"每用安神定志丸，佐加生铁落、磁石、牡蛎、酸枣仁、山萸肉镇惊安神，则脉动可除。

2.猝暴疼痛 凡阴阳失调，气血逆乱，症见猝然暴痛，可见动脉。

3. 气喘不卧 《名医类案·喘》记载："丹溪治浦江吴辉妻，孕时足肿，七月初旬，产后二日洗浴，即气喘，但坐不卧者五个月，恶寒，得暖稍宽。两关脉动，尺寸皆虚无，百药不效。朱以牡丹皮、桃仁、桂枝、茯苓、干姜、枳实、厚朴、桑皮、紫苏、五味、瓜蒌实煎汤服之，一服即宽，二三服得卧，其病如失。盖作污血感寒治之也。"

〔附〕歌 诀

一、体状诗

　　　　动脉摇摇数在关，无头无尾豆形圆。

　　　　其原本是阴阳搏，虚则摇兮胜则安。

二、主病诗

　　　　动脉专司痛与惊，汗因阳动热因阴。

　　　　或为泄利拘挛病，男子亡精女子崩。

第十节　伏脉（阴）

【定义】

　　伏者，潜藏伏匿之意。伏脉是指脉管位于深部，接近骨部的状态。

【脉象】

　　形状　隐伏深沉，着于筋骨。如《难经·十八难》载："伏者，脉行筋下也。"崔氏《脉诀》述："沉脉法地，近于筋骨，深深在下，沉极为伏。"张璐说："隐于筋下。"说明伏脉位居深沉，近于筋骨。（图81）

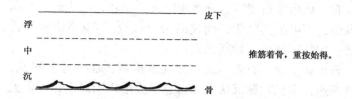

图 81　伏脉模示图

诊法　推筋着骨，重按始得。如《脉经》载："极重指按之，着骨乃得。"《诊家正眼》述："推筋至骨，始得其形。"张景岳说："如有如无，附骨乃见。"说明伏脉重按着骨始得，故从"位"诊。

【鉴别】

对举　见动脉。

比类　见沉脉。

【主病】

正常脉象

妊娠停经，恶阻吐逆，营卫不畅，见伏脉者，不作病论。

本脉主病

凡实邪内伏，气血阻滞，症见气闭、热闭、寒闭、痛闭，以及痰食水饮阻滞，剧烈疼痛，皆见伏而有力之脉。如《诊宗三昧》载："凡气郁血结久痛，及疝瘕留饮、水气宿食、霍乱吐利等脉，每多沉伏，皆经脉阻滞，营卫不通之故。"《金匮要略》载："诸积大法，脉来细而附骨者，乃积也。"都说明气血痰食一时之阻可见伏脉，不可误为虚寒。《四诊抉微》载："慎庵按，凡大吐后，有脉伏二三日不出者，有大痛后气血凝滞，脉道壅阻而不出者，吐止痛安，而脉自出，不可因其脉无，而遽断为死证也。"说明伏脉非皆寒邪，应脉证结合，始断无误。

若久病正虚，心阳不足，阳气欲绝者，症见吐利霍乱，寒厥四逆，多见六脉沉伏无力，急投姜附宣阳温里，再灸关元为宜。

兼脉主病

常见有伏而数为热厥，是火邪内郁；伏而迟为寒厥，是阴盛于里。伏兼弦多病痉证，如《金匮要略》载："暴腹胀大者，为欲解，脉如故，反伏弦者，痉。"此乃因痉病伤津，津伤不能滋养百脉，乃病痉急强直，故脉见伏弦。

三部主病

左寸脉伏，常由心阳不振，可见心慌气短、恍惚不安之疾。

右寸脉伏，常由寒痰壅闭，肺气不宣，可见咳喘胸闷、气促痰鸣之疾。

左关脉伏，常由肝气不舒，寒邪郁闭，可见胁肋胀痛，或腰间窜痛之疾。

右关脉伏，常由胃寒食积，可见脘腹剧痛、呕吐频作、胸闷不舒之疾。

左尺脉伏，常由肾精不足，寒气凝聚，可见疝瘕腹痛之疾。

右尺脉伏，常由命门火衰，寒凝湿滞，可见小腹疼痛、泻利清谷之疾。

【脉机】

伏脉的形成，一为邪气闭塞，气血凝结，乃致正气不能宣通，脉道潜伏不显；一为久病绵延，气血虚损，阳气欲绝，不能鼓脉于外，而致脉搏沉伏着骨。前者为实邪，多见于暴病，如暴厥、暴痛、火闭、猝惊之急证，后者为正虚，为真气欲亡之兆，如卒中、昏迷、虚脱之危证，须细辨其有力与无力耳。

【应用举例】

1. 阳绝心衰　凡心阳不足，阳气欲绝，症见昏愦厥逆者，多见脉伏无力。如《脉经》载："心衰则伏。"《脉简补义》述："久伏致脱。"应急服"生脉散"，重用人参、附子益气、复脉、回阳，以助心力。叶天士《临证指南医案》载："一人，王姓，右脉已伏，左小紧，四肢冰冷，干呕烦渴，厥阴浊泛，胃阳欲绝，此属痛厥，姑以辛热泄浊通阳，方用淡吴萸、制附子、川楝子、延胡索、淡干姜、茯苓。"这是治疗脉伏痛厥的实例。

2. 卒中昏迷　凡素往肝旺肾虚，猝然昏倒，不省人事，出现脱证者，多见伏脉。如《脉和》载："若人年过四十以上，元气素虚，忽然昏愦，不省人事，此为类中风而非真中风也。喉声曳锯，六脉沉伏……"一般是脑溢血所致之卒中虚损，应急服三生饮加人参以急救固脱。《医宗必读·类中风》载："晏怀泉夫人，先患胸腹痛，次日猝然晕倒，手足厥逆，时有医者以牛黄丸磨就，将服矣。余诊之，六脉皆伏，惟气口稍动，此食满胸中，阴阳痞隔，升降不通，故脉伏而气口独见也。取陈皮、砂仁各一两，姜八钱，盐三钱，煎汤，以指探吐，得宿食五六碗，六脉尽见矣。"

3. 吐利伤液　凡剧烈吐泻、大汗、失血之后，阴液伤亡，阳无所依，亦见伏脉。如《濒湖脉学》载："伏为霍乱吐频频。"霍乱吐泻,症见脉伏、肢冷,宜用桃红四逆汤,可挽危急。《丁甘仁医案》载:"陈左,夏月阳外阴内,偏嗜生冷,腠理开发,外邪易袭,骤触疫疠不正之气,由口鼻而直入中道,以致寒暑湿滞,互阻中焦,清浊混淆,乱于肠胃,胃失降和,脾乏升运,而大吐下泻,挥霍撩乱。阴邪锢闭于内,中阳不伸,不能鼓击于脉道,故脉伏,不能通达于四肢,故肢冷。两足转筋,一因寒则收引,一因土虚木贼也。汗多烦躁,欲坐井中之状,口渴不欲饮,是阴盛于下,格阳于上,此阴躁也。形肉陡然削瘦,脾土大伤,谷气不入,生化欲绝。阴邪无退散之期,阳气有脱离之险。脉证参合,危在旦夕间矣。拟白通四逆加人尿猪胆汁,急回欲散之阳,驱内胜之阴,背城借一,以冀获效。"

4. 火邪内郁 凡热邪内闭,不得发越,形成阳极似阴者,可见脉伏有力,不可误认为阳衰。如清·吴又可《瘟疫论》载:"以为阳证得阴脉为不治,委而弃之,以此误人甚众。若更用人参生脉散剂,祸不旋踵,宜承气缓缓下之,六脉自复。"《古今医案按·伤寒》载:"赵氏子,病伤寒十余日,身热而人静,六脉尽伏。吕元膺诊之,三部举按皆无,其舌苔滑,而两颧赤如火,语言不乱。因告之曰,此子必大发赤斑,周身如锦纹。夫脉,血之波澜也,今血之为热邪所搏,淖而为斑,外见于皮肤,呼吸之气无形可依,犹沟渎之水,虽有风,不能成波澜,斑消则脉出矣。乃揭其衾,而赤斑烂然。即用白虎加人参汤化其斑,脉乃复常,继投承气下之愈。"

5. 猝惊暴痛 凡猝惊,以及暴痛、疝痛者,多见伏脉。如《脉如》载:"至有暴惊、暴怒、暴厥,亦见沉伏,少待经尽气复，不治当自愈。"查《续名医类案·腹痛》载："包海亭夫人患腹痛，连少腹，上连心，日夜靡间，百药不效。缪仲淳诊其脉，两寸关俱伏，独两尺实大，按之愈甚。询知其病起于暴怒，风木郁于地中。投以川芎、升麻，下咽嗳气数十声，痛立已，已而作喘，曰是升之太骤也，以四磨汤与之，遂平。"

6. 水气痰食　凡水气痰食，结聚不散，症见心下坚满，小便不利，以及自汗、消渴、浮肿者，多见伏脉。如《金匮要略》载："夫水病人，目下有卧蚕，面目鲜泽，脉伏，其人消渴，病水。""病者脉伏，其人欲自利，利反快，虽利，心下续坚满，此为留饮欲去故也，甘遂半夏汤主之。"

〔附〕歌　　诀

一、体状诗

伏脉推筋着骨寻，指间裁动隐然深。

伤寒欲汗阳将解，厥逆脐疼症属阴。

二、主病诗

伏为霍乱吐频频，腹痛多缘宿食停。

蓄饮①老痰成积聚，散寒温里莫因循。

三、分部诗

食郁胸中双寸伏，欲吐不吐常兀兀②。

当关腹痛困沉沉，关后疝疼还破腹③。

---

① 蓄饮：积饮，水饮积聚不散的意思。
② 兀兀（wùwù）：音误误，这里作不安、难受解。
③ 破腹：这里形容疼痛剧烈。

第十一节 散脉（阳）

【定义】

不聚为散。散脉是指脉搏浮甚无根的状态，为元气离散，脏气衰竭所致。

【脉象】

形状 浮散无根，至数不齐。如陈修园说："浮而不聚为散，按之散而不聚，来去不明。"《脉诀刊误》载："是散漫无统纪、无拘束之义，指下见得来动，一二至中又至一至，更不曾来往整齐，或动来即动去，或来至多去至少，或去至多来至少，是解散不收聚。"说明脉浮极虚，漂浮无根，涣散不收，至数不齐、不清，如扬花散漫之象。（图82）

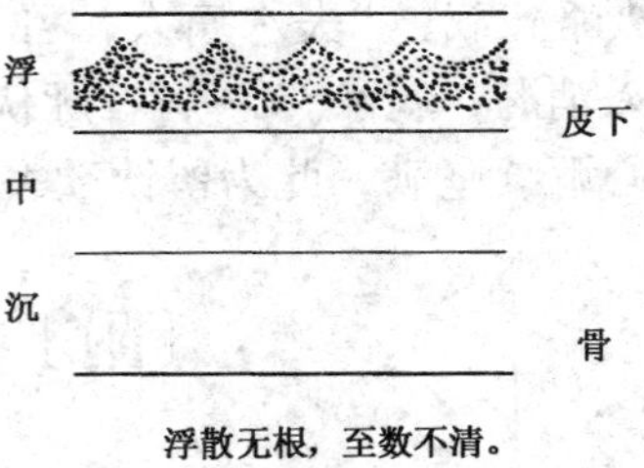

图 82 散脉模示图

浮散无根，至数不清。

诊法 轻取似有，按之即无，故从"位"、从"势"诊。如张璐说："举之浮散，按之则无，来去不明，漫无根蒂。"《濒湖脉学》载："散是扬花散漫飞。"李中梓说："散脉散乱，有表无里，中候渐空，按之绝矣。"《脉理求真》说："举之散漫，按之无有，或如吹毛，或如散叶，或如羹上肥。"不任寻按，中候沉候皆无。说明散脉是浮取触指浮散，稍按则无，恰似扬花，漂浮无根之状。

【鉴别】

对举　见紧脉。

比类　见虚脉。

【主病】

本脉主病

散脉是阳虚不敛，气血耗散，脏腑衰竭之候，故凡元气离散，气虚血耗，心悸浮肿，咳逆上气，坠胎将产者，可见散脉。如《脉经》载："散脉大而散，散者气实血虚，有表无里。"《诊家枢要》述："散，不聚也。有阳无阴，按之满指，散而不聚，来去不明，漫无根柢，为气血耗散，腑脏气绝。在病脉，主阴阳不敛，又主心气不足，大抵非佳脉也。"《诊宗三昧》载："散为元气离散之象，故伤寒咳逆上气，其脉散……"这都说明元气大虚，脏腑衰竭，当急投补元益气之品，以固真气。

《谈脉》一文指出："一位三十余岁的工人，因腿疼久治不愈，致气血耗损，脉现散大。医者误认为浮脉，给以发散表邪的药，服后寸步难行，昏晕卧床。……始知将散脉误认为浮脉，系误汗所致。我们用强心剂挽救过来。经查其病历，始知病员患主动脉瓣闭锁不全。"说明散脉主气血耗损，为心脏病人所常见之脉象。

总之，散脉主虚，为元气衰竭，将要离散之象。孕妇见之，多主坠胎，久病见之，多为危重。惟将产妇人出现散脉，是胎儿即将娩出，但须防产后虚脱。

三部主病

左寸脉散，常由心气不足，心阳亏耗所致，可见心悸、怔忡、恍惚之疾。

右寸脉散，常由肺气大虚，卫外不固所致，可见大汗不止、疲倦乏力、喘促气短之疾。

左关脉散，常由脾失健运，水饮留滞，可见身重浮肿之溢饮证。

右关脉散，常由脾阳不振，水湿不运，可见臌胀、浮肿之疾。

左尺脉散，常由肾气衰败，下元虚损，可见腰酸乏力、滑精早泄之疾。

右尺脉散，常由肾阳衰绝，元气衰竭，多现危证。

【脉机】

散脉的形成，是因心力衰竭，阳气散离，阴阳不敛，气虚血耗，无力鼓动于脉，以致浮散无根、不齐，状似扬花，至数不清。

【应用举例】

1. 气血耗散　凡偏瘫、消渴、浮肿，以及癥瘕积聚，日久气血耗散，脏腑气乱，元气离散者，可见散脉。如《脉简补义》载："盖瘕痛日久，气行不畅，则旧血日耗，新血不生，血气不相荣故也。"《素问·脉要精微论》述："浮而散者为眴仆①。"又如《蒲辅周医案》载："一人病高血压、心脏病，症见晕倒，全身颤抖……脉两寸关微，至数不明，有散乱之象，两尺沉迟，舌质暗红，苔白腻，由操劳过度，肝肾真阴虚，真阳浮越，肝火将动之象。"

2. 心悸喘咳　凡心气不足，阴阳不续，症见咳喘不卧、心悸怔忡、四肢浮肿者，可见散脉。治宜温心阳，使心阳复

---

① 眴（xuàn 炫）仆：因眩晕而仆倒的症状。

则肺邪解，咳喘自平。若浮肿甚者，又当温肾利水，改善循环，减轻心脏负担，则心悸、浮肿可除。

《中医脉学研究》认为，凡动脉硬化性心脏病、风湿性心脏病、二尖瓣狭窄，在心电图上，可见心房纤维颤动，及多源性室性早跳等，可见散脉，至数不齐，有快有慢，大小不等。严重肺心病病人亦可见散脉。

〔附〕歌　诀

一、体状诗

散似扬花散漫飞，去来无定至难齐。

产为生兆胎为堕，久病逢之急速医。

二、相类诗

散脉无拘散漫然，濡来浮细水中棉。

浮而迟大为虚脉，芤脉中空有两边。

三、主病诗

左寸怔忡右寸汗，溢饮左关应软散。

右关软散胻跗① 肿，散居两尺元气乱。

第十二节　芤脉（阳中之阴）

【定义】

芤是草名，为中空之意。芤脉是指脉管在浮部，搏动较有力而内腔血量不足的状态，如捻葱管之上。

---

① 胻跗（hángfū）：胻，足胫；跗，足背。

【脉象】

形状　浮大中空，形似葱管。如戴启宗《脉诀刊误》说："芤，草名，其叶类葱，中心虚空。"《脉经》载："芤脉浮大而软，按之中央空，两边实。"（图83）

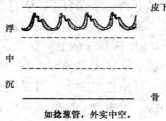

如捻葱管，外实中空。

图83　芤脉模示图

诊法　浮取虚大，如按葱管，故从"位"、从"形"诊。如刘立之说："芤脉何似，绝类慈葱，指下成窟，有边无中。"李中梓说："假令以指候葱，浮候之，着上面之葱皮，中候之，正当葱之空虚处，沉候之，又着下面之葱皮。"说明芤脉是位浮形大，势软中空。

【鉴别】

对比　见革脉。

比类　见虚脉。

【主病】

本脉主病

芤主失血，凡吐血、衄血、咳血、呕血，以及崩中、便血、尿血，由于阴血大伤，心力不衰，气无所依，乃致脉来浮大中空。如《诊家枢要》载："芤，浮大而软，寻之中空旁实，旁有中无，诊在浮举重按之间，为失血之候。"由于大量失血，元气无所依附而随之亦脱，必症见面色㿠白，血压下降，出冷汗，甚则晕厥，脉来数而重按无力，或见芤脉，鉴于"精血不能速生，元气所当急固"，故治宜急服独参汤救脱、益气，以补气而摄血。

《脉学刍谈》① 一文指出："……芤脉与出血有什么关系？原来失血过多后，脉管内血液大量减少，脉管因血少而失去充实的力量，脉管显得没有张力而软弱无力。……芤脉在大出血后较多见，突然大出血的更易见到，如果是小出血或慢性病人的痰中带血丝血点，很难见到芤脉。"此为经验之谈。作者曾治一人，年 34 岁，月经来潮，流血过多，昏倒不省人事，查其脉来浮大而芤，重按无力，兼见面白、自汗、肢冷，知系大量出血，气血两亏，真阳欲亡，根据"有形之血难以速生，无形之气法当急固"的原则，急投地榆苦酒煎，加红参二钱为末冲服，一剂脉来和缓，原方加阿胶、杜仲炭、熟地，连进四剂而愈。

兼脉主病

常见有芤浮是气阴两伤，芤数是阴虚，芤虚软为失精亡血，芤结促为阳虚夹阴、瘀血内结，芤迟为失血正虚、内热。作者临床常见患肝风大厥的脑溢血者，多见芤脉，豁大无神，或散乱无序，甚者气将不返，故脉芤、散多为危候。

三部主病

左寸脉芤，常由上焦热盛，迫血妄行，可见咳血、衄血之疾。

右寸脉芤，常由肺经炽热，迫血妄行，可见胸痛咳血之疾。

左关脉芤，常由肝郁化火，灼伤血络，可见出血吐血之疾。

右关脉芤，常由胃热灼伤血络，可见吐血之疾。

---

① 见《广东中医》1960 年 4 期。

左尺脉芤，常由热灼膀胱，血络受损，可见尿血之疾。

右尺脉芤，常由热伤肠络，可见大便出血之疾。

【脉机】

常人气血充足，脉管充盈，故脉来徐缓，指下圆和。若突然失血，血量骤然减少，营血不足，无以充脉，则脉管空虚，形成浮大中空之象。正如张景岳所说："芤脉为孤阳脱阴之候，为失血脱血，为气无所归，为阳无所附。"说明阴血大伤，阳无所依，乃致脉形大位浮，势软无力中空。

【应用举例】

1. **失血血虚**　凡吐血、衄血、便血、尿血，以及外伤出血、崩漏下血，早期一二日内可见芤脉。如戴启宗说："荣行脉中，是血在脉中行，脉以血为形……故芤脉中空者，血之脱也。"姜春华指出："盖病者一时出血过多（阴去）而心力不衰（阳存），但血量既少，运行之际不免见芤。"[①] 说明失血早期见芤，日久血虚气弱则不见芤。又如《岭南医话》[②] 载："一年少男子，患紫斑病，步行来诊，脉见芤数，因此，严嘱住院留医。经验上，此病脉形细弱，多易治愈，浮芤而数之脉，每陷死亡。于是提请院内西医做好输血准备。其时患者形色方面固无任何危险征象，关于紫斑病，治例曾有多起，未曾作此惊人之论，故此次提议，人亦少有信服。无何，患者病情大变，衄血大作，输血无效而死。此非别有异术，可以见微知著，实因病机未发之先，脉证上已露其端倪也。"这是芤主失血的实例，可作临床借鉴。

---

① 见《上海中医药杂志》1964 年 9 期。

② 见《广东中医》1960 年 4 期。

2.**汗吐伤液** 凡大吐、大汗，津液大伤，血不得充，亦可见浮大无力的芤脉。如高热，大汗出，使体内水分消耗已极，心脏不能继续维持人体机能正常活动时，多脉来浮大无力。所以吴鞠通《温病条辨》指出："太阴温病，脉浮大而芤，汗大出，微喘，甚至鼻孔煽者，白虎加人参汤主之，脉若散大者急用之，倍人参。"

3.**失精遗泄** 凡失精遗泄日久，肾阴内亏，肾虚不藏，亦可见芤脉。如《金匮要略》中指出："夫失精家，少腹弦急，阴头寒，目眩，发落，脉极虚芤迟，为清谷、亡血、失精。"可用桂枝龙骨牡蛎汤或金锁固精丸益真元、交心肾。例如《临证指南医案》载："吴，肝风痫厥，迅发莫制，却固肾真内怯，平素多遗，诊脉芤弱，议用固本丸，固本加五味、萸肉、龙骨，金箔蜜丸。"又《名医医案精华·何书田医案》载："向患遗泄，阴亏则水不制火，火升则肝阳引之而动，晕眩气冲，势所必至，按脉沉弦中豁，其为真阴枯竭，已属显然，舍滋补一法，别无良策，投熟地、远志、茯神、枣仁、龟板、龙眼肉、金箔、寸冬、五味子、柏子霜。"

〔附〕 歌　　诀

一、体状诗

芤形浮大软如葱，边实须知内已空。

火犯阳经血上溢，热侵阴络下流红。

二、相类诗

中空旁实乃为芤，浮大而迟虚脉呼。

芤更带弦名曰革，芤为失血革血虚。

三、主病诗

寸芤积血在于胸，关内逢芤呕吐红。

尺部见之多下血，赤淋[①] 红痢漏崩中。

---

① 赤淋：即血淋，指尿中有血。

下篇　现代脉理初探

　　中医药学是一个伟大宝库，几千年的脉诊经验便是宝库中的珍宝之一。过去由于科学技术发展水平的限制，中医脉学对脉象的描述，往往用比拟的手法。通过研究实践，今天可用现代化仪器将脉诊以脉图的形式反映出来，使中医脉诊做到客观化，进行"以常衡变，以变识病"，并可得到与中医脉诊相应的规律性变化，更加证明了中医脉诊的科学性。

　　钱学森说，在统一思想认识的基础上制定全面规划，从建立唯象中医学开始，在马克思主义哲学指导下，认真总结老中医的临床经验，并同现代化科技结合进行多学科研究，这就是中医现代化的战略，即中医的未来学。要科学地描述一件事情，第一步只能是唯象的，即把观察到的东西老老实实总结出规律。现代化手段，如心脏超声切面显示图、超声心动图、三用（心电、心音、脉搏）心电机、光电容积脉搏图、心电图与脉搏图、血流图等，若能掌握它们与中医脉诊间的相关关系，则可辅助中医脉诊诊断，使脉诊客观化，同时也能客观地显示出正常或异常脉象形成的机理。这样的综合诊断，在没有脉象仪的情况下，也能起到"不同类型"脉象仪的作用，而于分析脉象形成机理时在某些方面还优于一般脉象仪。因此，充分利用现有电诊仪器协助中医脉诊易于推广，使患者能得到及时准确的诊断和早期治疗。

第一章 脉搏的形成与脉图各波的命名

第一节 脉搏的形成

　　动脉管壁随着心动周期周而复始、一起一伏的搏动，称为动脉搏动，简称脉搏。当心室收缩时，血液冲开主动脉瓣，并把血液射入主动脉中，主动脉内压突然增高，迫使血管壁迅速膨大，当心室舒张时，主动脉压降低，主动脉壁因其具有弹性而回缩，这样，动脉管壁就随心室的舒缩出现周期性的起伏搏动，形成脉搏。中医学的切脉，就是用手指的触觉和压觉分析桡动脉脉搏的频率、深浅、强弱及其他特征，作为诊断疾病的重要指标之一。

第二节 脉图各波的命名

　　研究脉象，首先就要能客观地记录脉象。近年来，测试技术不断地向前发展，给中医脉象研究创造了有利的条件。然而，对客观记录到的脉象怎样进行分析，则更为复杂，涉及多个学科。在脉象图的分析方法上，有从脉图的时间、振幅、角度、形态等方面去分析上升支、下降支、重搏波的高度和各种高度的比值、夹角的大小、面积大小、时值等直观形态的分析法，也有用近代数理知识及医学知识，建立脉图曲线方程组，用函数概念来表达脉搏搏动诸因素与每微分时间或每一微分距离相对立的该曲线的轨迹的确切的量的数理分析法，还有运用近代处理波动信息的手段，通过电子计算机对脉象图压力波、流量波的数据作频谱分析的动态分析法。但从现在看来，多数从事脉象研究者的主要方法是描记和分析桡动脉的脉搏图，因为这是使脉诊客观化的一个简便可行的方法。

脉图各波的命名，目前因脉图描记仪型号不同而尚未统一。现国内常用 BYS-14 型四导脉象仪，可同步描记心电图、脉图、斜率、时差等四项指标，其示意图（图84）介绍如下：

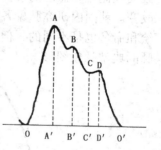

图 84　脉象示意图

A 为主波，B 为重搏前波，C 为重搏波（降中波），D 为降中峡，O 为脉波起点，O′为脉波终点。

AA′：主波幅。以标定高度为 10 毫米时实测高度计算。单位为毫米（下同）。

BB′：重搏前波波幅。

CC′：重搏波幅。

DD′：降中峡幅。

OA′：主波时间。脉波起点到主波向基线的垂直线交点的距离（格数×0.04）。单位为秒（下同）。

OC′：重搏波时间。

OD′：降中峡时间。

OO′：波幅时间。

　　脉象图的基本图型，不同的研究室，不同的对象，不同
的仪器，乃至同一对象同一仪器于不同的时间，所得脉搏图
形也不尽相同，其原因是，心脏的射血呈波动性，血流和压
力的波动一直传到小动脉末梢，心脏收缩时主动脉及其分支
扩张，有弹性势能存贮于管壁，心脏舒张时动脉内压力逐渐
下降，这就是弹性管壁起缓冲作用，而当管壁弹性改变时，
波动性血流和血压的特征也发生改变，于是引起波形的相应
改变。就国内研究脉象各家所发表的资料看，典型脉图的描
绘和命名也是不同的，但一般认为图 85 可以作为代表桡动
脉的典型脉象图形。

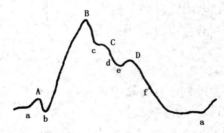

图 85　典型脉象图型

　　由图形上可看见 A、B、C、D 四个波（即心房波、主
波、重搏前波和重搏波）及 a、b、c、d、e、f 六个拐点。
经同步描记心电图、脉图、心音图和心动图等证明：a 点为
心房收缩开始点。A 波为心房收缩在脉象图上的反映。b 点
为整个脉图的最低点，反映舒张末血管内血压和容积，相当
于快速射血起点。B 波为脉图主波，其顶点为脉图最高点，
反映动脉内压与容积的最高值，脉图的上升支，反映了心室
快速射血、动脉压力迅速上升、管壁突然扩张，其上升速度

（可用上升支最大斜率表示）和振幅（可用主波高度表示）受心输出量、心室射血速度、动脉内阻力和管壁弹性的影响。c点为脉图下降支上第一个拐点，为动脉扩张降压点。C波称重搏前波，为动脉内的逆向反射波，可高出c点呈明显的波，也可与c点相平或低于c点，即重搏波可不明显，此波显然受外周血管张力变化程度的影响。d点是降支从几乎垂直下降到较小斜率下降的拐点，是主动脉瓣关闭在脉图上的反映。e点在脉图上呈一切迹，相当于二尖瓣关闭的时间。D波称重搏波，一般认为系心室舒张，主动脉瓣关闭，倒流的血流撞击在主动脉瓣上且弹回，使动脉压再次稍有上升，管壁又稍行扩张所致，此波的幅度显然受到关闭状态的影响。f点为动脉内血液静压排空始点，此点以后呈近似指数曲线逐渐下降，反映舒张期动脉内压力与血流变化的状况，显然受到外周阻力的影响。

脉搏图重波前波（也称潮波）各标志如下（图86）：

1. 主波幅。

2. 降中峡幅。

3. 降中波幅。

4. 升支最大斜率。

5. 降支在主波与潮波间的最大斜率。

6. 降支在潮波与降中峡间的最大斜率。

重波前波（潮波）按其波峰的位置分为三级：

"非常显著"：凡波峰位于主终线（从主波顶点到脉波终末之间的连线）右上方者，称为"非常显著"。潮波与主波融合为一者也属于此级。

"显著"：波峰位于主终线与主峡线（从主波顶点到降中

峡最低点之间的连线）之间者，称为"显著"。

"不显著"：波峰位于主峡线左上方者，称为"不显著"。

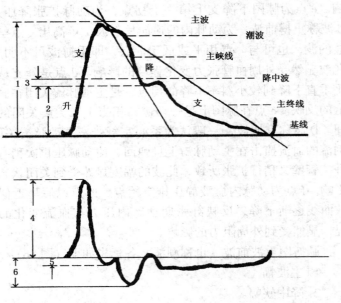

图 86　脉搏图（上）及其斜率（下）各项标志

1. 主波幅　2. 降中峡幅　3. 降中波幅　4. 升支最大斜率　5. 降支在主波与潮波间的最大斜率　6. 降支在潮波与降中峡间的最大斜率

脉搏图的斜率：它是脉波曲线上每个对应点的瞬时速度，可以反映脉搏曲线升降的坡度。测量升支的最大斜率，降支在主波与潮波之间的最大斜率，以及降支在潮波与降中峡之间的最大斜率，不论升降，一律取绝对值，单位以毫米/秒计。

第三节 脉图的波形与临床意义

中医学对脉象的辨认非常细致，一般把脉象分为两大类：一是正常脉象，快慢适中，节律均匀，不浮不沉，大小中等，可随年龄、性别、气候等情况而有所变化；二是病态脉象，如按频率分有迟脉（一息三至以下，即诊脉者一呼一吸仅摸到三次或不到三次脉搏跳动，为窦性心动过缓等）与数脉（一息多达五次以上，为窦性心动过速等），按节律分有结脉（来而时止，止无定数，即有不规则的间歇，此时为偶发或多发各种早搏和代偿间歇）与代脉（几至一止，止有定数，为各种成律性早搏如二联律、三联律、四联律等），按脉的位置深浅分有浮脉（脉浮于皮肤，轻按即得）与沉脉（重按才得），按脉之大小分有细脉（脉细如丝）与洪脉（洪大有力），按脉的形态分有弦脉（如按琴弦，挺直而长）、滑脉（脉形流利圆滑）、涩脉（脉不流畅）等。

动脉脉搏可用各种有关仪器放在浅表动脉外面的皮肤上加以记录，画出的记录曲线称为脉搏图（或称脉象图、脉图等）。为加深对脉图的理解，现将不同情况下锁骨下动脉与桡动脉的脉搏图变化关系以图 87 表示：

1. 上升支 是在心室快速射血期，主动脉压力迅速上升，血管壁突然扩张而形成。曲线上升的速度和幅度受心血输出量、心室射血速度、动脉的阻力与弹性等的影响。阻力大，心输出量少，射血速度慢，则升支上升速度慢，幅度小；反之则速度快，波幅大。

2. 下降支 心射血后期，输出量减少，进入动脉的血

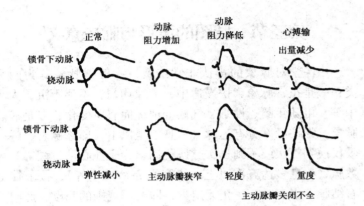

图87 不同情况下锁骨下动脉与桡动脉的脉搏图

量少于动脉向末梢流去的血量，故动脉压力下降，口径回缩，形成下降支前段。随着心室舒张，主动脉压力迅速下降，在主动脉关闭的一瞬间，血液向心室方向倒流，管壁回缩，使下降支急促下降。但由于这时主动脉瓣已关闭，倒流的血液撞击在主动脉瓣上而弹回，动脉压再次稍有上升，管壁又稍扩张。上述变化在降支的中段形成一个小波，称为降中波（或重搏波），降中波前面的切迹称降中峡。而后，心室继续扩张，血液不断流向外周，管壁继续回缩，形成坡度较平坦的下降支后段。脉搏图下降支的形状大致反映外周阻力的高低，如外周阻力高，则下降支速度较快，降中峡位置较低，降中波以后的下降支坡度平坦，基本接近水平线。主动脉瓣膜病变也可在脉搏图中有所反映，主动脉瓣开放不全时，输出速度慢，脉搏图上升支速度慢，幅度低；主动脉瓣关闭不全时，每搏输出量代偿性增多，心舒张期一部分动脉血倒流，使脉搏图上升支和下降支均高而陡，降中波不明显或消失。

综上所述，脉为血脉，源出于心，当心脏收缩而射血时，血液壅遏血管，使血管扩张，当心脏舒张而停止射血时，血管便弹性回缩，血管的这种一张一缩以波的形式沿着动脉管传播，便是脉搏波，所谓脉象就是这种脉搏波在桡动脉（即中医所说的寸口）处显现的部位（深、浅）、速度（快、慢）、振幅（强、弱）、周期（节律性）和波形（形态）的综合反映。中医在人体桡动脉处检测到的血管壁搏动情况，实际上是在一定程度上反映了桡动脉内血液压力随时间的变化规律，或者说是间接地检测到血管内血液的压力波形。桡动脉的压力波与心脏功能、血管弹性、血液粘度、外周阻力等相关。因此，通过研究桡动脉处脉搏随生理或疾病的变化规律而深入探索中医脉象的本质，便是一个客观依据。应用现代科学的方法，进一步整理、继承和发展中医学在脉诊方面的丰富知识，将使其在医、教、研的实践中发挥更大的作用。

第二章 影响脉搏的因素及其
诊断意义

血液循环系统由心脏和血管（包括淋巴管）组成。心脏是推动血液流动的动力器官，血管是血液流行的管道，包括动脉、毛细血管、静脉三部分。由左心室射出的血液，经主动脉流向全身组织，在毛细血管部位经过细胞间液同组织细胞进行物质交换，再经静脉流回右心房，这一循环途径称为体循环（或称大循环）。血液从右心室射出，经过肺动脉分布到肺，与肺泡中的气体进行气体交换，再由肺静脉流回左心房，这一循环途径称为肺循环（或称小循环）。体循环与肺循环互相联接，构成一个完整的循环机能体系。心脏的节律活动及心瓣膜有节律地开启与关闭，使血液按一定的方向循环流动，完成物质运输、体液调节等机能。循环机能又在神经系统和体液因素的调节下，经常适应人体机能活动的变化而进行调整。循环机能发生障碍时，新陈代谢将不能正常进行，一些重要器官将受到严重损害，甚至危及生命。脉象是由脉搏的位置、速率、节律、强度和形态等方面综合组成的，它与心排血量、心瓣膜活动功能、血压高低、血管内血液的质和量、末梢血管的功能状态，及神经、体液等整体因素有着密切的联系，而这些因素中构成脉搏的诸种动力既互相对立，又互相制约，共处于动态平衡的统一体中。如心脏及动脉的收缩与舒张，增压与减压，射血与排空，压强与抗压强，压力与阻力等等，它们随着每次心动周期在时间和部位上的推移而在不停地运动变化着，只有用现代先进技术综合研究，逐一剖析构成脉象图诸因素之间相互作用的辨证规律，就其中某些影响脉搏的因素进行初步分析，才能逐步掌握脉象的实质。一般认为脉象构成有六种基本要素，如果脉象属性某一方面显示某种倾向，就可以判断为某种脉象。但临床脉象以复合脉（或兼脉）为常见。六种属性及其对立统一的表现为：

1. 脉道的深浅状况——沉或浮。
2. 脉率与脉律状态——数或迟与结、促、代等。
3. 脉道的宽窄状态——大或小。
4. 脉峰的持续时间——长或短。
5. 脉波的流利状况——滑或涩。
6. 脉道的张力状况——弦或软。

影响脉象的因素随着生理和病理变化而变化，从而形成各种不同的脉象，现以浮、沉两脉为例作一分析。

各家多是根据浮取、中取、沉取脉象图主波的波幅来判断浮脉或沉脉的，如果波幅浮取 > 中取 > 浮取，则为浮脉（图88）；反之，沉取 > 中取 > 沉取，则为沉脉（图89）。

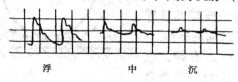

浮　　　　中　　　　沉

图88　浮脉图

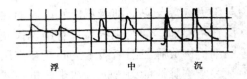

浮　　　　中　　　　沉

图 89　沉脉图

　　动脉的管壁，主要由具有良好弹性的环形平滑肌组成，并接受植物神经支配而进行舒张与收缩。切脉的习惯部位多在高骨处桡动脉上方之寸口，其处桡动脉距桡骨近，上方则为软组织。当动脉管紧张性减小而舒张时，环形平滑肌的拉力松弛，其管径比正常时增大。因此，心脏一旦收缩，由于血液的充盈，动脉管内的压力随即增大，使拉力原已松弛扩张的动脉管更为扩张，这样脉的搏动幅度也由此而变得更大。鉴于波动幅度增大的脉搏不能向硬组织扩张，只能向上方软组织扩张占位，故以指轻按桡动脉即可触知明显跳动的脉搏。

　　"浮脉举之有余，按之不足"（图 90）。"举之有余"是以指轻按即可触知明显的脉搏跳动；"按之不足"是以指重按脉搏跳动反不明显。因动脉管紧张性减小所致扩张而引起的浮脉（图

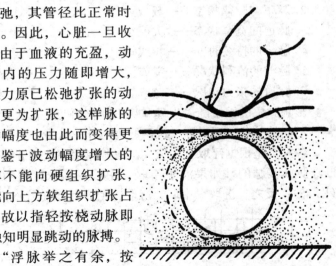

图 90　浮脉示意图

91），血压一般不会比正常高，故压之不足。反之，当动脉管紧张性增大而收缩时，由于环形平滑肌拉得很紧，其管径比正常时缩小（图91），心脏收缩时，把血液挤入动脉管中，使血压升高而迫使动脉管扩张，但由于平滑肌拉得很紧，虽有所扩张，其波动很小，且隔着皮肤等软组织，故以指轻按难以触知明显跳动的脉搏。若欲触脉搏的明显跳动，必须加大指力，把舒张期的动脉管压至半扁或全扁，待心脏收缩时增加了收缩压，将被压至半扁全扁的动脉管重新鼓起，切脉的指才能触得明显的脉搏跳动（图92）。"沉脉举之不足，按之有余"，正是动脉管收缩时的脉象。

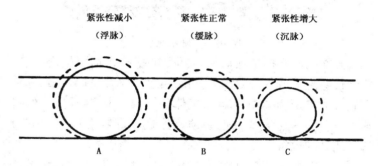

图91　动脉管紧张大小与管径比较示意图
——表示心脏舒张期动脉的管径
……表示心脏收缩期动脉的管径

浮沉两脉的主证与病理生理：

浮脉主表证。表证者，病在肌肤，主要表现为发热、恶寒、汗出等症状，或因其他原因引起全身性发热的早期过程。常人身体处于发热状态时，就是加强散热，势必通过体表动脉管壁的舒张，使管径扩大，血流增多，使体内过高的体温经辐射、传导、对流、蒸发等方式向外散发，故现浮脉。至于"自汗"和"盗汗"，虽是不发热的出汗，但都系体表动脉管舒张引起，故同样呈现浮脉。

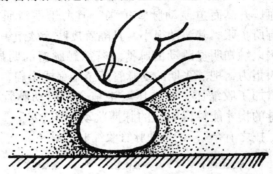

图 92　沉脉示意图

凡能引起心搏量或血容量不足的疾病，均可呈现沉脉。新陈代谢降低或内分泌腺体分泌功能障碍等，能直接或间接引起心力不足和体温不足，机体为了减少体温散失，保持脑、心、肾的血流量，也必须藉体表动脉收缩以实现其目的，故其脉也沉。

浮、沉两脉同是反映体表动脉的舒缩，反映体温调节是否障碍，反映心血管系统对血压的调节，反映血液的调配，还可提供对疾病预后的参考。如：发热恶寒不汗出而脉沉，示体表动脉收缩，体温放散减少，体温将继续上升；发热汗出而脉浮，示体表动脉扩张，散温增强，体温将逐渐下降；若汗出脉浮而体温持续不减，示感染病情较重，或产热机制亢进。

第一节　钾钠钙离子对脉搏的影响

对脉象多采用的研究方法，往往是用心电图与脉图同步描记，这就是说，研究脉图，也应熟悉脉图与心电图之间的关系（图93）。心电图的产生与 K^+、Na^+、Ca^{++} 代谢有很大关系，而这些离子对脉搏影响也是显著的。机体内环境的各种理化因素相对恒定，是维持心脏正常活动的必要条件。各种无机离子，主要是 K^+、Na^+、Ca^{++}，对心肌活动的影响最为重要。要知道这些离子对脉搏有什么样的影响，必须对心肌细胞的静息电位与动作电位有所了解。心肌细胞在静息状态下，细胞膜外带有正电荷，细胞膜内带有同等量的负电荷，此种分布状态称为极化状态。在静息状态下，心室肌等细胞内电位约为 -90 毫伏，即细胞内电位比细胞外电位低 90 毫伏，这种静息状态下细胞内外的电位差称为静息电位。这主要和静息状态下心肌细胞内外各种离子浓度存在着很大的差别有关，一般细胞内 K^+ 的浓度高于细胞外 K^+ 浓度约 20～30 倍，而细胞外 Na^+ 的浓度则高于细胞内 Na^+ 浓度 10～20 倍。细胞外 Na^+ 浓度虽然远远高于细胞内 Na^+ 的浓度，但因通透性很差，极少渗入膜内。细胞内 K^+ 浓度不仅远远高于细胞外 K^+ 浓度，而且其通透性很好，因此 K^+ 不断地向细胞外透渗。当 K^+ 外渗时，膜内负电子亦尾随其后，但由于负离子透渗能力差而被阻留在膜内，结果使膜外聚集一层正离子，膜内聚集一层同等数量的负离子，形成极化状态。K^+ 外渗越多，则留在膜内的负离子也越多，因而膜内负电位也越大。由于膜内负离子越来越多，便吸引膜内

带正电荷的 K^+（静力电作用），使 K^+ 逐渐不能外渗，最后使膜内负电位维持在恒定的 -90 毫伏左右的水平上，这样就形成了静息电位。

当心室肌细胞某处受刺激，使静息电位减少到 $-60 \sim -70$ 毫伏（阈电位）水平时，细胞膜的钠通道（或快通道）开放，受刺激处的细胞膜 Na^+ 的通透性突然升高，而对 K^+ 的通透性却显著降低，因此膜外 Na^+ 急速渗入膜内，使细胞内 Na^+ 大量增加，细胞内电位由 -90 毫伏突然升至 $+20 \sim +30$ 毫伏（极化状态逆转）。心肌细胞激动时产生的细胞内电位变化称为动作电位。心肌细胞激动后，膜外变为负电位，膜内变为正电位，这种极化状态的消除称为除极。除极在动作电位曲线上表现为一骤升线，称动作电位 0 位相，即除极化期。除极至 -55 毫伏左右，钠通道关闭，除极完毕。此期时间短暂，仅 $1 \sim 2$ 毫秒。0 位相相当于心电图 QRS 波群的前半（约从 QRS 波群的起点到 R 波峰）。心肌细胞除极后，由于细胞的代谢过程，细胞膜又重新恢复了对 K^+、Na^+ 的通透性，细胞内电位逐渐恢复到静息电位（-90 毫伏）水平，这一过程称为复极。复极开始时，Na^+ 内流已停止，细胞膜对 Cl^- 的通透性升高，Cl^- 开始内流，因而细胞内电位迅速下降，称为动作电位 1 位相，即快速复极早期。此期约为 10 毫秒。1 位相相当于心电图 QRS 波群的后半（约从 R 波峰到 J 点）。0 位相与 1 位相相当于 QRS 波群。当心肌除极到细胞内电位达 -40 毫伏时，引起细胞膜上钙通道（慢通道）开放，Ca^{++} 通过慢通道缓缓内流，与少量 K^+ 外流达到平衡，使细胞内接近于零电位水平，在动作电位曲线上形成一高平线，称为动作电位 2 位相，即缓慢复极期。

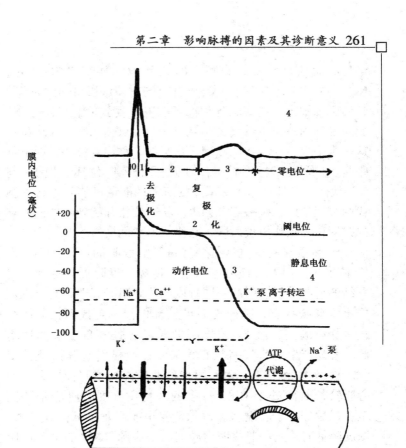

图93　心细胞的跨膜电位和离子活动与心电图的关系

此期约占 100 毫秒。2 位相相当于心电图的 S-T 段。当 Ca^{++} 内流达一定量后，慢通道关闭，2 位相结束。以后细胞内 K^+ 迅速外渗，细胞内电位迅速下降为负电位，在动作电位 曲线上出现一速降线，称为动作电位 3 位相，即快速复极末 期。此期约占 100～150 毫秒。3 位相相当于心电图的 T 波。

最后心肌通过心肌细胞膜上的钠-钾泵，使细胞内过多的
Na^+、Ca^{++} 主动地转移到细胞外，同时使细胞外过多的 K^+
转移到细胞内，使细胞各种离子浓度恢复到静息状态水平，
此时细胞内电位也恢复到静息电位（－90 毫伏），并维持在
这一水平上，在曲线上出现一水平线，称为 4 位相，即电舒
张期。4 位相相当于心电图 T 波后的等电位线。把 K^+ 与
Na^+ 从低浓度处转移到高浓度处所需的能量可能是来自细胞
代谢过程中的三磷酸腺苷系统。从 0 位相开始到 4 位相起点
的时间称为动作电位时限，相当于 Q-T 间期。

　　K^+ 浓度过高或过低都会严重影响心脏的正常活动，血
K^+ 浓度过高时，可使心率减慢，传导速度降低，特别是房
室结的传导减慢，引起不同程度的传导阻滞，严重时心脏可
停止于舒张状态，脉搏先后可呈部位浮，至数迟，节律结
代，脉势减弱；血 K^+ 浓度降低时，心脏的自动节律性增
高，容易产生期前收缩等心律失常，明显引起脉搏至数变
化。血 Ca^{++} 浓度升高时，可使心肌收缩力增强而脉大，如
心肌较长时间处于 Ca^{++} 过多的环境中，则心肌舒张不完
全，最后停止于收缩状态，脉渐变小或可兼伏脉；血 Ca^{++}
浓度降低时，则心肌收缩力减弱，呈小脉。Na^+ 的主要作用
是维持渗透压的相对恒定，而对保持心肌兴奋性也是必需
的，细胞外 Na^+ 或血 Na^+ 浓度过高，则心肌细胞兴奋性增
高，脉率加快或脉律失常。一般认为血 Ca^{++} 和血 Na^+ 有抗
血 K^+ 的作用，而 Ca^{++} 与 Na^+ 也有相互竞争性抑制作用。
因此，血中钾、钠、钙三种离子必须保持适当的比例，才能
维持心脏的正常活动，这是脉象中保持平脉的重要因素之
一。

第二节　心脏生理特性对脉搏的影响

一、兴奋性

心肌受刺激后产生反应的性能，称为兴奋性，也称应激性。所有的心肌细胞，对于不论是生理的或人为的刺激，都可发生反应。生理学上常用电刺激。当用很弱的电流刺激心脏时，心脏可无反应，但如果逐渐增加电流强度到一定值时，则心脏可发生反应，这种引起反应的最低电流强度刺激值称为阈值。任何刺激只有达到阈值才有作用。如果继续增加电流强度，则心肌的反应并不因之增强，人们把这种现象，即不到阈值的刺激无作用，超过阈值的刺激不论强到什么程度心肌的反应都趋一致的现象，称为"全或无"定律。当然，阈值是可以改变的，心动周期的不同时期，体液电解质的变化和药物的作用等，都可以改变阈值，使心肌的应激状态发生变化。心肌兴奋性变化，按其对刺激的反应程度可分为以下几个阶段（图94）：

1. 绝对不应期　即对任何强度的刺激均不起反应，相当于心肌收缩开始到收缩完毕这段时间，其突出的表现是心肌产生电位变化与机械性收缩。正常心肌的兴奋性在心激动周期的不同阶段有很大的差别，以心室肌为例，从0位相开始到3位相前半部的这一段时间内，其复极电位尚未复到－55毫伏，由于钠通道失活，因此对任何刺激都不能引起反应，这一段时间称为绝对不应期，相当于QRS波群的开始到T波波峰或稍前。

2. 有效不应期　在绝对不应期结束后的一段时间里，

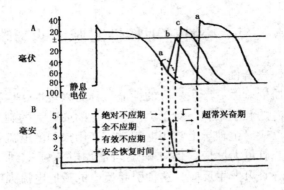

图 94　正常心室肌复极时膜电位
水平与兴奋恢复的关系

只有用强刺激才能获得微弱的、不能扩布传导（不产生动作电位）的局部反应。从 0 位相开始到出现第一个扩布传导性反应（复极电位约从 – 55 毫伏到 – 69 毫伏处）的这一段时间称为有效不应期。

3. 相对不应期　仅对较强的刺激起反应，而对微弱的刺激不起反应，相当于心肌舒张开始到舒张完毕，即从有效不应期之末到复极完毕前 10 毫秒的这一段时间（约从 – 60 毫伏到 – 80 毫伏），称为相对不应期，相当于 3 位相的终末部，大约从 T 波峰或稍前开始到 T 波之末。此时对一般刺激不引起兴奋，对较强的阈上刺激可以引起 0 位相振幅和上升速度都稍低于正常的兴奋反应。

4. 易激期（易损期）　在相对不应期的开始（心室肌者相当于 T 波前支和波峰附近，心房肌者相当于 R 波的降支和 S 波附近），有一段短暂的兴奋性较强阶段，称为易激期，在此期间给予强刺激，例如室性（或房性）期前收缩（结脉、代脉）易激发室性（或房性）心动过速（数脉类）、扑动或纤颤。

5.超常兴奋期　在相对不应期刚刚结束之后有一短暂时间（3位相之末），称为超常兴奋期，在此期间给予较弱的刺激（阈下刺激）即可引起一个 0 位相上升速度较正常缓慢、振幅较正常为低的反应。由于超常兴奋期的阈值稍低，故容易发生期前收缩。

6.完全恢复期　在超常兴奋期之后，为完全恢复期，即 4 位相。在此期间若给予刺激，即出现上升速度与振幅均正常的反应。

了解上述各时相的演变过程，对理解脉的至数有所帮助。心脏节律与不应期的长短有直接关系，只有在不应期缩短时心肌才能对频发的激动产生反应，引起心率加快，故在心动过速时（数脉类）必然伴有不应期缩短，而在心动过缓时（迟脉类）必然伴有不应期延长。在相对不应期中如心肌再次接受某种刺激，则引起正常节律性收缩以外的另一次收缩，即所谓期前收缩。期前收缩呈二联律、三联律或四联律则可呈代脉；期前收缩缓而无规律地出现则可为结脉；期前收缩出现数而无节律的收缩则是促脉。

二、自律性

心肌本身有不受外界（包括神经）刺激而自动发生有节律的激动和舒缩的能力，这种特性称为心肌的自动节律性，简称"自律性"或"自动性"。心脏在生理条件下，可以自动地而且有节奏地跳动。这是因为，在心脏的某些部位可以自动发出激动而后传到全心脏，这些能自动发出激动的部位是心脏的起搏点，它们都位于传导系统。心脏的传导系统包括窦房结、结间束、房室交界区、房室束和浦肯野纤维，其中最主要的起搏点是窦房结。在正常情况下，窦房结产生的频率最高，每分钟 60~100 次，由于它的频率最快，所以它控制着心脏的跳动节律。心脏的其他部位也有起搏功能，但它们的功能经常受到高频率的窦房结激动所侵犯，只有当窦房结的激动频率低于它们的频率时，这些下级起搏点才能发挥作用，所以，人们称这些起搏点为潜在起搏点。它们位于房室交界区（频率为 40~60 次/分钟）和心室的浦肯野纤维（频率为 30~40 次/分钟）。频率高的起搏点控制心脏的搏动节律是心脏生理学的特点之一，因此，窦房结以外任何部位产生的激动经常受到窦房结的控制而无显示的机会，整个心脏的节律活动处于窦房结的控制之下，成为心脏的正常节律点，这种由窦房结所控制的心脏规整的搏动称为窦性心律。平脉即属于窦性心律。如果窦房结兴奋频率过多，每分钟超过 100 次以上，称为窦性心动过速，即出现数脉；如每分钟低于 60 次以下，则为窦性心动过缓，即表现为迟脉。当窦房结的自律性异常变弱，或其产生的激动传导发生障碍，则房室交界区或其他产生激动潜在的特殊组织即发出激动，引起整个心脏或心脏的一部分发生兴奋，短暂地或持续地代替窦房结对心脏节律的控制而影响脉搏节律，常可形成迟、数、动、散、结、代等脉。窦性心动过缓、交界性或室性逸搏心律、2:1 房室传导阻滞、Ⅲ度房室传导阻滞等，均可呈迟脉象。数脉也不单单是窦性心动过速，阵发性室性心动过速也可呈现数脉象。

三、传导性

任何心肌细胞都有把激动传到其他细胞的功能。正常时窦房结发生激动，便沿着心房的结间束传到两个心房，然后传到房室交界区，随后通过房室束及束支到达心室的浦氏纤维，进而到心室肌肉细胞。心房及心室肌肉细胞也有向附近相邻细胞传导激动的功能。但是，不同部位的细胞传导激动的速度并不一样，有的快，有的慢。最快的是浦肯野纤维，每秒可达 2000 ~ 4000 毫米；最慢的是房室结，仅为 20 ~ 200 毫米/秒；心室肌纤维为 400 毫米/秒；而心房肌纤维则可达 1000 毫米/秒。因刺激在房室结内传导速度缓慢，所以心室收缩总是迟于心房收缩，从而保证了房、室先后有节律地收缩。传导系统各部分的传导速度若慢于生理限度，甚至不能传导，称为传导阻滞，可出现迟脉、涩脉、结脉或代脉等。

四、收缩性

心肌对激动有收缩反应的能力。心肌细胞受到刺激后，先有电活动，然后才有机械性收缩，这个过程称为激动 – 收缩耦联。心脏收缩力的大小直接与收缩开始时心肌纤维的长度、心舒张期的充盈度成正比，即充盈度增加，心肌纤维变长，则心肌收缩力增强，可见实脉类（实、滑、紧、牢、长），当心肌收缩功能降低或发生心力衰竭时，可见虚脉类（虚、细、微、濡、散、芤、弱、短）。

第三节　血液动力学对脉搏的影响

血液在心血管系统中流动的一系列物理学问题都属于血液动力学研究的对象，即血液在血管中流动的力学称为血流动力学。血液循环的根本问题是适应各组织代谢的情况来调整全身和各部分的血流量。血管是血液流动的道路，血管中单位时间的血流量首先决定于心输出量、血压、外周阻力等。血流动力学以及一般流体力学中的最基本关系是关于压力、阻力和流量之间的关系，但血管有弹性，不是硬质管，血液中有血细胞及胶体特质，也不是"理想液体"，故血液动力学除与一般流体力学有共性外，还有它自己的特性。

一、血流量

血流的流量是指单位时间内流经血管的血量。以整个循环系统而言，即为心输出量。心室收缩一次所射出的血量称为心脏每搏输出量，而每分钟射出的血量称为心脏每分输出量。每分输出量＝每搏输出量×心率/分。一般所说的心输出量是指每分输出量，但心输出量对脉搏的影响主要是每搏输出量的影响。心输出量的多少与心肌收缩力、心跳频率有关，心脏收缩力大，则每搏输出量增多。心肌在一定限度内，收缩前的长度越长，其收缩力越强。心肌纤维的长度取决于心舒张末期的心室容积。在心肌允许的限度内，心舒张末期心室容积越大，心肌收缩力越强，每搏输出量就越多。心肌收缩力增强时脉搏可呈现实、弦、长等特点。在心机能受损，外周阻力过高，以及主动脉瓣关闭不全等情况下，心室内余血较多，使心舒张末期容积变大，于是心肌收缩力代偿性加强，使每搏输出量增加。但是，这种代偿机能是有一定限度的，如果病势加重，心脏可进一步扩大，心肌纤维过度拉长，收缩力反而减弱，以致每搏输出量减少，表现出心衰症状，可出现沉、虚、细、微、濡、弱等脉象。心率在一定范围内（每分钟60～160次）增加时，每分输出量随着增加，但是心率过快（超过每分钟 160 次），则由于心动周期缩短，特别是心舒张期的缩短，而使心室充盈不足，以致每搏输出量减少，导致动脉血压下降，甚至循环机能衰竭，此时可出现数脉或相兼脉。反之，若心动过缓（每分钟低于 60 次），尤其每分钟低于 40 次以下，即使每搏输出量有所增加，但因心率过缓，每分输出量同样会减少，而出现迟脉及其兼脉脉象。素有体力锻炼的人，有的脉率在 50～60 次/分之间，其脉多为充实有力，与心脏的储备力量有关。从脉图振幅高低或有无，可间接推测对血流动力学的影响，以心动图、脉图、心电图同步图象所示，脉图波幅的高低与主动脉瓣开放程度有关，也受心肌收缩力、每搏输出量的影响。心肌收缩有力，每搏输出量增加，主动脉瓣相应开放，血管壁弹力又好时，其脉图波幅自然较高（图 95）。室性期前收缩，由于早搏，心室内尚未有充足的血液，所以每搏输出量较正常时少，其脉搏振幅较低，因而与期前收缩相应的那次脉搏也较弱。室性早搏有时早搏发生极早（图 96），此时，心室血液还没有来得及充盈就发生了早搏，不能使主动脉瓣开放，而与这样的期前收缩相应的那次脉搏就不能触之，尽管已成二联律，也切不出是代脉，而确认为是迟脉，只有用科学仪器才能显示清楚，这也说明脉诊客观化的必要性和可能性。而晚发室性早搏，舒张末期的室性早搏，有时可与固有的搏动形成融合波，因心室充盈的血液量接近正常，故其每搏输出量也与正常接近，主动脉瓣开放很似正常，脉搏波幅也与正常相似，如率、律无明显变化时，切脉结果常与常脉混同。

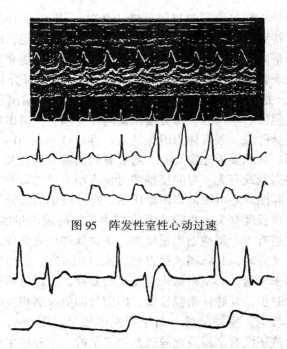

图 95 阵发性室性心动过速

图 96 多发多形室早二联律

在正常情况下，心房收缩发生在心室收缩前的一定时间，起到对心室腔最后加强充盈，并使心室肌进一步紧张的作用，从而提高心输出量。心房纤颤时，颤动着的心房已失去了协调一致的收缩排出功能，尤其当二尖瓣狭窄的患者伴有房颤时，在心室充盈所需的时间较正常延长，有效的心房收缩较差，房颤时，由于心律不规则，每搏输出量间有显著差别，以致桡动脉脉搏强弱不一，脉搏数常少于心搏数，产生脉搏短绌。房颤伴有二尖瓣狭窄及主动脉瓣狭窄的联合瓣膜病患者之脉搏常很微弱，强弱不一，似有似无，其脉更难取之（图 97）。

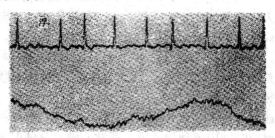

快速型心房纤颤（散脉）

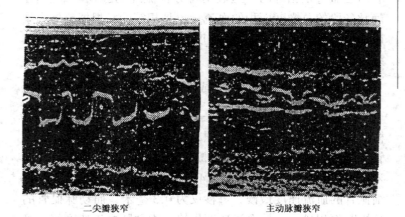

二尖瓣狭窄　　　　　　　　　主动脉瓣狭窄

图 97　联合瓣膜病超声心动图（下）及脉象图（上）

　　根据流体力学原理，流量（Q）与动脉压和静脉压之差（Pa－Pv）成正比，与阻力（R）成反比，即：

$$Q \propto \frac{Pa - Pv}{R}$$

　　以桡动脉为例，每单位时间通过桡动脉的血流量，在该血管阻力不变的条件下，决定于桡动脉与桡静脉压力之差，压差越大，流量越多，但若压差不变，则阻力增加时血流量减少，而阻力减少时血流量增多。如雷诺氏病患者，小动脉痉挛时，压差较小，阻力增加，而致血流量减少，临床上出现手指苍白，诊脉可呈沉、虚类脉象，如细脉、微脉、伏脉、弱脉等。

　　流速即血流线速度，是指血管内单一质点（如一个血细胞）在单位时间内流动的速度。通常心脏每分钟射出的血量和回心血量是相等的，这表明每分钟流经动脉、毛细血管、静脉各段的总横断面积的血流量也是相等的。根据流体力学原理，流量（Q）等于血流速度（V）和总横断面积（S）的乘积，即：

$$Q = VS \text{ 或 } V = \frac{1}{S}Q$$

　　因各段血管的流量（Q）一定，血流速度与各血管的总横断面积成反比，总横断面积越大，则血流速度越慢。在血管系统中，毛细血管的总横断面积最大（约 2800 平方厘米），约为主动脉横断面积（4 平方厘米）的 700 倍，故毛细血管的血流速度最慢，每秒仅为 0.3 毫米，而动脉血管的总横断面积最小，故血流速度最快，主动脉血流速度每秒可达 22.5 厘米。在主动脉中血流速度随心动周期而变化，心脏收缩时速度加快，舒张时速度减慢，则脉搏才能表现出脉势的变化。

二、血压

　　血管内血流对于血管壁的侧压力，称为血压。它是心脏收缩时赋于血液的势能。血压首先是由于心血管系统内有血液充盈而产生的，动脉血压与心输出量成正比，与外周阻力亦成正比，其中心输出量或外周阻力任何一项减少时，则动脉压随之下降，脉显弱小；反之，心输出量或外周阻力增加时则血压上升，脉显大实。循环血量和血管容积又影响动脉血压，在任何一个密闭的管道系统中，液体必须充满其容积后，才能对管壁产生压力，心血管系统基本上也是一个封闭的管道系统，而血管又具有弹性而被扩张，其扩张程度，由于在一定限度内弹性物体的变形与施加的外力成正比，因此，必须有足够的血量使血管充盈到一定程度，才能产生对血管壁的侧压。当循环血量增加或血管容积减少时，则血管充盈压（即血压）便升高；反之，当循环血量减少或血管容积扩大时，则血压降低。在正常情况下，循环血量是和血管容积相适应的，因此血压能维持一定的水平。但在某些病理情况下，这种适应的关系发生变化，因而引起血压升高或降低。例如，大失血（失血量超过全血量的30%）时虽然机体调节使血管收缩以减少血管容量，但此时仍不能维持正常的充盈压，故血压下降，常显芤脉。另一方面，循环血量虽然正常，但因某种病因（如药物过敏时）引起全身小血管扩张，使血管容积显著增大，因而大大减低血管充盈压，亦可显芤脉或细脉。

在心脏与全部血管内大约有5000毫升左右血液，血管是一种有弹性的管道，是能膨大的，但因为血管壁上还有胶原纤维，弹力纤维的长度也有限制，因而又不能过于膨大。体循环平均压比大气压高7毫米汞柱，就是因为血量稍大于血管容积，使血管壁稍膨大而产生的。若血量增多者血管容积缩小，则体循环平均压将增加；若血量减少或血管容积增大则相反，体循环平均压将减小。若血量过少或血管容积过大，以致血液不能充满血管，则血管将塌陷，就没有这种体循环平均压了。

产生血压的另一个重要因素是心脏射血的力量。心室收缩，使关闭在心室内的血液压力升高，当心室内压力升高到超过半月瓣外侧的主动脉压力时，冲开半月瓣，向主动脉内射血，并推动动脉血液向前流动。此时，心室肌肉收缩所释放的能量，一部分消耗在推动血液在血管中流动（动能），另一部分则表现为主动脉血压（压强能）。这种压力推动血流克服阻力流向大小动脉、毛细血管和静脉，最后回到右心房。由于压强能在克服阻力中逐渐转变为热能，因此血压从主动脉到右心房逐渐降落。

血液由主动脉首端到大静脉尾端的整个过程中，压力的降落率不是均匀的，这是因为血液在各段血管中所遇到的摩擦阻力大小不同。人体体循环各段血管中的平均血压在主动脉首端约为 100 毫米汞柱，最小的小动脉首端约为 85 毫米汞柱，毛细血管首端约为 30 毫米汞柱，静脉首端约为 10 毫米汞柱。当血液最后由大静脉回右心房时压力已接近于零。由此可见，血液流经小动脉与毛细血管之间阻力最大，因而压强能的消耗也最多，血液所以能从动脉、毛细血管、静脉流回心房，就是因为血管内有压力差的存在。如以压力为中心，则上述公式 $Q \propto \dfrac{Pa - Pv}{R}$ 可写成 $Pa - Pv \propto QR$。

式中 Pa 为主动脉压力，Pv 为腔静脉压力，后者接近于零，则上式可简化为：

$$Pa \propto QR$$

此公式表明，动脉血压与心输出量（Q）或 R 任何一项减小时，则动脉血压也随之下降，脉显虚、小；反之，Q 或 R 增加时则血压升高，脉显大、实。

三、外周阻力

血流在血管中流动时所遇到的各种阻力，称为总外周阻力。心脏及其附近的大血管是循环系统的"中心"部分，小血管则是其"外周"部分，故所谓外周阻力，通常是指小血管的阻力而言，小动脉特别是微动脉是产生外周阻力的主要部位。血流阻力来源于血液内部以及血液与血管壁之间的摩擦力。血液在血管系统中流动所遇到的阻力主要取决于血管的长度、血管口径和血液粘滞性等因素。这些因素与阻力的关系可用伯肃叶公式表示如下：

$$R = \frac{8LD}{\pi r^4}$$

式中 L 为管长，r 为血管半径，D 为血液粘滞系数。血管长度在体内一般可以看作是不变化，总外周阻力与血液粘滞系数成正比，与血管口径的 4 次方成反比。由此可见，血管口径稍微变化，必将显著改变外周阻力。当小动脉收缩时，血流阻力增大，血液不易通过阻力区，因此，阻力区以上的动脉管内血液增多，血管更充盈，结果使动脉血压升高，则脉见大、弦；反之，当小动脉舒张，阻力减小，结果使动脉血压降低，脉见弱、小。小动脉的外周阻力，绝大部分是由肌肉和内脏的小动脉形成的，刺激内脏大神经，引起内脏的小动脉广泛收缩，常可使血压恢复，脉亦复如常。

血液粘滞性增加时，因增加血流内部的摩擦力而加大外周阻力，使血压升高，血液粘滞性的大小主要决定于红细胞的数量。如严重贫血时，红细胞数量显著减少，血液粘滞性变小，可使血压下降，此时可见滑脉或细脉。相反，红细胞增多症患者，血液粘滞性较大，可使血压升高，可见涩脉或大脉。但在正常情况下，红细胞数量比较稳定，血液粘滞性变化很小，故对血压和脉搏影响不大。

四、心脏的储备力量对脉搏的影响

心脏在神经和体液的调节下，适应机体需要所提高的最大工作能力称为心脏的储备力量或称心力储备。心力储备可用心脏工作的最大能力与安静时的能力之差来表示。心脏的储备力量可包括许多方面，主要有心输出量、心率、每搏输出量、心舒末期容量、心缩末期容量及心脏做功等。心力储备是指心输出量随机体代谢的需要而增长的能力。如健康人静息时心率平均 75 次/分，每搏输出量约 66～70 毫升/次，而强体力劳动时心率可达 180～200 次/分，每搏输出量提高到 150～170 毫升/次，故每分输出量可由 5～6 升增大到 30 升左右，即达所谓最大输出量，这说明健康人有相当大的心力储备。最大输出量的获得除与心率大为增快有关外，还与每搏输出量有相当大的储备有关，因为在静息状态下心室每次射血后，室内仍留有相当量的血液，运动或劳动过程中由于交感神经兴奋与儿茶酚胺的分泌，心肌有可能收缩得更快更有力，心室可比静息时缩得更小，射出更多的血液，这称为收缩期储备量。另一方面，在运动的情况下，由于静脉回流量增加，心舒末期的心室容积增大，使心肌收缩强度加大，也可射出更多的血液，这称为舒张期储备量。在心室作最大射血后仍有一些血液留在心室内，这称为余血量。以上说明心脏有很大的储备力量，但心脏这些潜在的能力，随个体情况的不同而动用上述某一方面的储备力量，临床则出现不同的脉象。如素有锻炼的人进行中等程度的体力劳动，其心输出量的增加，主要是由于心肌收缩力增加而使每搏输出量增多，表现在脉象中，脉体多偏大（可见洪脉、弦脉、实脉、长脉等），只有在剧烈运动时，心率才显著增加，此时可兼见数脉。相反，没有锻炼的人，心肌纤维不很发达，心脏也比较小，当进行中等劳动时，心输出量增加，主要靠心率增加（出现数脉），而每搏输出量是比较少的，所以每分输出量的增多，相对来说是有限的，当其进行剧烈活动时，心输出量满足不了需要，表现心慌、气促，脉可见数、疾、促象。

第四节　心血管机能的调节与脉搏的关系

人体与动物生活在多变的环境里，在长期进化过程中，机体的血液循环系统及其调节机构由发生、发展而不断完善。当内外环境发生变化时，心脏和血管的活动会发生相适应的变化，使心输出量和各组织器官的血流量得以满足当时新陈代谢的需要，并保持血压相对稳定。心血管活动的调节途径可区分为神经调节和体液调节两个方面，主要对心搏频率和心肌收缩力、血管平滑肌紧张度和循环血量进行调节，从而出现相应脉象。

一、神经调节

（一）支配心脏活动的传出神经

支配心脏活动的传出神经，属于植物性神经。心脏接受迷走神经和交感神经的双重支配。迷走神经对心脏的活动起抑制作用，而交感神经则起兴奋作用。

交感神经进入心脏，支配窦房结、房室交界区、房室束、心房肌和心室肌。心交感神经节后纤维末梢释放的介质为去甲肾上腺素，其与心肌细胞膜上的 β-受体结合后，使细胞膜对不同离子的通透性发生改变，主要表现为膜对 K^+ 通透性降低和 Ca^{++} 通透性增高，结果呈现心率加快，心房肌和心室肌收缩力增强，兴奋经心房、房室交界区和心室的传导过程加快，脉搏则表现为至数增多，脉可往来流利，脉势增强。

迷走神经支配窦房结、心房肌、房室交界区、房室束及其分支。心迷走神经节后纤维末梢释放的介质为乙酰胆碱，其与心肌细胞膜上的 M-受体结合，引起心肌细胞的抑制作用，故刺激迷走神经，可降低窦房结的自律性，抑制房室节的兴奋传导，使房室传导速度减慢，甚至出现房室传导阻滞，减弱心肌的收缩力，结果引起心跳减慢，心输出量减少，血压降低，脉搏至数减少，脉形小，脉位多沉，脉往来可见迟涩，脉势减弱。

交感缩血管神经广泛分布于所有动脉和静脉血管，其中尤以小动脉最为丰富，静脉血管则分布较少。交感缩血管神经兴奋时，主要是增加外周阻力，提高动脉血压，同时也可减少静脉血管的容量，促进静脉回流和增加心输出量。交感缩血管神经在皮肤、内脏血管分布较多，当刺激内脏神经时，引起动脉血压明显升高，这是由于内脏大部分血管处于收缩状态，增加了外周阻力所致。外周阻力增加而影响脉形、脉势的变化，可使脉形变大，脉势增强。

交感舒血管神经分布比较局限，只引起局部血流变化（如唾液腺、汗腺、外生殖器官和骨骼肌等），对全身血管影响不大。

（二）心血管中枢

心血管活动的调节中枢（简称心血管中枢），分布在大脑皮质、丘脑下部、延髓和脊髓等部位。它接受内外环境的刺激，并通过支配心脏和血管的神经对心血管的活动进行精确的调节。其最基本的中枢是延髓部位，其高级调节中枢在丘脑下部和大脑皮质。

1.延髓心血管中枢 脊髓中有调节心血管的初级中枢，延髓或低位脑干是调节心血管活动的基本中枢。延髓前端有引起动脉血压急剧上升的"加压区"；延髓后端有引起动脉血压急剧下降的"减压区"。刺激加压区可引起交感神经中枢的效应，如心率加快，心缩力增强，阻力血管和容量血管收缩，肾上腺髓质分泌儿茶酚胺增多等，结果使动脉血压升高，刺激减压区可抑制上述延髓交感神经活动，结果使动脉血压下降。延髓心血管中枢不断受到传入冲动或体液因素（如二氧化碳）的刺激，经常处于一定程度的兴奋状态，通过其传出神经发出一定频率的冲动，控制心血管活动，影响脉搏变化。生理学上把一定程度的持久活动统称为"紧张"。在完整机体内，心迷走神经和心交感神经多由其中枢不断传出冲动，引起心血管一定程度的兴奋和活动，分别称为"心迷走神经紧张"和"心交感神经紧张"。心迷走神经的紧张性比心交感神经紧张性为强，这可通过切断迷走神经或交感神经得到证明。切断迷走神经时，心率明显加快；而切断交感神经时，心率减慢较少。心迷走神经紧张性因人而异，主要与劳动和体育锻炼有关，素有锻炼的人，心率较慢，就是由于迷走神经紧张性较高的缘故。窦性心动过速（数脉）或过缓（迟脉）可能与迷走神经紧张性降低或升高有关。心迷走神经和心交感神经两中枢间具有交互抑制的作用，即当心迷走神经中枢兴奋时，可抑制心交感神经中枢的活动；反之，心交感神经中枢兴奋时，则可抑制迷走神经中枢的活动。但在正常成人安静时，心迷走神经中枢的紧张性较强，因此，心迷走神经中枢的作用处于主动地位，使心率维持在75次/分左右，但当运动或情绪激动等情况下，则心交感神经中枢的活动占主导地位，结果心率加快。心迷走神经和交感神经两种中枢的活动既是对立又是统一的，两者相互配合，共同调节心脏的活动，以适应机体的需要。全身血管的舒缩活动，主要由心血管中枢控制。机体在安静状态下，由心血管中枢不断发放冲动（每秒 1～3 次），通过缩血管神经，使血管保持一定程度的持续收缩状态，这称为基础紧张性。中枢神经系统对血管舒缩活动的调节，就是通过交感缩血管神经发出冲动的多少来改变血管的基础紧张性而实现的。当缩血管神经传出的冲动频率高于基础紧张性时，则引起血管收缩，冲动频率越大，血管紧张性越高，收缩也就越强，脉位可沉，脉体可弦或细；反之，冲动频率低于基础紧张性时，引起血管舒张，频率越小，血管紧张性越低，血管舒张的程度也就越大，可致脉体变大，脉势力减。

2. 调节心血管活动的高级中枢　大脑皮质是调节心血管活动的高级中枢，可使心血管活动更精确地适应机体的需要。延髓是调节心血管活动的低级神经中枢，丘脑下部和大脑是调节心血管活动的较高级整合中枢。所谓整合的意思，是许多不同的生理反应统一起来，组成一个完整的互相配合的生理活动或过程。皮质下各级心血管中枢经常受皮质高级中枢的调整作用。直接刺激皮质各部位，可引起多种心血管反应。如刺激皮质前眶区或颞区可引起减压反应，刺激杏仁核或运动区的部位，可引起加压反应。人类在日常生活中，大脑皮质高级神经活动产生的精神状态对心脏功能的影响很多，如情绪激动时出现数脉，运动员在初次参加正式比赛开始之前脉率就加快等。

　　丘脑下部是中枢神经系统调节心血管活动的较高级中枢。在正常情况下，丘脑下部对心血管的调节，常同各器官的协调活动一起来进行。例如人遇到危险时，立即出现防御反应——交感神经兴奋，心搏加强、加快，动脉压升高，骨骼肌血流量大为增多。此防御反应的主要中枢即在丘脑下部。反应中的心输出量和外周阻力增加是由于心交感神经和缩血管神经中枢发生兴奋，从而使心率增快，心搏有力，肾脏、皮肤和小肠等血管收缩。骨骼肌血流量增加，一方面是由于支配这些血管的缩血管中枢发生抑制，另一方面是由于位于丘脑下部前端的胆碱能交感舒血管的中枢兴奋。如果丘脑下部损伤，这些反应就不能出现或大为减弱。如临床上早期高血压病患者的血压波动与神经中枢对心血管活动的调节作用失常有关，脉搏也随这种调节失常而有相应变化。

　　3. 血管活动的反射性调节　机体在安静状态下，心血管本身具有一定的紧张性，从而维持基本的循环机能，保持平脉脉象。但当机体内外环境发生变化时，必须通过神经和体液因素对心血管原来的活动进行必要的调节，从而出现浮、沉、迟、数、大、小、虚、实等脉象的变化。

(1) 颈动脉窦和主动脉弓压力感受器反射：心血管系统内有许多对血压变化非常敏感的感受器，称为压力感受器。人类和许多哺乳动物的颈动脉窦和主动脉弓血管壁的外膜下有丰富的感觉神经末梢，其分枝末端膨大呈卵圆状，分别称为颈动脉窦压力感受器和主动脉弓压力感受器。动脉内的血压使管壁扩张，外膜下的神经末梢受到机械牵张时，压力感受器兴奋发生传入冲动。在一定范围内，血管壁的扩张度（或血管内压力）与压力感受器的传入冲动频率成正比，扩张血管的压力越高，传入冲动的频率也越高。而且，颈动脉窦压力感受器对搏动性的压力变化要比稳定性的压力变化更加敏感，在血管中平均血压相同时，搏动性压力引起的传入冲动频率比较高。压力感受器的这一反应特征，是和正常机体动脉血压随心动周期而波动的特点相适应的。

颈动脉窦的传入神经纤维组成颈动脉窦神经（简称窦神经）参加到舌咽神经中，进入延髓；主动脉弓的传入神经纤维参加迷走神经进入延髓。颈动脉窦神经和主动脉弓神经的传入冲动进入延髓后，首先终止于孤束核及其邻近，并进一步投射到包括延髓到延髓下部的脑干心血管中枢。压力感受器能接受动脉血压对血管壁的牵张刺激，实际上是一种牵张感受器，不论是血管内压力高低的变化，或是血管外增减压力，只要引起血管壁变形即可为有效刺激。在血管系统内，压力感受器最主要的部位是在颈动脉窦和主动脉弓处。压力感受器把感受的冲动传入延髓心血管中枢，当动脉压升高时，颈动脉窦和主动脉弓的管壁扩张程度加大，压力感受器所受的牵张性增强，传入延髓的冲动增多，这些传入冲动使延髓的心交感神经中枢和缩血管神经中枢紧张性降低，而使心迷走神经中枢的紧张性增高，结果由心交感神经传至心脏的冲动减少，而使心迷走神经传至心脏的冲动增多，于是心搏减慢，心缩力变弱，心输出量减少，脉搏至数随之减少，脉势随之变弱。同时经交感缩血管神经传至血管的冲动减少，因而血管紧张性降低，外周阻力减小，脉体可变大而无力。当动脉血压降低时，颈动脉窦和主动脉弓压力感受器所受的刺激减弱，传入冲动减少，心交感中枢和缩血管中枢紧张性升高，心迷走神经中枢紧张性降低，经迷走神经传出的冲动减少，而经交感神经传出的冲动增多，因此心跳加快，心缩力加强，心输出量增多，脉搏至数增多，脉势变强。同时，可使动脉收缩，外周阻力增加，结果动脉血压升高，脉可显沉、弦之象。在正常情况下，机体动脉中经常保持一定的血压，因为颈动脉窦和主动脉弓压力感受器经常受到刺激，于是经常向延髓传入冲动，反射性地抑制血压升高，所以此反射经常引起减压作用，故称减压反射。通过减压反射，如动脉血压超过正常范围时，可反射地使血压降到正常水平。由此可见，颈动脉窦、主动脉弓压力感受性反射（减压反射）对维持血压的相对稳定性具有很重要的作用，是维持平脉的机制之一，其失调时则出现病脉之偏数、偏强或偏迟、偏弱。减压反射的调节作用，通常只发生于动脉血压迅速变化时，对血压的缓慢变化则不敏感。如高血压患者血压持续升高，减压反射不能起防护作用。有些人的颈动脉窦对压力刺激非常敏感，因此进行外科手术或检查时应注意避免局部压迫或牵拉，防止引起动脉血压显著下降，甚至晕厥。但在临床上也用刺激颈动脉窦作为治疗某些心血管疾病的手段，如阵发性室上性心动过速时，可用手压迫或按摩颈动脉窦区，反射性地使心率减慢。

（2）颈动脉体和主动脉体化学感受器反射：机体中最重要的化学感受器是颈动脉体和主动脉体。颈动脉体位于颈内外动脉分叉处，主动脉体大部分分散在主动脉弓和肺之间的血管壁外组织中。颈动脉体和主动脉体中含有丰富的感觉神经末梢，感受血中某些化学成分变化的刺激。当血液中缺氧，二氧化碳增高，或 H^+ 浓度增高时，这些化学感受器受到刺激而发出冲动，传到延髓，一方面刺激呼吸中枢，呼吸加深加快，另一方面刺激心血管中枢（主要是缩血管中枢），使外周血管收缩，动脉血压升高，所以它是一种加压反射。在正常情况下，化学感受器对呼吸具有经常性的调节作用而对心血管活动的影响很小。但在某些异常情况下，如缺氧、窒息、酸中毒或循环机能不足时，则可通过化学感受器反射的作用，以及对中枢的直接作用（血中二氧化碳增多，可直接兴奋心交感神经中枢和缩血管神经中枢），加强循环和呼吸的机能，而使脉搏由弱变强或由迟变数等。例如，在大失血时，若血压降到60毫米汞柱左右，则颈动脉体和主动脉体的化学感受器因缺氧刺激强烈地发放冲动，引起交感缩血管活动显著加强（主要使骨骼肌、内脏器官血管收缩），因而提升血压以维持重要生命器官的血流量，致脉搏由芤细相对变为芤大之象。

二、调节心血管活动的体液性因素

完整机体的心血管活动还受体液因素的调节，也就是说血液和组织中含有一些化学物质对心肌和血管平滑肌机能具有调节作用，如内分泌腺所分泌的激素，某些组织细胞形成的特殊血管活性物质，和所有活动时的一些代谢产物，都能对循环机能发生调节作用。

（一）肾上腺素和去甲肾上腺素

肾上腺素和去甲肾上腺素主要是肾上腺髓质所分泌的激素，两者都属于儿茶酚类，统称为儿茶酚胺，它们都能加强心血管的活动，使血压升高，脉力加强，但两者作用并不完全相同。肾上腺素对心脏的作用较强，能使心肌收缩力加强，心率加快，心输出量增多，因而使血压升高，脉搏增强；肾上腺素对血管的作用较弱，并随器官的不同而异，可使内脏和皮肤血管收缩，对脑血管和肺血管作用不明显，而对心脏和骨骼肌的血管则有舒张作用。去甲肾上腺素对心脏的作用较小，但对血管作用很强，除冠状血管外，可普遍引起血管收缩，特别是小动脉收缩明显，增加外周阻力，提高血压，而显沉、弦脉象。

（二）血管紧张素

当机体肾血流量不足或血钠降低时，可刺激肾脏近球旁细胞释放一种酶，称为肾素。肾素进入血液，将血浆中的一种 α_2 球蛋白（血管紧张素原）水解为一种十肽——血管紧张素Ⅰ。血管紧张素Ⅰ在经过肺循环时，又受一种转换酶的作用，脱去 2 个氨基酸，转变为一种八肽——血管紧张素Ⅱ。血管紧张素Ⅱ还可进一步被氨基酰酶水解为一种七肽——血管紧张素Ⅲ。血管紧张素Ⅱ、Ⅲ均有较高的生物活性。血管紧张素Ⅱ是目前已知的最有效的加压物质，有增加外周阻力、提高血压的作用，使脉搏增强。血管紧张素Ⅲ除使小动脉收缩外，还可刺激肾上腺皮质分泌醛固酮，此激素可促进肾小管对钠和水的重吸收，因而使血量增加，脉体变大。正常生理状态下，血液中已形成的少量血管紧张素可被各种组织中所含的血管紧张素酶破坏，故对血压的调节不起多大的作用，但在大失血的情况下，由于血压显著下降，肾血流量减少，致使肾素大量分泌，血浆中血管紧张素浓度增高，可使机体出现广泛而持续的外周血管收缩，从而阻止血压过度下降。所以血管紧张素的产生，是机体抵抗低血压的一种应急措施。在患某些肾脏疾病时，由于肾血管痉挛或狭窄造成肾血流量长期减少，致使肾素分泌量增多，血管紧张素和醛固酮产生过多，则可引起高血压。此种高血压称为肾源性高血压。

（三）局部舒血管物质

1. 代谢产物 组织活动时所产生的代谢产物，如二氧化碳、乳酸、三磷腺苷的分解产物、H^+、K^+等，在因血液供应不足而缺氧时，均可直接抑制血管平滑肌，使血管舒张，增加血流量。大概所有血管都接受局部血管活性物质的舒血管作用，影响桡动脉时则脉体可增大。

2. 组织胺 组织胺广泛存在于组织中，特别是皮肤、肺和肠粘膜组织的肥大细胞含量最多，当组织受到理化因素刺激、损伤、炎症或过敏反应时，即产生和释放出来，引起局部毛细血管和微静脉的通透性增加，促进血浆从毛细血管中滤出，严重时可使循环血量减少，血压下降，甚至引起休克而可出现绝脉。

3. 缓激肽 它有较强的舒血管作用，并使毛细血管通透性增加，缓激肽进入血中迅速被激肽酶所破坏，故其作用只局限于产生的部位。在病理情况下，如炎症、过敏反应、损伤等时，出现血管舒张的细缓脉，可能与缓激肽的产生有关。

　　从上述神经体液因素对心血管机能的调节中不难看出，心脏、血管的所有机能受神经、介质、受体、电解质、内分泌、感受器、血管活性物质等多种因素影响。心脏和血管的机能是影响脉搏的两个重要方面，故上述诸因素可引起脉搏的部位（浮、沉）、至数（迟、数）、形态（大、小）、势力（虚、实）发生变化，而形成各类单一脉或相兼脉。

第三章　脉象图解

在作脉象图解之前，先将脉图录取方法介绍如下：以健康成人及门诊或住院之病人为研究对象。以中医"左寸为心，生血之经"之论及"掌后高骨（即桡骨茎突处）是为关上，关前为阳（寸），关后为阴（尺）"，每部又分为浮、中、沉三候之理为理论基础。正常人或患者到来时平静10分钟后医生切脉。被测者仰卧位，取左侧桡动脉之寸脉部位，用日本三用心电机和ALoKa SSD-110型超声心动图仪或AIIoKa-710心脏扇型检查仪，作Ⅱ导联心电图与左手寸脉部位脉搏图（有时根据需要配作心音图、末梢光电容积脉搏图等）同步或同时描记，并记录浮、中、沉三部脉搏图。浮、中、沉的压力分别为25克、37.5克、55克，是根据三位老中医感受浮、中、沉压力的平均值确定的。将25克重的传感器平稳地放置在寸脉部位后，以两个弛缓状态下7厘米长的皮筋套套在腕部将脉搏传感器固定，这个压力定为浮取，同步描记一段4~5个（心律失常者可适当延长）心动周期的心电图与寸脉图，随后在传感器上分别加12.5克、30克的特别砝码，描记中、沉之脉图。本章中有些图解，不全是出于作者的直接经验，为了保证系统性，便于脉图对比，收集了有关各家的部分脉图，从而充实了这部分内容。

第一节　平脉

平脉即正常人的脉象。正常成人，以一次呼吸（一息）脉动四至或五至为常脉。

根据《素问·平人气象论》的记载："一呼脉再动，一吸脉亦再动，呼吸定息脉五动，闰以太息，命曰平人。"正常人每分钟18次呼吸，每次呼吸脉动4次，18×4计72次，与正常成人心率60～100次/分的平均值相接近。以息计数，必须诊满脉动五十，正如张仲景在《伤寒论》中所说："动数发息，不满五十，短期未知决诊……夫欲视死别生，实为难。"因为三举两按草率从事，就不能辨其迟数，尤不知有无结、代等歇止脉象，故持寸口必满五十为宜。正如描记心律失常心电图时需将Ⅱ式V_1导联适当延长以便于分析，亦是同理。

脉象是由动脉搏动的显现部位、速率、强度、节律、形态等方面组合而成，平脉的脉象特点是：部位不浮不沉，振幅不大不小，速率不快不慢，节律规整而没有歇止。但正常人脉象也可因人体内外环境各种因素的影响而发生某些变化，临床上应区别于病脉。也确有些病脉，与常脉难分，很似平脉，但中医仍能将常人与病人区别，运用望、闻、问、切四诊合参而进行综合诊断。

平脉脉图诀：

脉搏图中波律整，六十百次每分钟，

炼者幅高多陡直，无炼中老转折型，

轻症浮取时似平，间插室早与冠心，

注意平中有假平，四诊合参为英明。

正常人脉象图见图 98、图 99。

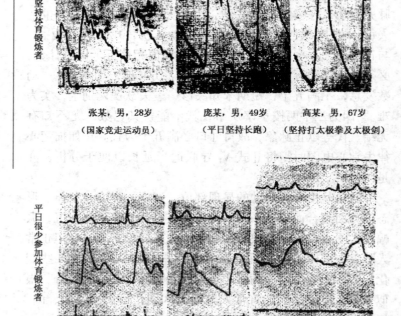

平日坚持体育锻炼者

张某，男，28岁　　　　庞某，男，49岁　　　　高某，男，67岁

（国家竞走运动员）　　（平日坚持长跑）　　（坚持打太极拳及太极剑）

平日很少参加体育锻炼者

邹某，男，23岁　　　申某，男，49岁　　　宋某，男，65岁

图 98　正常人几种常见的脉象图图形

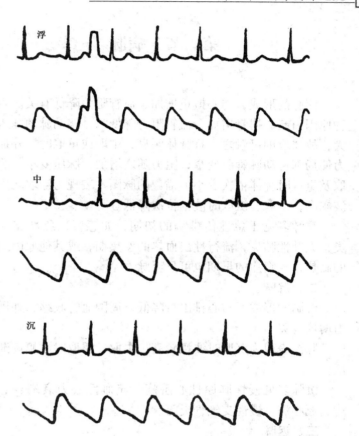

图 99 正常成人浮中沉脉象图例（窦性心律）

第二节　病脉

一、浮脉

浮脉的形成，与心搏量增加、血管阻力降低有关。当各种原因引起心搏量增加、血管阻力降低时，桡动脉的脉压增大，故浮取即可触之，且脉体明显，中取或重取时，外加压力使局部桡动脉管腔变窄，阻力随之增加，脉压变小，故中取及重取时脉体依次变小。描记的脉图常表现为浮取之主波波幅高，中取、沉取时波幅依次降低。

浮脉多见于急性传染病的初期，如感冒，急性支气管炎，大叶性肺炎，流行性出血热的发热期，或其他原因引起的高热，急腹症的早期也可见浮脉。

二、沉脉

沉脉的形成，与心排出量降低、周围血管收缩、外周阻力增加有关。

脉图表现为沉取时波幅较高，中取、浮取时波幅逐渐降低。

沉脉多见慢性肺原性心脏病、充血性心力衰竭、心肌病、冠心病、慢性支气管炎等。

三、迟脉

迟脉多见于迷走神经兴奋性增高所致的窦性心动过缓。窦性心律的频率低于 60 次/分，称为窦性心动过缓，其产生主要是由于迷走神经张力增高，窦房结受抑制所致。可见于颅内压增高、梗阻性黄疸、低温、脑垂体或甲状腺机能低下、毛地黄过量、应用 β-受体阻断剂等，以及器质性心脏病变如急性心肌梗塞引起的窦房结缺血，亦可见于各种原因引起的病窦综合征。房室交界性心律、舒张晚期室性期前收缩、多发多形性室性期前（过早）收缩呈现二联律、心房扑动合并完全性房室传导阻滞、Ⅰ度或Ⅱ度房室传导阻滞等也可出现迟脉。许多运动员或平日从事体力工作较强者常可见到迟脉，这是健康的表现，不属病脉。（图100）

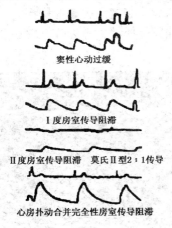

窦性心动过缓

Ⅰ度房室传导阻滞

Ⅱ度房室传导阻滞　莫氏Ⅱ型2：1传导

心房扑动合并完全性房室传导阻滞

图100　窦性心动过缓及房室传导阻滞（迟脉）

迟脉之脉率多在 40～60 次/分之间。

迟脉脉图诀：

三至为迟慢，交室律窦缓，

早搏搏极早，尤是早二联（假迟脉），

房扑室缓慢，很似迟脉缓，

迟脉尚可见，2：1房室传，

仔细来辨证，迟中有常人。

四、数脉

数脉，脉律整齐，每分钟多为 100 次以上，脉动周期小于 0.6 秒，多为窦性心动过速，常见于运动、兴奋、感染、发热、贫血、甲状腺机能亢进、急性失血、休克、心力衰竭、心肌炎，以及应用阿托品、肾上腺素等药物之后（图101）。其产生的主要原因是由交感神经兴奋或迷走神经张力降低所致。心脏内异位起搏点自动性增高时，连续出现 3 次或 3 次以上自动性异位搏动，称为阵发性心动过速（一般为160～250 次/分）。

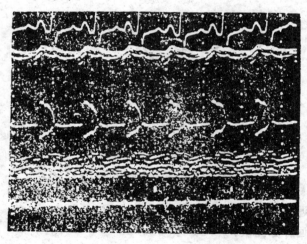

图 101 窦性心动过速（数脉）

室上性阵发性心动过速多见于无器质性病变的心脏病病人，感染、过劳、情绪激动、烟酒过量等都可引起发作，亦可见于器质性心脏病如风湿性心脏病、冠心病，以及其他疾病，如甲状腺机能亢进等。

室性阵发性心动过速多发生于有器质性心脏病的人，常见于冠心病尤其是急性心肌梗塞、心肌病等，亦见于毛地黄或奎尼丁中毒、低血钾或高血钾、麻醉、心导管检查及心脏手术等。

阵发性心动过速的预后取决于发作类型、心率的快慢、持续时间的长短及心肌损害的程度。一般室上性者预后良好，室性者多严重。

心率在一定范围内变化，可影响每搏输出量或每分输出量，心率加快可增加每分输出量，但有一定限度。心率增快时心动周期的时间缩短，主要表现为舒张期的缩短。因而心率太快（超过 150 次/分）则心舒期明显缩短，当影响到心室快速充盈期时，心脏充盈不足，每搏输出量就减少，虽然每分钟搏动次数增加，但每分输出量减少。

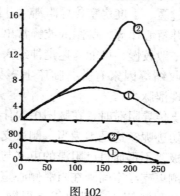

图 102

图 102 曲线 1 为一般健康人静息状态下，心率超过 150 次/分时输出量下降，曲线 2 为运动员锻炼时，因呼吸与肌肉运动等帮助静脉回流，每搏输出量与每分心输出量可在心率超过 200 次/分时才下降。由图 102 可见安静机体心率增

快到 150 次/分时，每搏输出量仅有正常的一半左右，每分心输出量亦开始下降。反之，由图中也可看到心率太慢（低于 40 次/分）时，每分输出量也减少。这是因为心舒期过长，心室的充盈早已接近于限度，再增加心舒时间也不能相应提高每搏输出量。因此，心搏频率最适宜时其每分输出量最大，过快或过慢的心率都会减少每分输出量。

数脉脉图诀：

分钟超一百，率快为数脉，

窦交室过速，肌病与心衰，

数脉波幅低，少数有例外。

五、涩脉

涩脉一般较慢，在心电图上常有束支传导阻滞现象，亦可有窦性心动过缓、Ⅰ度房室传导阻滞、Ⅱ度房室传导阻滞文氏型、室性并行心律等，脉图的波峰常出现近似平顶或凹形切迹。涩脉一般较慢，可能与迷走神经兴奋、心输出量减少、周围血管收缩等因素有关。临床上多见冠心病、脑卒中、贫血等出现涩脉。

当一侧束支传导阻滞时，在脉图中为什么波峰易出现近似平顶或凹形切迹呢？这是因为当一侧束支传导阻滞时，阻滞侧心肌的除极，不再通过已阻滞的束支与浦氏束纤维，而是通过未阻滞侧束支经室间隔在阻滞侧心室肌内进行，由于激动在室间隔与阻滞侧心室肌内传导很慢，故 QRS 时限显著延长，常达 0.12 秒以上，表现在脉图上便是波峰常出现近似平顶或凹形切迹。

束支阻滞可以是永久性的，也可以是间歇性的，多见于冠心病、高血压性心脏病、心肌病及风湿性心脏病。左束支传导阻滞多表示心脏有器质性病变，而右束支传导阻滞可见于少数健康人，右束支传导阻滞远较左束支传导阻滞为常见（图103）。

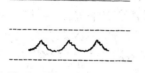

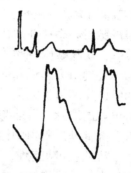

往来涩滞，如雨沾砂，细迟而短，指下迟钝。

图103　完全性右束支传导阻滞（涩脉）

六、滑脉

滑脉主波幅较高，主波升支与降支的坡度（或斜率）大，因而主波显得突出，但处于高峰的时间较短，重搏波和降中峡相对处于较低部位（图104）。这样尖锐的主波其应指时间必然短促，又因脉速较快通过三部，因此易产生流利滚球的感觉。

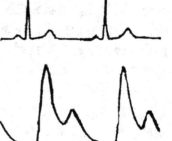

图104　滑脉脉象图

妊娠后血容量增加，血液稀释，此时心搏加强，每搏输出量加大，而且由于子宫和胎盘区域动脉和静脉之间形成短路，使外周阻力降低，脉压差增宽，心搏与脉压的这些变化都会引起脉搏图的主峰高耸，重搏波部位降低，从而出现滑脉的特征。有人报道，具有滑脉的妊娠妇女心输出量增加，特别是每分心输出量明显增加，如妊娠滑脉每搏心输出量比平脉高 19%，每分心输出量则比平脉高 38%，这是因为妊娠滑脉者心率往往加快而造成的。滑脉的外周阻力比平脉小37%，动脉顺应性也有明显上升。滑脉的这种心输出量增加、外周阻力降低和动脉管弹性改善的特征，与妊娠期妇女的特殊生理特性完全一致。早孕的滑脉以及妇女月经将来潮时出现的滑脉，可能与体内孕酮增加有关，因孕酮有扩张血管、降低外周阻力的作用。

痰饮也可见滑脉，痰饮病人所表现的症状，似为慢性支气管炎发展成慢性肺原性心脏病的过程，这时由于长期缺氧而引起血量增加，心输出量增大，由此可能导致滑脉出现。此外，在发热、甲状腺机能亢进时，心搏加强加速，脉压增大，发热时血管扩张，外周阻力降低，这些都有利于滑脉的形成。慢性肾炎肾变性型、心力衰竭、贫血病人可见滑脉。正常青年人亦可见滑脉。

七、弦脉

弦脉主波升支坡度较陡，主波波峰较为平坦，甚至呈平顶状，重搏波和降中峡相对处于较高的部位，降支坡度比较平缓（图 105）。这些特点使脉波应指的时间增长，

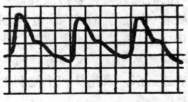

图 105　弦脉脉象图

再加上脉波传导速度加快，三部（寸、关、尺）上不易分辨出先后，因而产生挺直之感。

　　高血压病人产生的弦脉，与体内去甲肾上腺素增多、外周阻力加大有直接关系。弦脉其波峰平坦，示心室缓慢射血进入动脉的血量和由动脉流出的血量有较长一段时间处于平衡状态，这是由于外周阻力增加，动脉血未能及时流入小动脉造成的。弦脉在重搏波之后的降支坡度较缓也是由于外周阻力大而引起的。

　　临床上如疼痛、疟疾、消化性溃疡、肝病等都可出现弦脉，不少正常人的脉也具有弦象。

八、促脉与结脉

　　促脉，是数而有不规则的间歇。可见于快速型心房纤颤，或偶见于心动过速伴有期前收缩，多见于冠心病、风心病二尖瓣狭窄患者，亦可见于先天性心脏病、肺原性心脏病等。脉图呈脉率快，节律不齐，大脉图后出现小脉图或长间歇后出现大脉图，即主波幅高低不等，且无一定规律性。

　　结脉，脉来缓慢而有不规则的间歇。在心电图上可出现窦性心律不齐、心房纤颤、偶发或多发性期前收缩、逸搏和房室传导阻滞。此外，某些药物如毛地黄中毒等也可引起结脉。脉图除脉率缓慢外与促脉相同。

　　结促脉象图诀：

　　早搏单多发，结促便是它，

　　止中不成律，除外间位插。

　　（图106、图107、图108）

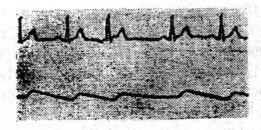

图 106　交界性期前收缩（止无常数）

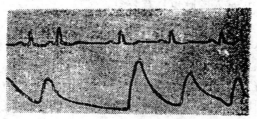

图 107　偶发性房性期前收缩（止无常数）

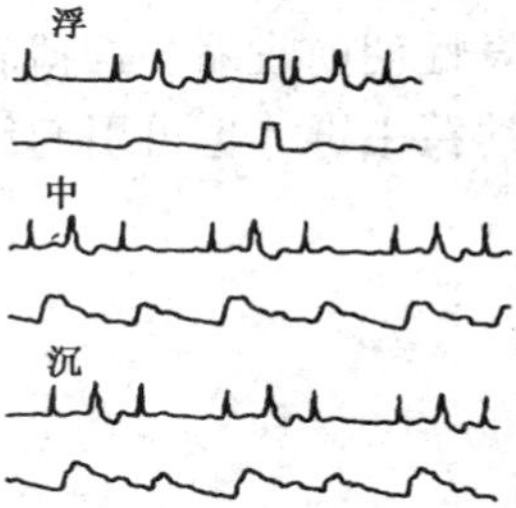

浮

中

沉

图 108　间插性室性期
前收缩伴室内干扰（似
平脉）

九、代脉

代脉的脉象特点是节律不整，出现有规律的间歇，间歇时间稍长，心电图上可出现成律性早搏，如二联律、三联律、四联律等。脉图表现为大脉图后有规律性地出现小脉图或长间歇后出现大脉图。（图 109）

结脉、促脉、代脉形成的原因，主要是由于异位起搏点的自律性增高和折返激动而引起期前收缩。平时异位起搏点的频率极为缓慢，经常被窦性激动所抑制而不致产

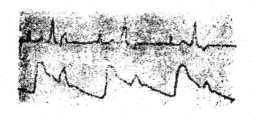

图 109　室性期前收缩二联律（代脉）

生期前收缩，但在冠状动脉供血不足、缺氧、缺钾、药物作用等情况下，异位起搏点由于舒张期自动除极加速等原因而自律性增高，因而产生期前收缩。

频繁的期前收缩会使心搏出量显著减少，产生心悸、头晕等症状。偶发的单源性者，一般多在运动后减少或消失，多无意义。如果室性期前收缩在运动后出现或增多或呈多源性，或连续成对或成串，常提示有器质性心脏病。极频的多源性期前收缩预示即将出现心房或心室纤颤。

折返激动：心肌某一部分不应期延长或有单向阻滞的存在，正常激动由 p 传到分支 b 时受阻不能通过，但正常激动由 p 以正常速度通过分支 a，激动了心室肌（v），再由心室肌以异常缓慢的速度进入并穿过分支 b，当到达 b 的分支处时，该处已脱离了前一次激动的不应期，于是激动又沿分支 a 再次激动心室肌，产生一期前收缩（图 110）。如果此种情况连续出现，则激动循环不已，形成异位心动过速。由于折返的激动是按一定的传导速度沿固定的途径回到原处，再一次激动心肌，因此期前收缩总是在正常窦性激动后的固定时间上出现，即形成联结间期固定的期前收缩。

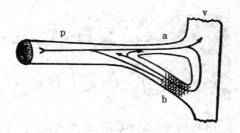

图 110　折返激动产生机理示意图

　　期前收缩（过早搏动，简称早搏）的临床意义：医生必须对早搏的临床意义全面了解，因为非学医的患者对早搏的出现思想压力往往很大，在就诊的主诉中常述说：我的心脏病太重了，出现了"偷停"。其实早搏可发生于任何年龄，在儿童中甚为少见，而在老年人中较为多见，过早搏动可出现于健康人，尤在静卧时出现更是如此，但亦可见于有器质性心脏病的患者，如冠心病、二尖瓣病变、心肌炎或甲状腺机能亢进性心脏病等之患者。强心甙的应用和缺钾常为诱发心力衰竭患者出现过早搏动的因素。其他药物如奎尼丁、锑剂等亦能引起过早搏动。有心脏神经官能症的人较一般人容易发生过早搏动。过早搏动的出现可无明显诱因，但亦常与精神紧张、疲劳、过饮浓茶、酗酒、吸烟过多、消化不良等有关。偶发的过早搏动或发生多年而无其他临床表现者大多无重要意义。频发多源的房性或室性早搏，常分别为发生房性或室性阵发性心动过速或颤动的先兆。

　　十、虚脉

　　虚脉是当浮取、中取、沉取时均表现无力，与心搏出量减少、外周血管阻力降低、血压较低有关。

临床中贫血、**虚脱**及休克等病人可见虚脉。

脉象图表现，脉形细小，主波幅高度依浮取、中取、沉取而逐渐降低。

十一、实脉

实脉患者的心输出量和外周血管阻力为正常或稍高，脉压正常。

多见于心血管的功能基本正常而因高热、狂躁等引起脉搏增强的病例中。

脉图浮、中、沉三种取法形态基本无改变，波幅高度近似。

十二、长脉

长脉是指桡动脉搏动的范围（长度）超过寸、关、尺本位的状态。

运动后或情绪激动引起者为常脉。病脉可见于心搏量增加，基础代谢增高等。

脉图形如弦脉，降支重搏波之后下降段明显延长。

十三、短脉

短脉是指桡动脉搏动范围（长度）不超过寸、关、尺本位的状态。

短脉有为生理性结构异常所致者，属常脉；病态者可见于动脉硬化、心功能不全、心包炎、剧痛等。

脉图之脉波形状小，具细、滑特点。

十四、洪脉

洪脉的形成可能与心搏量增加、周围动脉扩张、收缩压高、舒张压低、脉压增加和血流速度增快有关。

感染性疾病的极期常有洪脉。

脉图形态正常，振幅特大，主峰陡直上升但很快下降。

十五、微脉

微脉是在桡动脉处触诊时，脉搏细弱不显的脉象，是由于表浅的动脉血容量减少，搏动无力所致。

临床见于轻型无脉症（动脉炎）、雷诺病、心力衰竭、慢性消耗性疾病及外伤大出血后。

脉图描记时，因触摸不清不易描出，如能描出，脉波低小，状如细脉。

十六、细脉

细脉细小如线状，脉窄无力，来势不盛，重按时指下才明显。其形成可能与心搏输出量减少、外周血管阻力增加、脉压降低等因素有关。

重度二尖瓣狭窄、三尖瓣狭窄、心包炎或重度心肌炎，以及贫血，可现细脉。细脉也可见于正常人。

细脉脉图表现为波幅低，升支和降支的坡度均较小。

十七、紧脉

紧脉紧张有力，脉管紧张，好像摸在拉紧的绳索上。动脉硬化及部分感冒病人可见紧脉。

脉图表现为上升速度很快，升支陡峭，处于高峰的时间短，降支快速下降。

十八、濡脉

濡脉浮取即得，"如帛在水"，轻取即得，重按则没，是无力之脉。

多见于体质衰弱患者，因心搏无力、血容量减少等因素所致，如慢性肾炎病人可见濡脉。

脉图之脉波形状小，在下降支可见一切迹，其后出现一重搏波。

十九、弱脉

弱脉见于多种慢性消耗性疾病所致的心脏血管神经体液调节机能低下的患者。

二十、革脉

革脉为弦脉、芤脉的复合脉，临床多依据偏重于弦或芤的特点，而诊为单一的弦脉或芤脉，故临床诊革脉者较少。

革脉多见于动脉硬化并血容量稍低或正常的患者。

脉图多为不典型之弦脉脉图。

二十一、牢脉

牢脉是脉管在深部，搏动充实有力的脉象。多见于疼痛、慢性肾炎、动脉硬化病人，由于血管硬化，弹性减低，但血容量充实，血压高张，而呈牢脉。

脉图见升支缓慢上升，主波幅度低，波峰较平坦，然后急峻下降，于下部出现重搏波。

二十二、动脉

动脉的形成，可能由于痛、惊、妊娠反应期等原因，使交感神经兴奋，心肌收缩力增强，小动脉收缩，但血容量未变，故脉管拘紧，呈动脉体象。

脉图仅在关位上易于描记，处于浮沉之间，有如珠在滚动，脉搏较低，升支与降支均较陡，重搏波相对明显，顶端呈环峰。

二十三、伏脉

伏脉脉位深沉。多见于心衰、脑出血、昏迷、虚脱、失血、脱水及雷诺病，亦可见于累及肱动脉的大动脉炎。由于心搏无力或血管容量不足所致。

脉图可见升波低，坪状之顶峰可见浅潮波及重搏波，呈低平型。

二十四、散脉

散脉多见于重病晚期，如急性心肌梗塞临终前，心电图可见粗大的室颤波。若室性期前 QRS 波群出现得较早，正处于心室肌的易激期，易引起室性心动过速或心室纤颤，称为 ROnT 现象（图 111、图 112）。

散脉脉图诀：

散脉多生险，取脉多艰难，

见病联合瓣，多为重病晚。

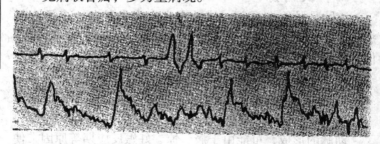

图 111 快速型心房纤颤、室性期前收缩成对出现（散脉）

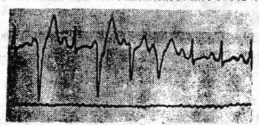

图 112 多发性室性期前收缩室性融合波（散脉）

二十五、芤脉

芤脉"浮大中空，如按葱管"，为失血的脉象。失血过多，脉管内血液大量减少，失去充实的力量，脉管没有多大张力而显得软弱无力。大出血时多见。

脉图特点为缓慢的升支，升支缓和并有前隆波，顶端较圆钝。

二十六、反关脉

健康人若寸口无脉，必是先天脉位异常，脉络外移，多取道于列缺，此为反关脉。

脉图寸脉无搏动，列缺处现脉波，其脉图正常，末梢光电容积脉搏图亦正常（图113）。

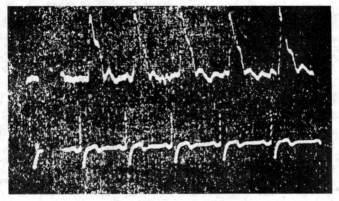

图113　中指甲根处光电容积脉搏图

附篇　古代脉学文献选

《景岳全书》诊脉须知胃气论

凡诊脉须知胃气。如经曰："人以水谷为本，故人绝水谷则死，脉无胃气亦死。"又曰："脉弱以滑，是有胃气。"又曰："邪气来也紧而疾，谷气来也徐而和。"又曰："五味入口，藏于胃，以养五脏气，是以五脏六腑之气味，皆出于胃而变见于气口。"是可见谷气即胃气，胃气即元气也。夫元气之来，力和而缓；邪气之至，力强而峻。高阳生曰："阿阿软若春杨柳。"此是脾家脉，四季即胃气之谓也。故凡诊脉者，无论浮沉迟数，虽值诸病叠见，而但于邪脉中得兼软滑徐和之象者便是。五脏中俱有胃气，病必无害也。何也？盖胃气者正气也，病气者邪气也。夫邪正不两立，一胜则一负。凡邪气胜则正气败，正气至则邪气退矣。若欲察病之进退吉凶者，但当以胃气为主。察之之法，如今日尚和缓，明日更弦急，知邪气之愈进，邪愈进则病愈甚矣；今日甚弦急，明日稍和缓，知胃气之渐至，胃气至则病渐轻矣。即如顷刻之间，初急后缓者，胃气之来也；初缓后急者，胃气之去也。此察邪正进退之法也。至于死生之兆，亦惟从胃气为主。夫胃气中和，旺于四季，故春脉微弦而和缓，夏脉微钩而和缓，秋脉微毛而和缓，冬脉微石而和缓，此胃气之常，即平人之脉也。若脉无胃气，即名真脏脉。见真脏何以当死？盖人有元气，出自先天，即天气也，为精神之父；人有胃气，出乎后天，即地气也，为血气之母。其在后天，必本先天为主持；在先天，必赖后天为滋养。无所本者死，无所养者亦死。何从验之？如但弦、但钩、但毛、但石之类，皆真脏也。此以孤脏之气独见，而胃气不能及，故当死也。且脾胃属土，脉本和缓；土惟畏木，脉则弦强。凡脉见弦急者，此为土败木贼，大非佳兆。若弦急之微者，尚可救疗；弦急之甚者，胃气其穷矣。

《医原》五脏四时平病死脉（以胃气为本）论

夫脉之大原，缘于胃气。经曰："五脏皆禀气于胃。脏气不能自至于手太阴，必因胃气乃至于手太阴。若邪气胜，精气衰，胃气不能与之俱至于手太阴，故真脏之气独见。独见者，病胜脏也，病胜脏曰死。"又曰："四时百病，胃气为本。人无胃气曰逆，逆者死。"若是者，胃气顾不重哉！然推胃气之原，又生于谷气。经曰："食气入胃，浊气（即谷气）归心，淫精于脉，脉气流经（十二经），经气归于肺，肺朝百脉，输精于皮毛，毛脉（即肺脉）合精行气于腑（六腑），腑精神明（六腑精气神明），留于四脏。气归于权衡以平（肺主治节，分布气化，以得其平），气口成寸，以决死生。"又曰："得谷者昌，绝谷者亡。"审是，谷气不又为胃气之本乎！曰：胃气脉何如？曰：胃气脉和柔轻缓，匀净分明，三部九候，皆要如此，中候尤重，非仅诊于右关一部已也。经曰："春胃微弦曰平。"胃而微弦者，轻虚而滑，端直以长，如循嫩竹竿梢之象。"弦多胃少曰肝病。"弦多胃少者，滑硬弹指，如循长竿者然。其气来实而长，此谓太过，病在外；其气来不实而微，此谓不及，病在中。太过则令人善怒，忽忽眩冒巅疾；不及则令人胸痛引背，两胁胀满。"但弦无胃曰死。"但弦无胃者，中外急劲，如按弓弦，如循刀刃，引真肝脉见也。色青白不泽，毛折乃死。"夏胃微钩曰平。"胃而微钩者，圆满滑利，来盛去衰，如连珠，如循琅玕（美玉）。"钩多胃少曰心病。"钩多胃少者，啄啄连属，其中微曲，有急促相仍之象。其气来盛去亦盛，此谓太过，病在外；其气来不盛去反盛，此谓不及，病在中。太过则令人身热肤痛，为浸淫（蒸热）；不及则令人烦心，上见咳唾，下见气泄。"但钩无胃曰死。"但钩无胃者，前曲后居。前曲者，轻取则坚强而不柔；后居者，重取则牢实而不动（坚且滞）。如操革带之钩，全失冲和之气，此真心脉见也。色赤黑不泽，毛折乃死。"长夏胃微软弱曰平。"胃而微软弱者，和柔轻缓，匀净分明，如鸡践地，从容不迫。"弱多胃少曰脾病。"弱多胃少者，轻疾不缓，如鸡举足者然。太过则令人四肢不举（湿胜），不及则令人九窍不通（经曰："脾脏者土也，孤脏以灌溉四旁者也。"令不能灌溉，故不通），名曰重强（脏气皆不和顺）。"但代无胃曰死。"但代无胃者，弱而乍数乍疏，如鸟之喙，坚锐不柔，代而中止，如屋之漏，点滴不匀，又或如水之流，去而不返，此真脾脉见也。色黄青不泽，毛折乃死。"秋胃微毛曰平。"胃而微毛者，厌厌聂聂，如众苗齐秀者然，轻浮和缓，如落榆荚者然。"毛多胃少曰病。"毛多胃少者，不上不下，往来涩滞，或如循鸡羽，轻浮而虚。其气来毛而中央坚，两旁虚，此谓太过，病在外；其气来毛而微，此谓不及，病在中。太过则令人气逆而背痛；不及则令人喘，呼吸少气而咳，上气见血，下（指气下）闻病音（呻吟）。"但毛无胃曰死。"但毛无胃者，如物之浮，空虚无根，如风吹毛，轻散无绪，此真肺脉见也。色白赤不泽，毛折乃死。"冬胃微石曰平。"胃而微石者，喘喘累累，沉而圆实流利，乃阴中藏阳之象。"石多胃少曰肾病。"石多胃少者，坚搏牵连，如引葛然。其气来如弹石，此谓太过，病在外；其去如数者（如数者，动止急促，有似紧数，愈虚则愈数，乃真阴亏损之象，原非阳强实热之数），此谓不及，病在中。太过则令人解㑊（寒不寒，热不热，弱不弱，壮不壮），脊脉痛而少气，不欲言；不及则令人心悬如病饥，䏚中清（夹脊两旁空软处名䏚。清，冷也），脊中痛，少腹满，小便变。"但石无胃曰死。"但石无胃者，散乱而劲，如夺索，如弹石，此真肾脉见也。色黑黄不泽，毛折乃死。凡此皆面兼二色者，五行相克之道也。皆曰不泽者，阴液消亡，色由无光而无体也。皆曰毛折乃死者，肺之化源绝也。草木之枯萎也，先本实而后枝叶，其即毛折不泽之义也。

《四诊抉微》论四时五脏之脉

春脉弦，见于人迎，肝气自旺也。设反见于气口，又为土败木兆。或左右关虽弦而小弱不振，是土衰木萎。法当培土荣木，设用伐肝之剂，则脾土愈困矣。或肝病证剧，六部绝无弦脉，是脉不应病，亦不可治。举此以为诸脉之例，不独肝脏为然也。夏脉钩，见于左寸，包络之火自旺也；或并见于右寸，火乘金位也。脾脉缓，诸部皆缓，而关部独盛，中宫湿热也；诸部皆缓，寸口独滑，膈上有痰也；诸部皆缓，两尺独显弦状，岂非肝肾虚寒，不能生土之候乎！肺脉毛，昔人以浮涩而短为平脉，意谓多气少血，脉不能滑，不知独受营血之先，营行脉中之第一关隘，若肺不伤燥，必无短涩之理，即感秋燥之气，亦肺病耳，非肺气之本燥也。若诸部皆毛，寸口独不毛者，阳虚浊阴用事，兼挟痰气于上也；诸部不毛，气口独毛者，胃虚不能纳食，即为泄泻之征也。肾脉石，若诸脉不石，左寸独石者，水气凌心之象；右关独石者，沉寒伤胃之象也。

《重订诊家直诀》指法总义论

诊脉之指法，见于经论者，曰举、曰按、曰寻、曰推、曰初持、曰久按、曰单持、曰总按。无求子消息七法，曰上竟、下竟，曰内推、外推，曰浮按、中按、沉按。更有侧指法、挽指法、辗转指法、俯仰指法。举而复按，按而复举，是操纵指法。若是者，皆有旧论可考也。至于私心所创获，与得诸益友所训示者，则又有移指法、直压指法。夫脉有四科，位数形势而已。位者，浮沉尺寸也；数者，迟数促结也；形者，长短、广狭、厚薄、粗细、刚柔，犹算学家之有线面体也；势者，敛舒、伸缩、进退、起伏之有盛衰也。势因形显，敛舒成形于广狭，伸缩成形于长短，进退成形于前后，起伏成形于高下，而盛衰则贯于诸势之中以为之纲者也。此所谓脉之四科也。指法即由此而辨，曰举按以诊高深也，曰上下以诊长短也，曰寻推以诊广狭厚薄曲直也，曰初持久按以诊迟数滑涩止代也，曰单持总按以诊去来断续也。病者气口处骨肉不平，须用侧指法；病者不能平臂而侧置，须用挽指法。俯仰者，三指轻重相畸也；辗转者，一指左右相倾也；操纵者，举按迭用，以察根气之强弱，《难经》所谓按之软，举指来疾者此也。惟三指总按，拦度三关，三指缝中各有其隙，若三部脉形不同，如寸涩尺滑，前小后大，即无由得其接续之真迹。昔有同学示移指法，如先诊三关，再略退半部，以食指加于寸关之交，中指加于关尺之交，终以有隙而其真不见。后乃自创一指直压之法，以食指直压三关，而真象迸露矣。小儿脉位狭小，以食指拦度脉上，而辗转以诊之。

《诊家枢要》诊脉须
注意上下来去至止论

察脉须识上下来去至止六字，不明此六字，则阴阳虚实不别也。上者为阳，来者为阳，至者为阳；下者为阴，去者为阴，止者为阴也。上者，自尺部上于寸口，阳生于阴也；下者，自寸口下于尺部，阴生于阳也；来者，自骨肉之分而出于皮肤之际，气之升也；去者，自皮肤之际而还于骨肉之分，气之降也。应曰至，息曰止也。

按：滑氏的"六字"名言，历代医家一致认为"探得诊家之要"，以此辨阴阳，确是诊脉的纲要。

"上下"，指从尺至寸脉气的贯通，启示我们不能单诊一部脉，应注意寸、关、尺三部之间的情况。如《伤寒论·平脉法》说："寸脉下不至关为阳绝，尺脉上不至关为阴绝。"

"来去"，指脉搏的升降。升降不迫，从容调匀，是无病的脉象。来疾去徐，是上实下虚（或内虚外实）；来徐去疾，是上虚下实（或外虚内实）。

"至止"，指诊各部脉之至和止的久暂。"至"诊各部脉之至于上的久暂；"止"诊各部脉之止于下的久暂。至于上的久暂，可以审真阳的盛衰，以辨真阴的强弱；止于下的久暂，可以审真阴的盛衰，以辨真阳的强弱。

总之，诊脉除注意脉象之外，应注意上下、来去、至止，以了解真阴真阳的强弱盛衰，这样对疾病就有深一步的了解。吴鹤皋说："脉有上下，是阴阳相生，病虽重不死；脉有来去，是表里交泰，病虽重必起。脉无上下、来去，死无日矣。"

《通俗伤寒论》论外感内伤脉诊

每临一证，六脉皆动，须先明其何部之脉无病，然后一一比较，乃知其何经有病。如诊外感时病，执定浮沉以辨其寸关尺。盖初感由于经络，病在表，经者寸浮盛，重者关尺亦浮盛，迨传入里生内热，则沉部盛矣。病在上则见于寸，病在中则见于关，病在下则见于尺。又诊内伤杂证，执定寸关尺以辨其浮沉。盖初病即分脏腑，其脉各见于本位，病在腑则本部浮，病在脏则本部沉。迨日久有腑病而连引脏者，有脏病而伤及腑者，有数经兼病者，皆按部而察其浮沉。

《通俗伤寒论》论感证脉诊论

六经感证，浮为风，紧为寒，虚为暑，濡为湿，涩为燥，洪为火。前哲皆以此为依据。然余历所经验，亦难尽拘。假如风，无定体者也，兼寒燥者紧数而浮，兼暑湿者濡缓而浮。暑湿夹秽之气，多从口鼻受及，病发于内，脉多似数似缓，或不浮不沉而数，甚或濡缓模糊，至数不清。即燥证亦无定体，上燥主气，脉右浮涩沉数；下燥主血，脉左细弦而涩。火则无中立者也，六气多从火化。火化在经在气分，脉必洪盛，化火入胃腑，与渣滓相搏，脉必沉实而小，或沉数而小，甚或沉微而伏。实而小，微而伏，皆遏象也。迨里邪既下，脉转浮缓而不沉遏，日内必得汗解。若汗后脉仍沉数者，邪未尽也；汗后脉转浮躁者，邪胜正也。汗后必身凉脉静，乃为邪尽。夫静者，沉细之谓，然脉虽沉细，而至数分明，与暑湿之涩滞模糊者不同。数日内进食虚回，则咏转圆浮矣。至若温病疫证，则又不同。温病有风温、湿温、温热、温燥、温毒之各异。风温之脉，脉必右大于左，左亦盛躁，尺肤热甚。湿温之脉，右濡而弱，左小而急。温热之脉，尺寸俱浮，浮之而滑，沉之散涩。温燥之脉，右多浮涩沉散，左多浮弦搏指。温毒之脉，脉多浮俱盛，愈按愈甚。疫证虽多，不外阳毒阴毒。阳毒则血必实热，脉多右手洪搏，左则弦数盛躁；阴毒则气多虚寒，脉多微软无力，甚则沉微似伏，或浮大而散。病初虽由外而受，成证必由内而发。此六淫感证及一切疫证，脉象之异如此。

《景岳全书》脉证顺逆论

凡内出不足之证，忌见阳脉，如浮、洪、紧、数之类是也；外入有余之病，忌见阴脉，如沉、细、微、弱之类是也。如此脉搏，最不易治。

凡暴病脉来浮洪数实者为顺，久病脉来微缓软弱者为顺。若新病而沉微细弱，久病而浮洪数实者，皆为逆也。凡脉证贵乎相合，设若证有余而脉不足，脉有余而证不足，轻者亦必延绵，重者即危亡之兆。

凡元气虚败之证，脉有微极欲绝者，若用回阳救本等药，脉气徐徐渐出渐复者，乃为佳兆。若陟然暴出，忽如复元者，此假复也，必于周日之后复脱如故。……若各部皆脱，而惟胃脉独存者，犹可冀其万一。

《医碥》舍脉从证或舍证从脉论

凡脉证不相合，必有一真一假，须细辨之。如外虽烦热，而脉见微弱者，必虚火也；腹虽胀满，而脉见微弱者，必胃虚也。虚火、虚胀，其堪攻乎？此宜从脉之真虚，不从证之假实也。其有本无烦热，而脉见洪数者，非火邪也；本无胀滞，而脉见弦强者，非内实也。无热无胀，其堪泻乎？此宜从证之真虚，不从脉之假实也。如寒邪内伤，或食停气滞，而心腹急痛，以致脉道沉伏，或促或结，此以邪闭经络而然，既有痛胀等实证可据，则脉之虚乃假虚，当从证不从脉。又若伤寒四肢厥逆、寒战，而脉见数滑，此由内热格阴。何以知之？以病由传经渐致，并非直中阴经，从无热证转寒之理，既有数滑之脉可据，则外证之虚为假虚，亦从脉不从证也。

《诊家正眼》二十八脉歌诀

浮 脉

〔体象歌〕浮在皮毛，如水漂木，举之有余，按之不足。

〔主病歌〕浮脉为阳，其病在表。寸浮伤风，头疼鼻塞。
左关浮者，风在中焦；右关浮者，风痰在膈。
尺脉得之，下焦风客，小便不利，大便秘涩。

〔兼脉歌〕无力表虚，有力表实。浮紧风寒，浮迟中风；
浮数风热，浮缓风湿；浮芤失血，浮短气病；
浮洪虚热，浮虚暑惫；浮涩血伤，浮濡气败。

沉 脉

〔体象歌〕沉行筋骨，如水投石，按之有余，举之不足。

〔主病歌〕沉脉为阴，其病在里。寸沉短气，胸痛引胁，
或为痰饮，或水与血。关主中寒，因而痛结，
或为满闷，吞酸筋急。尺主背痛，亦主腰膝，
阴下湿痒，淋浊痢泄。

〔兼脉歌〕无力里虚，有力里实。沉迟痼冷，沉数内热；
沉滑痰饮，沉涩血结；沉弱虚衰，沉牢坚积；

沉紧冷疼，沉缓寒湿。

迟　脉

〔体象歌〕迟脉属阴，象为不及，往来迟慢，三至一息。
〔主病歌〕迟脉主脏，其病为寒。寸迟上寒，心痛停凝。
　　　　　关迟中寒，癥结挛筋。尺迟火衰，溲便不禁，
　　　　　或病腰足，疝痛牵阴。
〔兼脉歌〕有力积冷，无力虚寒。浮迟表冷，沉迟里寒；
　　　　　迟涩血少，迟缓湿寒；迟滑胀满，迟微难安。

数　脉

〔体象歌〕数脉属阳，象为太过，一息六至，往来越度。
〔主病歌〕数脉主腑，其病为热。寸数喘咳，口疮肺痈。
　　　　　关数胃热，邪火上攻。尺数相火，遗浊淋癃。
〔兼脉歌〕有力实火，无力虚火。浮数表热，沉数里热；
　　　　　阳数君火，阴数相火；右数火亢，左数阴戕。

滑　脉

〔体象歌〕滑脉替替，往来流利，盘珠之形，荷露之义。
〔主病歌〕滑脉为阳，多主痰涎。寸滑咳嗽，胸满吐逆。
　　　　　关滑胃热，壅气伤食。尺滑病淋，或为痢积，
　　　　　男子尿血，妇人经郁。
〔兼脉歌〕浮滑风痰，沉滑痰食；滑数痰火，滑短气塞；

滑而浮大，尿则阴痛；滑而浮散，中风瘫痪；
滑而冲和，娠孕可决。

涩 脉

〔体象歌〕涩脉蹇滞，如刀刮竹，迟细而短，三象俱足。
〔主病歌〕涩为血少，亦主精伤。寸涩心痛，或为怔忡。
　　　　　关涩阴虚，因而中热，右关土虚，左关胁胀。
　　　　　尺涩遗淋，血利可决，孕为胎病，无孕血竭。
〔兼脉歌〕涩而坚大，为有实热；涩而虚软，虚火炎灼。

虚 脉

〔体象歌〕虚合四形，浮大迟软，及乎寻按，几不可见。
〔主病歌〕虚主血虚，又主伤暑。左寸心亏，惊悸怔忡；
　　　　　右寸肺亏，自汗气怯。左关肝伤，血不营筋；
　　　　　右关脾寒，食不消化。左尺水衰，腰膝痿痹；
　　　　　右尺火衰，寒证蜂起。

实 脉

〔体象歌〕实脉有力，长大而坚，应指幅幅，三候皆然。
〔主病歌〕血实脉实，火热壅结。左寸心劳，舌强气涌；
　　　　　右寸肺病，呕逆咽疼。左关见实，肝火胁痛；
　　　　　右关见实，中满气疼。左尺见之，便闭腹疼；
　　　　　右尺见之，相火亢逆。

〔兼脉歌〕实而且紧，寒积稽留；实而且滑，痰凝为祟。

长　脉

〔体象歌〕长脉迢迢，首尾俱端，直上直下，如循长竿。
〔主病歌〕长主有余，气逆火盛。左寸见长，君火为病；
　　　　　右寸见长，满逆为定。左关见长，木实之殃；
　　　　　右关见长，土郁胀闷。左尺见长，奔豚冲兢；
　　　　　右尺见长，相火专令。

短　脉

〔体象歌〕短脉涩小，首尾俱俯，中间突起，不能满部。
〔主病歌〕短主不及，为气虚证。短居左寸，心神不定；
　　　　　短见右寸，肺虚头痛。短在左关，肝气有伤；
　　　　　短在右关，膈间为殃。左尺短时，少腹必疼；
　　　　　右尺短时，真火不隆。

洪　脉

〔体象歌〕洪脉极大，状如洪水，来盛去衰，滔滔满指。
〔主病歌〕洪为盛满，气壅火亢。左寸洪大，心烦舌破；
　　　　　右寸洪大，胸满气逆。左关见洪，肝木太过；
　　　　　右关见洪，脾土胀热。左尺洪兮，水枯便难；
　　　　　右尺洪兮，龙火燔灼。

微 脉

〔体象歌〕微脉极细，而又极软，似有若无，欲绝非绝。
〔主病歌〕微脉模糊，气血大衰。左寸惊怯，右寸气促。
　　　　　左关寒挛，右关胃冷。左尺得微，髓竭精枯；
　　　　　右尺得微，阳衰命绝。

细 脉

〔体象歌〕细直而软，累累萦萦，状如丝线，较显于微。
〔主病歌〕细主气衰，诸虚劳损。细居左寸，怔忡不寐；
　　　　　细在右寸，呕吐气怯。细入左关，肝阴枯竭；
　　　　　细入右关，胃虚胀满。左尺若细，泄痢遗精；
　　　　　右尺若细，下元冷惫。

濡 脉

〔体象歌〕濡脉细软，见于浮分，举之乃见，按之即空。
〔主病歌〕濡主阴虚，髓绝精伤。左寸见濡，健忘惊悸；
　　　　　右寸见濡，腠虚自汗。左关逢之，血不荣筋；
　　　　　右关逢之，脾虚湿浸。左尺得濡，精血枯损；
　　　　　右尺得之，火败命乖。

弱　脉

〔体象歌〕弱脉细小，见于沉分，举之则无，按之乃得。
〔主病歌〕弱为阳陷，真气衰弱。左寸心虚，惊悸健忘；
　　　　　右寸肺虚，自汗短气。左关木枯，必苦挛急；
　　　　　右关土寒，水谷之疴。左尺弱形，涸流可征；
　　　　　右尺弱见，阳陷可验。

紧　脉

〔体象歌〕紧脉有力，左右弹指，如绞转索，如切紧绳。
〔主病歌〕紧主寒邪，又主诸痛。左寸逢紧，心满急痛；
　　　　　右寸逢紧，伤寒喘嗽。左关人迎，浮紧伤寒；
　　　　　右关气口，沉紧伤食。左尺见之，脐下痛极；
　　　　　右尺见之，奔豚疝疾。

缓　脉

〔体象歌〕缓脉四至，来往和匀，微风轻飔，初春杨柳。
〔主病兼脉歌〕缓为胃气,不主于病,取其兼见,方可断证。
　　　　　浮缓风伤,沉缓寒湿;缓大风虚,缓细湿痹;
　　　　　缓涩脾薄,缓弱气虚。右寸浮缓,风邪所居;
　　　　　左寸涩缓,少阴血虚。左关浮缓,肝风内鼓;
　　　　　右关沉缓,土弱湿侵。左尺缓涩,精宫不及;
　　　　　右尺缓细,真阳衰极。

弦 脉

〔体象歌〕弦如琴弦，轻虚而滑，端直以长，指下挺然。
〔主病歌〕弦为肝风，主痛主疟，主痰主饮。弦在左寸，
　　　　　心中必痛；弦在右寸，胸及头痛。左关弦兮，
　　　　　痰疟癥瘕；右关弦兮，胃寒膈痛。左尺逢弦，
　　　　　饮在下焦；右尺逢弦，足挛疝痛。
〔兼脉歌〕浮弦支饮，沉弦悬饮；弦数多热，弦迟多寒；
　　　　　弦大主虚，弦细拘急；阳弦头痛，阴弦腹痛；
　　　　　单弦饮癖，双弦寒痼。

动 脉

〔体象歌〕动无头尾，其动如豆，厥厥动摇，必兼滑数。
〔主病歌〕动脉主痛，亦主于惊。左寸得动，惊悸可断；
　　　　　右寸得动，自汗无疑。左关若动，惊及拘挛；
　　　　　右关若动，心脾疼痛。左尺见之，亡精为病；
　　　　　右尺见之，龙火奋迅。

促 脉

〔体象歌〕促为急促，数时一止，如趋而蹶，进则必死。
〔主病歌〕促因火亢，亦由物停。左寸见促，心火炎炎；
　　　　　右寸见促，肺鸣咯咯。促见左关，血滞为殃；
　　　　　促居右关，脾宫食滞。左尺逢之，遗滑堪忧；

右尺逢之，灼热为灾。

结　脉

〔体象歌〕结为凝结，缓时一止，徐行而怠，颇得其旨。
〔主病歌〕结属阴寒，亦由凝积。左寸心寒，疼痛可决；
　　　　　右寸肺虚，气寒凝结。左关结见，疝瘕必现；
　　　　　右关结形，痰滞食停。左尺结兮，痿躄之疴；
　　　　　右尺结兮，阴寒为楚。

代　脉

〔体象歌〕代为禅代，止有常数，不能自还，良久复动。
〔主病歌〕代主脏衰，危恶之候。脾土败坏，吐利为咎；
　　　　　中寒不食，腹疼难救。两动一止，三四日死；
　　　　　四动一止，六七日死。次第推求，不失经旨。

革　脉

〔体象歌〕革大弦急，浮取即得，按之乃空，浑如鼓革。
〔主病歌〕革主表寒，亦属中虚。左寸之革，心血虚痛；
　　　　　右寸之革，金衰气壅。左关遇之，疝瘕为祟；
　　　　　右关遇之，土虚为疼。左尺诊革，精空可必；
　　　　　右尺诊革，殒命为忧。女人得之，半产漏下。

牢　脉

〔体象歌〕牢在沉分，大而弦实，浮中二候，了不可得。
〔主病歌〕牢主坚积，病在于内。左寸之牢，伏梁为病；
　　　　　右寸之牢，息贲可定。左关见牢，肝家血积；
　　　　　右关见牢，阴寒痞癖。左尺牢形，奔豚为患；
　　　　　右尺牢形，疝瘕痛甚。

散　脉

〔体象歌〕散脉浮乱，有表无里，中候渐空，按则绝矣。
〔主病歌〕散为本伤，见则危殆。左寸之散，怔忡不寐；
　　　　　右寸之散，自汗淋漓。左关之散，当有溢饮；
　　　　　右关之散，胀满蛊疾。居于左尺，北方水竭；
　　　　　右尺得之，阳消命绝。

芤　脉

〔体象歌〕芤乃草名，绝类慈葱，浮沉俱有，中候独空。
〔主病歌〕芤脉中空，故主失血。左寸呈芤，心主丧血；
　　　　　右寸呈芤，相搏阴伤。芤入左关，肝血不藏；
　　　　　芤现右关，脾血不摄。左尺如芤，便红为咎；
　　　　　右尺如芤，火炎精漏。

伏　脉

〔体象歌〕伏为隐伏，更下于沉，推筋著骨，始得其形。

〔主病歌〕伏脉为阴，受病入深。伏犯左寸，血郁之证；
伏居右寸，气郁之痾。左关值伏，肝血在腹；
右关值伏，寒凝水谷。左尺伏见，疝瘕可验；
右尺伏脏，少火消亡。

疾　脉

〔体象歌〕疾为急疾，数之至极，七至八至，脉流薄疾。

〔主病歌〕疾为阳极，阴气欲竭，脉号离经，虚魂将绝，
渐进渐疾，且多殒灭。左寸居疾，勿戢自焚；
右寸居疾，金被火乘。左关疾也，肝阴已绝；
右关疾也，脾阴消竭。左尺疾兮，涸辙难濡；
右尺疾兮，赫曦过极。

《四言举要》

脉乃血脉，气血之先，血之隧道，气息应焉。
其象法地，血之腑也，心之合也，皮之部也。
资始于肾，资生于胃，阳中之阴，本乎营卫。
营者阴血，卫者阳气，营行脉中，卫行脉外。
脉不自行，随气而至，气动脉应，阴阳之义。

气如橐籥，血如波澜，血脉气息，上下循环。
十二经中，皆有动脉，惟手太阴，寸口取决。
此经属肺，上系吭嗌，脉之大会，息之出入。
一呼一吸，四至为息，日夜一万，三千五百。
一呼一吸，脉行六寸，日夜八百，一丈为准。
初持脉时，令仰其掌，掌后高骨，是谓关上。
关前为阳，关后为阴，阳寸阴尺，先后推寻。
心肝居左，肺脾居右，肾与命门，居两尺部。
魂魄谷神，皆见寸口，左主司官，右主司腑。
左大顺男，右大顺女，本命扶命，男左女右。
关前一分，人命之主，左为人迎，右为气口。
神门决断，两在关后，人无二脉，病死不愈。
男女脉同，惟尺则异，阳弱阴盛，反此病至。
脉有七诊，曰浮中沉，上下左右，消息求寻。
又有九候，举按轻重，三部浮沉，各候五动。
寸候胸上，关候膈下，尺候于脐，下至跟踝。
左脉候左，右脉候右，病随所在，不病者否。
浮为心肺，沉为肾肝，脾胃中州，浮沉之间。
心脉之浮，浮大而散；肺脉之浮，浮涩而短；
肝脉之沉，沉而弦长；肾脉之沉，沉实而濡；
脾胃属土，脉宜和缓。命为相火，左寸同断。
春弦夏洪，秋毛冬石，四季和缓，是谓平脉。
太过实强，病生于外，不及虚微，病生于内。
春得秋脉，死在金日，五脏准此，推之不失。
四时百病，胃气为本，脉贵有神，不可不审。
调停自气，呼吸定息，四至五至，平和之则；

三至为迟，迟则为冷；六至为数，数即热证。
转迟转冷，转数转热。迟数既明，浮沉当别，
浮沉迟数，辨内外因。外因于天，内因于人。
天有阴阳，风雨晦冥，人喜怒忧，思悲恐惊。
外因之浮，则为表证，沉里迟阴，数则阳盛。
内因之浮，虚风所为，沉气迟冷，数热何疑。
浮数表热，沉数里热，浮迟表虚，沉迟冷结。
表里阴阳，风气冷热，辨内外因，脉证参别。
脉理浩繁，总括于四，既得提纲，引申触类。
浮脉法天，轻手可得，汛汛在上，如水漂木。
有力洪大，来盛去悠；无力虚大，迟而且柔。
虚甚则散，涣漫不收；有边无中，其名曰芤。
浮小为濡，绵浮水面；濡甚则微，不任寻按。
沉脉法地，近于筋骨；深深在下，沉极为伏。
有力为牢，实大弦长；牢甚则实，幅幅而强。
无力为弱，柔小如绵；弱甚则细，如蛛丝然。
迟脉属阴，一息三至，小驶于迟，缓不及四，
二损一败，病不可治，两息夺精，脉已无气。
浮大虚散，或见芤革，浮小濡微，沉小细弱，
迟细为涩，往来极难，易散一止，止而复还，
结则来缓，止而复来，代则来缓，止不能回。
数脉属阳，六至一息，七疾八极，九至为脱。
浮大者洪，沉大牢实；往来流利，是谓之滑；
有力为紧，弹如转索；数见寸口，有止为促；
数见关中，动脉可候，厥厥动摇，状如小豆。
长则气治，过于本位，长而端直，弦脉应指。

短则气病，不能满部，不见于关，惟尺寸候。
一脉一形，各有主病，数脉相兼，则见诸证。
浮脉主表，里必不足，有力风热，无力血弱。
浮迟风虚，浮数风热，浮紧风寒，浮缓风湿，
浮虚伤暑，浮芤失血，浮洪虚火，浮微劳极，
浮濡阴虚，浮散虚剧，浮弦痰饮，浮滑痰热。
沉脉主里，主寒主积，有力痰食，无力气郁。
沉迟虚寒，沉数热伏，沉紧冷痛，沉缓水蓄，
沉牢痼冷，沉实热极，沉弱阴虚，沉细痹湿，
沉弦饮痛，沉滑宿食，沉伏吐利，阴毒聚积。
迟脉主脏，阳气伏潜，有力为痛，无力虚寒。
数脉主腑，主吐主狂，有力为热，无力为疮。
滑脉主痰，或伤于食，下为蓄血，上为吐逆。
涩脉少血，或中寒湿，反胃结肠，自汗厥逆。
弦脉主饮，病属胆肝。弦数多热，弦迟多寒，
浮弦支饮，沉弦悬饮，阳弦头痛，阴弦腹痛。
紧脉主寒，又主诸痛，浮紧表寒，沉紧里痛。
长脉气平，短脉气病，细则气少，大则病进。
浮长风痫，沉短宿食，血虚脉虚，气实脉实。
洪脉为热，其阴则虚。细脉为湿，其血则虚。
缓大者风，缓细者湿，缓涩血少，缓滑内热。
濡小阴虚，弱小阳竭，阳竭恶寒，阴虚发热。
阳微恶寒，阴微发热，男微虚损，女微泻血。
阳动汗出，阴动发热，为痛与惊，崩中失血。
虚寒相搏，其名曰革，男子失精，女子失血。
阳盛则促，肺痈阳毒，阴盛则结，癥瘕积郁。

代则气衰，或泄脓血，伤寒心悸，女胎三月。
脉之主病，有宜不宜，阴阳顺递，凶吉可推。
中风浮缓，急实则忌。浮滑中痰，沉迟中气。
尸厥沉滑，猝不知人，入脏身冷，入腑身温。
风伤于卫，浮缓有汗；寒伤于营，浮紧无汗；
暑伤于气，脉虚身热；湿伤于血，脉缓细涩。
伤寒热病，脉喜浮洪，沉微涩小，证反必凶。
汗后脉静，身凉则安，汗后脉躁，热甚必难。
阳病见阴，病必危殆；阴病见阳，虽困无害。
上不至关，阴气已绝；下不至关，阳气已竭。
代脉止歇，脏绝倾危，散脉无根，形损难医。
饮食内伤，气口急滑，劳倦内伤，脾脉大弱。
欲知是气，下手脉沉，沉极则伏，涩弱久深。
火郁多沉，滑疾紧食，气涩血芤，数火细湿。
滑主多痰，弦主留饮，热则滑数，寒则弦紧。
浮滑兼风，沉滑兼气，食伤短疾，湿留濡细。
疟脉自弦，弦数者热，弦迟者寒，代散者折。
泄泻下痢，沉小滑弱，实大浮洪，发热则恶。
呕吐反胃，浮滑者昌，弦数紧涩，结肠者亡。
霍乱之候，脉代勿讶，厥逆迟微，是则可怕。
咳嗽多浮，聚肺关胃，沉紧小危，浮濡易治。
喘急息肩，浮滑者顺，沉涩肢寒，散脉逆证。
病热有火，洪数可医，沉微无火，无根者危。
骨蒸发热，脉数而虚，热而涩小，必殒其躯。
劳极诸虚，浮软微弱，土败双弦，火实急数。
诸病失血，脉必见芤，缓小可喜，数大可忧。

瘀血内蓄，却宜牢大，沉小涩微，反成其害。

遗精白浊，微涩而弱，火盛阴虚，芤濡洪数。

三消之脉，浮大者生，细小微涩，形脱可惊。

小便淋闭，鼻头色黄，涩小无血，数大何妨。

大便燥结，须分气血，阳数而实，阴迟而涩。

癫乃重阴，狂乃重阳，浮洪吉兆，沉急凶殃。

痫脉宜虚，实急者恶，浮阳沉阴，滑痰数热。

喉痹之脉，数热迟寒，缠喉走马，微伏则难。

诸风眩运，有火有痰，左涩死血，右大虚看。

头痛多弦，浮风紧寒，热洪湿细，缓滑厥痰。

气虚弦软，血虚微涩，肾厥弦坚，真痛短涩。

心腹之痛，其类有九，细迟从吉，浮大延久。

疝气弦急，积聚在里，牢急者生，弱急者死。

腰痛之脉，多沉而弦，兼浮者风，兼紧者寒，

弦滑痰饮，濡细肾著，大乃既虚，沉实闪肭。

脚气有四，迟寒数热，浮滑者风，濡细者湿。

痿病肺虚，脉多微缓，或涩或紧，或细或濡。

风寒湿气，合而为痹，浮涩而紧，三脉乃备。

五疸实热，脉必洪数，涩微属虚，切忌发渴。

脉得诸沉，责其有水，浮气与风，沉石或里，

沉数为阳，沉迟为阴，浮大出厄，虚小可惊。

胀满脉弦，土制于木，湿热数洪，阴寒迟弱，

浮为虚满，紧则中实，浮大可治，虚小危极。

五脏为积，六腑为聚，实强者生，沉细者死。

中恶腹胀，紧细者生，脉若浮大，邪气已深。

痈疽浮散，恶寒发热，若有痛处，痈疽所发。

脉数发热，而痛者阳，不数不热，不疼阴疮。
未溃痈疽，不怕洪大，已溃痈疽，洪大可怕。
肺痈已成，寸数而实，肺痿之形，数而无力。
肺痈色白，脉宜短涩，不宜浮大，唾糊呕血。
肠痈实热，滑数可知，数而不热，关脉芤虚，
微涩而紧，未脓当下，紧数脓成，切不可下。
妇人之脉，以血为本，血旺易胎，气旺难孕。
少阴动甚，谓之有子，尺脉滑利，妊娠可喜。
滑疾不散，胎必三月，但疾不散，五月可别。
左疾为男，右疾为女，女腹如箕，男腹如斧。
欲产之脉，其至离经，水下乃产，未下勿惊。
新产之脉，缓滑为吉，实大弦牢，有证则逆。
小儿之脉，七至为平，更察色证，与虎口纹。
奇经八脉，其诊以别。直上直下，浮则为督。
牢则为冲，紧则任脉。寸左右弹，阳跷可决。
尺左右弹，阴跷可别。关左右弹，带脉当决。
尺外斜上，至寸阴维。尺内斜上，至寸阳维。
督脉为病，脊强癫痫。任脉为病，七疝瘕坚。
冲脉为病，逆气里急。带主带下，脐痛精失。
阳维寒热，目弦僵仆。阴维心痛，胸胁刺筑。
阳跷为病，阳缓阴急。阴跷为病，阴缓阳急。
癫痫瘛疭，寒热恍惚，八脉脉证，各有所属。
平人无脉，移于外络，兄位弟乘，阳溪列缺。
病脉即明，吉凶当别。经脉之外，又有真脉。
肝绝之脉，循刀责责。心绝之脉，转豆躁疾。
脾则雀啄，如屋之漏，如水之流，如杯之覆。

肺绝如毛，无根萧索，麻子动摇，浮波之合。
肾脉将绝，至如省客，来如弹石，去如解索。
命脉将绝，虾游鱼翔，至如涌泉，绝在膀胱。
真脉既形，谓已无气，参察色证，断之以臆。

《医宗金鉴》病脉顺逆歌

脉之主病，有宜不宜，阴阳顺逆，吉凶可推。
中风之脉，却喜浮迟，坚大急疾，其凶可知。
伤寒热病，脉喜浮洪，沉微涩小，证反必凶。
汗后脉静，身凉则安，汗后脉躁，热甚必难。
阳证见阴，命必危殆，阴证见阳，虽困无害。
劳倦伤脾，脉当虚弱，自汗脉躁，死不可却。
疟脉自弦，弦迟多寒，弦数多热，代散则难。
泄泻下痢，沉小滑弱，实大浮数，发热则恶。
呕吐反胃，浮滑者昌，沉数细涩，结肠者亡。
霍乱之候，脉代勿讶，舌卷囊缩，厥伏可嗟。
嗽脉多浮，浮濡易治，沉伏而紧，死期将至。
喘急抬肩，浮滑是顺，沉涩肢寒，切为逆证。
火热之证，洪数为宜，微弱无神，根本脱离。
骨蒸发热，脉数而虚，热而涩小，必殒其躯。
劳极诸虚，浮软微弱，土败双弦，火炎细数。
失血诸证，脉必见芤，缓小可喜，数大堪忧。
蓄血在中，牢大却宜，沉涩而微，速愈者稀。
三消之脉，数大者生，细微短涩，应手堪惊。
小便淋闭，鼻色必黄，实大可疗，涩小知亡。

癫乃重阴，狂乃重阳，浮洪吉象，沉急凶殃。
痫宜浮缓，沉小急实，但弦无胃，必死不失。
心腹之痛，其类有九，细迟速愈，浮大延久。
疝属肝病，脉必弦急，牢急者生，弱急者死。
黄疸湿热，洪数便宜，不妨浮大，微涩难病。
肿胀之脉，浮大洪实，细而沉微，岐黄无术。
五脏为积，六腑为聚，实强可生，沉细难愈。
中恶腹胀，紧细乃生，浮大为何？邪气已深。
痈疽未溃，洪大脉宜，及其已溃，洪大最忌。
肺痈已成，寸数而实，肺痿之证，数而无力。
痈痿色白，脉宜短涩，数大相逢，气损血失。
肠痈实热，滑数相宜，沉细无根，其死可期。
妇人有子，阴搏阳别，少阴动甚，其胎已结。
滑疾而散，胎必三月，按之不散，五月可别。

《医宗金鉴》败脉歌

雀啄连连，止而又作。屋漏水雷，半时一落。
弹石沉弦，按之指搏。乍疏乍密，乱如解索。
本息末摇，鱼翔相若。虾游冉冉，忽然一跃。
釜沸空浮，绝无根脚。偃刀坚急，循刃责责。
转豆累累，如循薏仁。麻促细乱，其脉失神。
败脉十种，自古以闻。急救下药，必须认真。

《时方妙用》八脉总括歌诀

兹以浮、沉、迟、数、虚、实、大、缓八脉为主，而以兼见之脉附之，总括以诗，为切脉之捷法。

浮脉：浮为表脉病为阳，轻手扪来指下彰。芤似慈葱知血脱，革如按鼓知阴亡。从浮辨散形缭乱，定散非浮气败伤。除却沉中牢伏象，请君象外更参详。

沉脉：沉为里脉病为阴，浅按如无按要深。伏则幽潜推骨认，牢为劲直着骨寻。须知诸伏新邪闭，可悟诸牢内实寻。除却浮中芤革散，许多活法巧从心。

迟脉：迟为在脏亦为寒，一息未及四指弹。结以偶停无定数，代因不返即更端。共傅代主元阳绝，还识结成郁气干。除却数中促紧动，诸形互见细心观。

数脉：数为腑脉热居多，一息脉来五六科。紧似转绳寒甫闭，动如摇豆气违和。数中时止名为促，促里阳偏即是魔。除却迟中兼结代，旁形侧出细婆娑。

虚脉：虚来三候按如绵，元气难支岂偶然。弱在沉中阴已竭，濡在浮分气之愆。痨成脉隐微难见，病剧精干涩遂传。冷气蛛丝成细象，短为形缩郁堪怜。

实脉：实来有力象悠悠，邪正全凭指下求。流利滑呈阴素足，迢遥长见病当瘳。洪如涌浪邪传热，弦似张弓木作仇。毫发分途须默领，非人浑不说缘由。

大脉：大脉如洪不是洪，洪兼形阔不雷同。绝无午柳随风态，却有移兵赴敌雄。新病邪强知正怯，凤疴外实必中空。内经病进真堪佩，总为阳明气不充。

　　缓脉：缓脉从容不迫时，诊来四至却非迟。胃阳恰似祥光布，谷气原如甘露滋。不问阴阳欣得此，任他久暂总相宜。若还缓怠须当辨，湿中脾经步履疲。